高职高专护理专业"十二五"规划教材
总主编　王维利

健康评估

JIANKANG PINGGU

主　编　余新超　张　孟
副主编　洪静芳　胡友莹
编　者　（以姓氏笔画为序）
　　　　丁士勤（淮南新华医院）
　　　　王亚娟（皖南医学院）
　　　　毕清泉（安徽医科大学）
　　　　余新超（安徽理工大学）
　　　　余日龙（安庆医学高等专科学校）
　　　　张　孟（巢湖职业技术学院）
　　　　洪静芳（安徽医科大学）
　　　　荣　燕（安徽中医学院）
　　　　胡友莹（安徽理工大学）

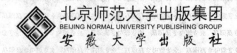

图书在版编目(CIP)数据

健康评估/余新超,张孟主编. —合肥:安徽大学出版社,2012.1(2017.8重印)
ISBN 978-7-5664-0105-2

Ⅰ.①健… Ⅱ.①余…②张… Ⅲ.①健康—评估 Ⅳ.①R471

中国版本图书馆 CIP 数据核字(2011)第 076328 号

健康评估

余新超　张　孟 主编

出版发行	北京师范大学出版集团 安　徽　大　学　出　版　社 (安徽省合肥市肥西路 3 号 邮编 230039) www.bnupg.com.cn www.ahupress.com.cn
印　　刷	合肥现代印务有限公司
经　　销	全国新华书店
开　　本	184mm×260mm
印　　张	18.75
字　　数	468 千字
版　　次	2012 年 1 月第 1 版
印　　次	2017 年 8 月第 3 次印刷
定　　价	30.00 元

ISBN 978-7-5664-0105-2

策划统筹:李　梅　钟　蕾　　　　　　　　装帧设计:李　军
责任编辑:钟　蕾　叶婷婷　　　　　　　　责任印制:赵明炎

版权所有　侵权必究

反盗版、侵权举报电话:0551—65106311
外埠邮购电话:0551—65107716
本书如有印装质量问题,请与印制管理部联系调换。
印制管理部电话:0551—65106311

编写说明

受安徽大学出版社之邀，安徽医科大学护理学院携手全省高校护理学院（系）、医学专科院校护理系的教师和部分医院临床高级护理人员，共同编写了这套护理学专科专业教材。编写这套教材的目的很明确：一是为安徽省护理专业的教材建设打下基础；二是为安徽省护理专业教师提供一个教学交流的平台；三是为安徽省护理学科"十二五"规划的完成与发展做出贡献。编写全程都做了精心的设计。本套教材的编写思路和要求如下：

● **态度知识技能并重**　学做人——是教育的基本要求，也是职业教育的重点；尊重他人与自己、认知社会与职业，提高学生的情商反映在教学的每一个环节；教师有责任以课堂教学为平台、以教材为媒介，帮助学生提高情商，帮助学生认知护理专业的职业价值；这在每册教材的每一章学习目标和内容中都有所体现。学知识——是学生的主要任务；能提高学生获取知识的积极性是优秀教材的特性之一；本套教材期望通过新颖活泼的编写方式来予以体现。学技能——是学生应用知识从事护理职业的关键。技能按其性质和表现特点，可区分为动（操）作技能和智力技能（如归纳、演绎、分析、写作之类）两种。护理专业学生的操作技能培养与教材中操作原则、流程的编写密切相关，而智力技能涉及教材内容编写的方方面面，我们强调在教材编写中，注意各种技能之间的相互影响，努力以学生已形成的技能来促进其新技能的形成，即技能正迁移；在教材内容编写中做到明确、准确、精确、有意义、有逻辑、有系统，前后呼应，融会贯通，避免学生已形成的技能阻碍了新技能的形成，即技能负迁移，这是本教材努力追求的。

● **编写体例新颖活泼**　学习和借鉴优秀教材特别是国外精品教材的写作思路、写作方法以及章节安排；摒弃传统护理专业教材中知识点表述按部就班、理论讲解抽象和枯燥无味的弊端；学习和借鉴优秀人文学科教材的写作模式，风格清新活泼。抓住学生的兴趣点,让教材为学生所用,便于学生自学,尤其是避免学生面对教材、面对专业课程产生畏难情绪。

● **注重人文知识与专业知识的结合** 教材中适当穿插一些有趣的历史和现实事例;注重教材的可读性,改变专业教材艰深古板的固有面貌,以利于学生在学习护理专业知识的同时,提高其人文素质素养,起到教书育人的作用。

● **以学生及职业特征为本** 现代教育观和职业教育规范要求我们教师在编写这套教材时,努力做到以学生为中心,以学生未来从事的护理职业特征为本,并且考虑到医疗卫生改革的现状和临床护理发展变化的趋势。在教材编写中多设置提问、回答等互动环节,为学生参与教学提供必要条件;教材发挥的作用是在学生听教师授课的同时,还要自己动手、动脑;强调锻炼学生的思维能力以及运用知识解决问题的能力。

● **与时俱进更新教材内容** 将最新的知识吸收到教材中。教材中用到的示意图、实物图、实景图、流程图、表格、思考题等都要注重其前沿性,让学生开拓知识视野。

目前,我国护理学已由原来医学一级学科下设的二级学科增列为国家一级学科,这为我国护理专业的发展提供了很好的契机。在这套教材出版后,我们期望全体参加编写教师仍然能保持团队合作的精神,安徽医科大学护理学院愿意继续携手安徽省医学院校护理专业各学科教师,以校际学科教研组的形式开展学科学术研究和教学合作与交流,共同讨论使用本套教材时发现的问题与解决问题的方法,为这套教材再版做好准备。

王维利
2011 年于合肥

前 言

社会的发展及健康观念的转变,促进了护理学的迅速发展。以人为中心、以护理程序为指导的系统化整体护理已成为临床护理工作的基础。评估是护理程序的第一步,也是最关键的环节,是护理程序执行的基础。《健康评估》为护理专业学生必修课程之一,是护理学由基础过渡到临床护理的重要课程。为适应我国护理教育的改革与发展,依照高职高专教学与职业考试大纲的要求,我们组织省内医学院校经验丰富的教学与临床教师,编写了这本教材,旨在培养实用型护理人才。

本教材为适应新形势下高职高专护理学教育的需要,以教育面向临床实践、面向护理教育的未来为指导思想,重点突出高职高专护理专业特点,体现以人为本及整体护理的特色。在编写中,坚持体现"三基"(基本理论、基本知识、基本技能)、"五性"(思想性、科学性、先进性、启发性、适用性),注重知识、技能与实践紧密结合,充分体现了现代医学模式和护理模式的思想。书中每一章均以案例开始,提出问题,激发学生探求知识的兴趣。章后均有本章小结和课后思考题,以深化学生所学的知识,启发学生深入思考。

全书共分为10章,主要内容包括健康评估方法、常见症状评估、身体评估、心理-行为及社会评估、心电图检查、影像学检查、实验室检查、护理诊断和护理病历书写等,各章节紧扣学科进展,突出护理特色,为今后的专业课学习打下坚实的基础。

本教材是高职高专护理专业"十二五"规划教材之一,适合于高职高专护理专业学生的教学,也适于成人高等教育学生和临床护理工作者的使用和参考。

  本书在编写过程中,全体编者以认真负责的态度编写和修改,但由于时间仓促,加之护理学知识的快速更新,我们的水平有限,因此,难免存在一些缺点和不足,恳请广大教师、同行在使用本教材过程中给予批评指正。

余新超

2011 年 6 月

目录

1 第一章 绪论
- 一、健康评估课程的特点 ………………………………… 1
- 二、健康评估的内容 ……………………………………… 2
- 三、健康评估的学习方法与要求 ………………………… 4

6 第二章 健康评估方法
- 第一节 概述 ………………………………………………… 7
- 第二节 收集健康资料的方法 ……………………………… 7
  - 一、会谈 …………………………………………………… 7
  - 二、身体评估基本方法 …………………………………… 11
- 第三节 功能性健康型态系统 ……………………………… 17
  - 一、健康感知-健康管理型态 …………………………… 17
  - 二、营养-代谢型态 ……………………………………… 17
  - 三、排泄型态 ……………………………………………… 17
  - 四、活动-运动型态 ……………………………………… 17
  - 五、睡眠-休息型态 ……………………………………… 18
  - 六、认知-感知型态 ……………………………………… 18
  - 七、自我感知-自我概念型态 …………………………… 18
  - 八、角色-关系型态 ……………………………………… 18
  - 九、性-生殖型态 ………………………………………… 19
  - 十、压力-应对型态 ……………………………………… 19
  - 十一、价值-信念型态 …………………………………… 19
- 实训 交谈(问诊) ………………………………………… 20

第三章 常见症状评估

第一节 发热 ········ 23
一、病因及发生机制 ········ 23
二、护理评估要点 ········ 24
三、相关的护理诊断 ········ 26

第二节 疼痛 ········ 27
一、病因及发生机制 ········ 27
二、护理评估要点 ········ 28
三、相关的护理诊断 ········ 30

第三节 水肿 ········ 30
一、病因及发生机制 ········ 30
二、护理评估要点 ········ 31
三、相关的护理诊断 ········ 32

第四节 呼吸困难 ········ 32
一、病因及发生机制 ········ 32
二、护理评估要点 ········ 33
三、相关的护理诊断 ········ 35

第五节 咳嗽与咳痰 ········ 35
一、病因及发生机制 ········ 35
二、护理评估要点 ········ 35
三、相关的护理诊断 ········ 36

第六节 咯血 ········ 37
一、病因及发生机制 ········ 37
二、护理评估要点 ········ 37
三、相关的护理诊断 ········ 38

第七节 发绀 ········ 38
一、病因及发生机制 ········ 39
二、护理评估要点 ········ 39
三、相关的护理诊断 ········ 40

第八节 心悸 ········ 40
一、病因及发生机制 ········ 40
二、护理评估要点 ········ 41
三、相关的护理诊断 ········ 42

第九节 恶心与呕吐 ……………………………………… 42
一、病因及发生机制 ……………………………………… 42
二、护理评估要点 ………………………………………… 43
三、相关的护理诊断 ……………………………………… 44

第十节 呕血与黑便 ……………………………………… 44
一、病因及发生机制 ……………………………………… 44
二、护理评估要点 ………………………………………… 45
三、相关的护理诊断 ……………………………………… 46

第十一节 腹泻 …………………………………………… 46
一、病因及发生机制 ……………………………………… 46
二、护理评估要点 ………………………………………… 47
三、相关的护理诊断 ……………………………………… 48

第十二节 便秘 …………………………………………… 48
一、病因及发生机制 ……………………………………… 48
二、护理评估要点 ………………………………………… 49
三、相关的护理诊断 ……………………………………… 50

第十三节 黄疸 …………………………………………… 50
一、病因及发生机制 ……………………………………… 50
二、护理评估要点 ………………………………………… 53
三、相关的护理诊断 ……………………………………… 54

第十四节 抽搐与惊厥 …………………………………… 54
一、病因及发生机制 ……………………………………… 54
二、护理评估要点 ………………………………………… 55
三、相关的护理诊断 ……………………………………… 56

第十五节 意识障碍 ……………………………………… 56
一、病因及发生机制 ……………………………………… 56
二、护理评估要点 ………………………………………… 57
三、相关的护理诊断 ……………………………………… 58

第四章 身体评估

第一节 一般状态评估 …………………………………… 62
一、性别、年龄与生命体征 ……………………………… 62
二、发育与体型 …………………………………………… 62

三、面容与表情、体位 …………………………………… 63
　　四、意识障碍 …………………………………………… 64
　　五、姿势与步态 ………………………………………… 64
　　六、营养状况的评估 …………………………………… 65
第二节　皮肤、浅表淋巴结评估 ……………………………… 67
　　一、皮肤的评估 ………………………………………… 67
　　二、淋巴结的评估 ……………………………………… 70
第三节　头部、颜面部与颈部评估 …………………………… 72
　　一、头部评估 …………………………………………… 72
　　二、颜面部评估 ………………………………………… 73
　　三、颈部评估 …………………………………………… 79
第四节　胸部评估 ……………………………………………… 81
　　一、胸部的体表标志 …………………………………… 81
　　二、胸壁、胸廓与乳房 ………………………………… 84
　　三、肺和胸膜 …………………………………………… 87
　　四、心脏 ………………………………………………… 91
　　五、血管检查 …………………………………………… 99
第五节　腹部评估 ……………………………………………… 101
　　一、腹部的体表标志与分区 …………………………… 101
　　二、腹部评估的内容 …………………………………… 103
第六节　肛门、直肠、生殖器评估 …………………………… 113
　　一、肛门、直肠评估 …………………………………… 113
　　二、生殖器评估 ………………………………………… 115
第七节　脊柱与四肢评估 ……………………………………… 116
　　一、脊柱的评估 ………………………………………… 116
　　二、四肢与关节评估 …………………………………… 118
第八节　神经系统评估 ………………………………………… 120
　　一、脑神经检查 ………………………………………… 120
　　二、运动功能检查 ……………………………………… 122
　　三、感觉功能检查 ……………………………………… 124
　　四、神经反射检查 ……………………………………… 124
　　五、自主神经功能检查 ………………………………… 128
　　实训一　一般状态及头颈部检查 ……………………… 131
　　实训二　肺和胸膜评估 ………………………………… 132

实训三　心脏评估 ……………………………… 134
　　实训四　腹部评估 ……………………………… 136
　　实训五　神经反射检查 ………………………… 138

第五章　心理、行为及社会评估　140

第一节　心理评估 …………………………………… 140
　一、概述 ………………………………………… 141
　二、心理评估的内容 …………………………… 142

第二节　行为评估 …………………………………… 148
　一、概述 ………………………………………… 148
　二、行为评估的方法与内容 …………………… 150

第三节　社会评估 …………………………………… 151
　一、概述 ………………………………………… 151
　二、角色与角色适应评估 ……………………… 151
　三、家庭评估 …………………………………… 153
　四、环境评估 …………………………………… 155

第六章　心电图检查　157

第一节　心电图基本知识 …………………………… 158
　一、心电图产生原理 …………………………… 158
　二、心电图各波段的组成和命名 ……………… 160
　三、心电图的导联体系 ………………………… 161

第二节　心电图的测量和正常数据 ………………… 164
　一、心电图的测量 ……………………………… 164
　二、正常心电图波形特点和正常值 …………… 167

第三节　常见异常心电图 …………………………… 169
　一、心房与心室肥大 …………………………… 169
　二、心肌缺血 …………………………………… 172
　三、心肌梗死 …………………………………… 173
　四、心律失常 …………………………………… 176
　五、电解质紊乱和洋地黄中毒的影响 ………… 183

第四节　心电图的分析方法和临床应用 …………… 184
　一、心电图的分析方法与步骤 ………………… 184

二、心电图的临床应用 …………………………………… 185

　第五节　心电监护 …………………………………………… 185

　　一、概述 …………………………………………………… 185

　　二、心电监护的临床应用 ………………………………… 189

　　实训一　心电图的描记、测量与分析 …………………… 190

　　实训二　异常心电图分析 ………………………………… 192

第七章　影像学检查

　第一节　X线检查 …………………………………………… 195

　　一、概述 …………………………………………………… 195

　　二、X线检查方法 ………………………………………… 196

　　三、X线检查前的准备 …………………………………… 196

　　四、X线检查的临床应用 ………………………………… 198

　第二节　CT检查 …………………………………………… 211

　　一、CT设备和成像的基本原理 ………………………… 211

　　二、CT常用检查方法 …………………………………… 212

　　三、CT检查的临床应用 ………………………………… 212

　第三节　磁共振成像 ………………………………………… 213

　　一、MRI成像基本原理 ………………………………… 213

　　二、MRI检查方法 ……………………………………… 213

　　三、MRI检查前的准备 ………………………………… 213

　　四、MRI检查的临床应用 ……………………………… 214

　第四节　超声检查 …………………………………………… 214

　　一、超声成像的基本原理 ………………………………… 214

　　二、超声检查的方法 ……………………………………… 216

　　三、超声检查前准备 ……………………………………… 217

　　四、超声检查的临床应用 ………………………………… 217

　第五节　核医学成像 ………………………………………… 217

　　一、核医学成像的基本原理 ……………………………… 217

　　二、常用放射性药物及核医学仪器 ……………………… 218

　　三、核医学成像检查前准备 ……………………………… 218

　　四、核医学检查在临床的应用 …………………………… 219

　　实训　阅片 ………………………………………………… 221

第八章　实验室检查 ... 222

第一节　血液一般检查 ... 223
一、红细胞计数和血红蛋白测定 ... 223
二、白细胞检查 ... 224
三、血液的其他检验 ... 225

第二节　尿液检查 ... 228
一、标本的采集与保存 ... 228
二、尿液一般性状检验 ... 229
三、尿液化学检查 ... 230
四、尿液(沉渣)显微镜检查 ... 231

第三节　粪便检查 ... 233
一、标本采集与送检 ... 233
二、粪便一般性状检查 ... 233
三、粪便化学检查 ... 234
四、粪便显微镜检查 ... 235

第四节　肾功能检验 ... 235
一、肾小球功能检查 ... 235
二、肾小管功能检查 ... 237

第五节　肝脏病常用检查 ... 238
一、蛋白质代谢功能检验 ... 238
二、胆红素代谢功能检验 ... 239
三、血清酶学检验 ... 240
四、乙型病毒性肝炎标志物检验 ... 242

第六节　脑脊液检查 ... 243
一、脑脊液检验标本采集 ... 243
二、脑脊液一般性状检查 ... 244
三、脑脊液化学检查 ... 245
四、脑脊液显微镜检查 ... 246
五、脑脊液检查项目的选择与应用 ... 246

第七节　临床常用血生化检验 ... 247
一、空腹血糖 ... 247
二、口服葡萄糖耐量试验 ... 248
三、血清电解质 ... 249

四、血清心肌酶和心肌蛋白 …………………… 250

　　五、血清脂质 …………………… 251

　　六、血清脂蛋白 …………………… 252

第八节　临床常用免疫学检查 …………………… 253

　　一、血清免疫球蛋白 …………………… 253

　　二、血清补体 …………………… 253

　　三、肿瘤标志物 …………………… 254

　　四、自身免疫检测 …………………… 255

　　实训　血液、尿液、粪便常规标本采集方法 …………………… 257

259　第九章　护理诊断的思维方法和步骤

第一节　护理诊断的思维方法 …………………… 260

　　一、科学思维在健康评估中的应用 …………………… 260

　　二、护理诊断的思维方法 …………………… 260

　　三、护理诊断的注意事项 …………………… 261

第二节　护理诊断的步骤 …………………… 262

　　一、收集资料 …………………… 262

　　二、整理资料 …………………… 263

　　三、分析资料 …………………… 263

　　四、提出护理诊断 …………………… 263

　　五、验证和修订诊断 …………………… 264

　　六、常用护理诊断 …………………… 264

267　第十章　护理病历书写

第一节　书写护理病历的基本要求 …………………… 268

　　一、书写内容的要求 …………………… 268

　　二、语言及用词的要求 …………………… 268

　　三、按规定格式及时书写 …………………… 268

　　四、填写全面、字迹工整 …………………… 268

第二节　护理病历格式与内容 …………………… 268

　　一、护理病历首页 …………………… 268

　　二、护理计划单 …………………… 273

三、护理记录 …………………………………………… 274
四、健康教育计划 ……………………………………… 278
实训　护理病历书写 …………………………………… 279

281　附表

284　参考文献

第一章

绪 论

案例

患者,男,64岁。腹胀、腹痛、伴恶心、呕吐2天。患者2天前无明显诱因出现腹胀、腹痛、伴恶心、呕吐,为持续性胀痛,阵发加剧,呕吐约5次,呕吐物为食物残渣及黄绿色液体,每次量100ml~700ml不等,2天以来未进食,尿量明显减少,四肢乏力,眩晕,急症入院。

问题:
1. 对该病人进行护理工作前,应首先做哪些临床工作?
2. 如何找出该病人的护理诊断/问题?

本章学习目标

1. 掌握健康评估的概念。
2. 熟悉健康评估的内容及学习方法、要求。
3. 了解健康评估的特点及在护理学中的意义。
4. 健康评估的学习方法、要求以及评估过程中所体现的人文关怀。

健康评估(health assessment)是从护理的角度研究、诊断病人对现存或潜在健康问题的生理、心理及其社会适应等方面反应的基本理论、基本技能和临床思维方法的学科,是在学习了医学基础课程、护理学基础课程之后,为过渡到临床各专科护理课程学习而先期开设的护理专业基础课程。健康评估是护理学专业的基本课程,其任务是通过教学使学生掌握健康评估的原理和方法,学会收集、综合、分析资料,概括诊断依据,提出护理诊断。该课程为进一步学习临床护理专业课程奠定基础,并最终将课程中所学的知识运用到学习护理程序、健康宣教、疾病护理和促进健康的过程中去。

一、健康评估课程的特点

《健康评估》课程不但应是护理专业的学生从基础课程转入临床护理课程的重要桥梁,更应该成为培养学生形成护理理念,学会从护理的角度去思考临床问题的重要课程。在对案例中的病人进行护理工作之前,首先要对病人进行临床评估,找出护理问题,获得对该病人的护理问题的诊断。如疼痛:与疾病(肠梗阻、肝胆疾病等)有关;体液不足/有体液不足的危险:与呕吐导致体液丢失和(或)摄入减少有关。护理人员对病人进行临床评估的技能必须通过《健康评估》课程的学习获得。《健康评估》课程尽管在内容上与其他科目有交叉和重叠,但其整体思路、教学目标、教学侧重点均不同于其他科目。《健康评估》课程有其自身的系统性,学习时要注意课程各章节内容的衔接,同时要注意与其他课程之间的联系。

《健康评估》课程从护理的角度出发,强化现代护理理念,以护理程序的方法去思考临床问题和训练护理评估能力,牢固树立护理专业思想,体现出护理专业特点。评判性思维是一种科学的、自我指导的、逻辑推理的智力活动,它是人们做出决定、解决问题的基础,是护士能够成功地运用护理程序必须具备的思维技巧。交流技巧也是护士成功地运用护理程序所必须具备的素质之一,包括语言和非语言交流,而身体评估技能是非语言交流重要的方式。因此,现代护理理念、护理专业思想、评判性思维、交流技巧、身体评估技能等,在《健康评估》课程中占有重要的地位。《健康评估》课程既是各门临床护理专业课程的起点,又起着桥梁衔接的作用。课程实践性强,只有反复实践,才能为后续的临床各科学习打下坚实的基础。

《健康评估》课程的学习,要从护理角度出发,去评估护理对象的健康状态,树立临床护理和护理教育需要不断改革创新的理念。体现出:以护理程序为框架;以确定护理诊断为核心;以护理评估为重点;以医技检查为辅助。要成为高等"实用型"护理人才,必须具备以人的健康为中心,运用护理程序知识进行整体护理的能力。

二、健康评估的内容

健康评估的内容涉及基本理论和基本方法两个方面。基本理论主要是研究疾病的症状、体征及其发生发展的规律和机制,疾病对个体生理、心理和社会适应等方面的影响及病人的反应,以及建立护理诊断的思维程序,从而认识病人与健康问题有关的生理、心理和社会适应等方面反应所致的问题。基本方法包括询问病史、体格检查、实验室检查及影像学检查。本教材主要由十个方面组成:绪论;健康评估方法;常见症状评估;身体评估;心理、行为及社会评估;心电图检查;影像检查;实验室检查;护理诊断方法和护理病历的书写。具体内容如下:

(一)健康评估的方法

会谈和身体评估是收集健康资料最基本和最常用的方法,其结果是形成护理诊断的基础,还为制定和实施护理计划及其评价提供依据。健康资料分为主观资料和客观资料。健康评估的可变资料的收集是一个动态过程,要定期收集、动态观察、记录,以便分析、评判。要多与评估对象交流、沟通,获取评估资料的各种技巧。交流技巧是护士成功地运用护理程序所必须具备的技能之一,包括语言和非语言的交流。健康评估方法中11个功能性健康都编入了提问示例,增强可操作性。

(二)常见症状评估

评估对象患病后对机体生理功能异常的自身体验和感受,称为症状,如头痛、腹痛、恶心等。症状是健康史的重要组成部分,是评估对象提供的主观资料。分析症状的发生、发展和演变,对作出护理诊断、实施护理程序,起着重要的作用。本章从护理的角度提出护理评估要点,分析护理诊断线索,培养护生的临床评判性思维能力。

(三)身体评估

身体评估是评估者通过自己的感觉器官或借助简单的辅助工具(听诊器、叩诊锤、血压计、体温表)对评估对象进行细致的观察和系统的检查,以了解其身体状况的一种最基本的检查方法。身体评估的基本方法包括:视诊、触诊、叩诊、听诊、嗅诊。身体评估以解剖生理和病理学等知识为基础。通过身体评估,为护理诊断提供依据,及时发现可能存在的健康问题。护理人员必须掌握身体评估的技巧,并应用于临床工作,而不再习惯于从医生病历中抄取二手资料。

(四)心理、行为及社会评估

人不仅是生理的人,还是心理、社会、文化的人。心理、行为与社会评估包括对评估对象的心理状况、行为变化和社会经历的信息资料的收集。心理、行为与社会评估是健康评估的一个重要组成部分,它可以帮助护士更好地理解评估对象对周围环境及事物的反应,以及评估对象的反应对其行为能力的影响。根据临床实际应用,着重于评估对象的日常行为、习惯和日常功能的有效水平,个体的心理过程,特别是疾病发展中的心理活动,评估对象的压力源、压力反应及其应对方式,评估对象的角色和角色适应反应,家庭作用,心理、社会因素对疾病的发生、发展、康复、治疗、护理的影响等方面的评估。注意测评量表的实际操作应用,锻炼分析资料的能力,养成积累科研资料的习惯。

(五)心电图检查

心电图是利用心电图机从体表记录心脏电活动变化的曲线图形。它对各种心脏病变及心律失常的诊断所具有的临床价值,迄今为止尚没有其他方法能替代。除了对循环系统疾病的诊断提供有价值的资料以外,心电图还广泛应用于登山运动员及航天运动员的心电监测等。心电图检查主要阐述心电图的基本知识:导联连接方法、正常心电图波形特点及测量方法、常见异常心电图的特点及临床意义。

同时,根据临床需要,对心电监护的基础知识,如监护方法、图像分析及临床应用等进行了阐述。对于护生来讲,心电图的学习较其他辅助检查如实验室检查、影像学检查的学习更难一些,因此更需要认真学习,刻苦钻研,因为它已广泛应用于临床,也是健康评估的客观资料来源之一。

(六)影像检查

影像检查是一种特殊的检查方法。它是借助于不同的成像手段,使人体内部器官和结构显出影像,从而了解人体解剖与生理功能状况以及病理变化,以达到诊断的目的,是健康评估的基本内容。影像检查包括放射检查、超声检查、电子计算机体层摄影、磁共振成像、核医学检查等内容。除了解和熟悉正常影像、常见异常影像及临床意义外,影像检查的术前准备、术后护理与护理工作密切相关,更要着重掌握。

(七)实验室检查

实验室检查是通过物理学、化学和生物学等实验方法,对病人的血液、体液、分泌物、排泄物、组织标本和细胞取样等进行检查,从而获得疾病的病原体、组织的病理形态或器官功能状态等资料,再结合临床表现进行分析的检查方法。实验室检查的结果是重要的客观资料,是作出护理诊断的重要依据,与护理工作密切相关。正确收集实验室检查的标本,指导、协助评估对象完成各项特殊检查的准备,在临床护理工作中必不可少。护生应熟悉常用实验检查的标本采集方法、检查结果的临床意义。

(八)护理诊断和病历书写

评估的最后阶段是护理诊断。护理诊断需要诊断性推理,涉及对评估过程、观察结果和临床判断的评判性思维能力。这种推理关系到作出准确和相关观察的能力,以及由此作出诊断。初学者在学习诊断性推理的基础上,如能注意理论与实践相结合,将有助于提高临床护理诊断水平。

护理病历书写是将健康史采集、实验室及其他辅助检查所获得的资料经过医学的思维后形成的书面记录。护理病历书写既是护理活动的重要文件,也是病人病情的法律文件,其格式和内容有严格而具体的要求,学生应按要求认真学习和实践。

三、健康评估的学习方法与要求

健康评估的教学方法与基础课有很大不同,除理论教学和学校内的实践教学外,还要在医院中直接面对病人,因此在学习过程中要始终贯穿整体护理的理念,以病人为中心,关心、爱护和体贴病人,建立良好的护患关系。因健康评估是一门实践性很强的学科,需要动手操作的内容较多,故边学、边练、边思考是提高教学效果的关键。除此以外,通过本门课程的学习,学生应能达到如下要求:

(一)爱岗敬业

护士应具有良好的职业道德和爱岗敬业精神,在实践中关心、爱护、体贴患者,建立良好的护患关系,体现以患者为中心、以护理程序为基础的整体护理理念。

(二)熟悉基本理论,加强技能训练

学生在校学习期间,要牢记基础理论知识,熟练掌握基本技能,在学习中尤其要注意努力提高各项护理技术的应用能力,以适应社会的需要。

(三)独立收集健康资料

通过学习能独立与患者交谈,收集健康资料,了解患者的主诉和病史。

(四)独立完成身体评估

学生应学会独立、正确、规范、熟练地进行身体评估,熟悉常见异常体征及其临床意义。

(五)学会心电图机操作,熟悉影像学检查前准备

学习结束,学生应能独立进行心电图机操作,学会对其结果进行分析判断;熟悉影像学检查前准备,分析检查结果的临床意义。

(六)独立完成各项检验标本的采集

熟悉常用实验室检查结果的判断及其临床意义的分析,能熟练地采集各项检验标本。

(七)学会书写护理病历首页

学习结束,学生应能根据交谈、身体评估及辅助检查等资料,进行临床分析、综合,作出初步护理诊断,并能书写完整的护理病历首页。

本章小结

健康评估是运用医学及相关学科的知识,对护理对象现存的或潜在的健康问题进行分析研究,以确定护理需求的基本理论、基本技能和临床思维方法的一门学科,是一座连接基础护理学与临床护理学的桥梁,也是打开临床护理学大门的一把钥匙。

健康评估的主要内容包括患者健康史的采集、常见症状评估、身体评估、心理、行为及社会评估、心电图检查、实验室检查、医学影像学检查、护理诊断及护理病历书写等几大部分。

健康评估的程序一般是先通过交谈和身体评估来收集健康资料,然后通过整理资料、分析资料以及心理社会状况的评估和必要的辅助检查来发现现存的和潜在的健康问题,从而作出正确的护理诊断。

健康评估是实践性很强的学科,学习中要始终贯彻整体化护理的概念,树立以患者为中心的理念,熟悉相关理论知识,加强技能训练,最终要能够作出正确的护理诊断,写出完整的护理病历,为学好临床专科护理打下良好的基础。

本章关键词:健康评估;健康史;采集;症状;心电图;医学影像学

课后思考

1. 健康评估的方法有哪些?
2. 症状与体征有何不同?
3. 如何学好健康评估?

(余新超)

ID
第二章

健康评估方法

案例

患者,男性,60岁。20余年来反复咳嗽、咳痰,每逢气候变化或受凉后,咳嗽、咳痰加重,冬季症状相对较重,每年持续3个月左右,抗炎、止咳、化痰治疗后,症状减轻。近5年,出现活动后气促,并有加重趋势,起初为爬坡或背重物时胸闷、气促,休息后很快缓解,以后发展为走平路时也感气喘,现已不能下地干活,平时服用化痰、平喘药物。1周前因受凉出现咳嗽、咳痰加重,痰为黄脓性,痰液黏稠,不易咳出,同时感明显胸闷、气短,3天前开始发热,体温波动于38~39℃之间,在乡卫生院治疗效果不佳,来院就诊。

患者有吸烟史30余年,每天1包,已戒烟3年,无饮酒嗜好。既往无结核病史。配偶及4个子女身体健康。家庭经济状况一般,子女孝顺,患者平时生活能够自理,生病时需要家人照料。

身体评估:T:38.5℃,P:100次/分钟,R:30次/分钟,BP:120/75mmHg。神志模糊,营养状况一般,呼吸急促,口唇发绀,桶状胸,两肺呼吸运动减弱,触觉语颤减弱,叩诊过清音,呼吸音粗,呼气时间延长,两肺可闻及散在干啰音,左下肺可闻及少量细湿啰音。心浊音界叩不出,剑突下心搏增强,心音遥远,心律齐,肝浊音界下移,腹软,肝肋下2cm,肝颈静脉回流征阴性,双下肢不肿。

问题:
1.该患者就诊时的主诉是什么?
2.患者现病史包括哪几个方面?
3.患者上述病史资料如何收集?

本章学习目标

1.掌握健康资料收集的方法及内容。
2.熟悉健康资料的来源与分类;会谈与身体评估的注意事项;身体评估的基本方法;人体功能性健康型态内容与资料收集方法。
3.了解会谈及身体评估的目的。
4.态度在实训健康评估方法时,注意培养人文关怀意识,尊重病人的权利,理解、同情病人的疾苦。

第一节 概述

健康评估是一个有计划、系统地收集评估对象的健康资料,并对资料的价值进行判断的过程。健康资料的收集不仅是评估和进一步形成护理诊断的基础,而且还为制定和实施护理计划及其疗效评价提供依据。

收集评估对象的健康资料应包括评估对象的身体健康状况和心理、社会健康状况。健康资料分为主观资料和客观资料。交谈所获得的健康资料为主观资料,其中评估对象患病后对机体生理功能异常的自身体验和感受称为症状,如腹痛、恶心等。经过视、触、叩、听、嗅、实验室或器械检查所获得的有关评估对象的健康状况的结果为客观资料,其中评估对象患病后机体的体表或内部结构发生了可以观察到或身体检查评估(触诊、听诊或叩诊)时发现的改变称为体征,如肝脏肿大、心脏杂音等。主观资料和客观资料同等重要,都是护理诊断依据的重要来源。

健康资料的主要来源是评估对象本人,其次来源于评估对象的家庭成员、关系密切者、事件目击者、相关的卫生保健人员、健康记录或病历等。

第二节 收集健康资料的方法

一、会 谈

(一)会谈的原则

1. 会谈的目的 会谈是收集健康史的最重要手段,为收集健康史而进行的会谈,是发生在评估者与评估对象之间的复杂的、目标明确的、正式的和有序的交谈过程。其目的是在开始身体评估之前获得完整的有关评估对象健康史的基本资料。通过会谈,评估者可以获取许多有助于确立护理诊断的重要依据,并为身体评估提供线索。

2. 合理安排会谈时间 整个会谈的时间不应太长,以免增加评估对象的疲劳程度。可以将会谈过程分成几个阶段,分次收集资料,也可与评估对象共同协商来决定会谈的时机。如可以这样征求评估对象的意见,说:"我想花些时间与您谈一谈有关您的健康状况,不知现在的时间是否合适?"以征得同意,确保会谈成功。在会谈时,减少不必要的社交性谈话,使时间有效地运用。

3. 采取尊重的态度 不要强迫评估对象回答问题,如果是非常重要的资料,须向评估对象仔细解释问题的必要性,以免使评估对象反感。评估者要能警觉评估对象不愿回答的问题,此时评估者要促进自身与评估对象的亲切感的建立,并使评估对象有一种被尊重的感觉。

4. 建立相互信任的人际关系 评估者应具有同情心、爱心、细心和耐心,与评估对象建立相互信任的良好人际关系。着重注意:对于约定的会谈时间一定要准时赴约;尊重评估对象的隐私权;尊重评估对象愿意使用的称呼,不随便更换。

5. 随着评估对象会谈的思路进行交流　每个评估对象都有其关心和敏感的问题。评估者应注意提问的先后顺序,不宜过早提出敏感的问题,以免造成交流的中断。

6. 采用非判断性及接受的态度　在会谈的过程中,评估者的主要任务是倾听评估对象所说的话及观察非语言的行为,因此对评估对象所说的话不要骤下断语,也不可随意给予评估对象不具体的保证,如"别担心,没什么大问题"或"没问题,一切都会好的"。不然,容易给评估对象造成挫折感,并失去信心,影响会谈的进行。另外,在会谈时,不要催促评估对象,不要擅自替评估对象说出可能说的话,以免评估对象认为评估者想尽快结束会谈,而影响会谈的所得资料的真实性。

(二)会谈的程序与技巧

1. 准备阶段

(1)环境:安排舒适、安静的交谈环境,避免干扰。评估对象作为一个独立的个体,会谈时,要关上房门,或拉上病室内的帷幕,甚至必要时可请访客暂时离开,使会谈环境有一定的隐密性,谈话不会被第三者听到,有助于评估对象提供正确的答案。重病人可在床边交谈。

(2)时机:一般在病人入院事项安排就绪后即进行交谈,或根据具体情况选择适当的时机,必要时可与评估对象共同决定。

(3)交谈内容的准备:事先考虑好重点内容,如评估对象对疾病的认识及心理反应、对医疗及护理的需求、双方共同关心的问题等。主要资料及顺序可写成提纲,集中话题,以免遗漏,达到会谈的目的。

(4)参阅必要的资料:查阅门诊、急诊病史,参考书籍,了解评估对象的基本情况和相关医学知识,预测会谈中可能遇到的问题及需采取的相应措施。

(5)注意评估对象的体位、姿势是否合适,能否坚持较长时间的交谈,有无当时要给以满足的需要(如口渴、排便等),如有可先行解决,以保证会谈的有效进行。

2. 起始阶段

(1)有礼貌地称呼评估对象:交谈的开始应有礼貌地称呼对方,可根据评估对象的年龄、性别、职业、文化背景等不同而有所选择,避免以床号称呼评估对象。

(2)自我介绍:评估者应先作自我介绍,包括姓名、职称、属于本病室护理的成员。

(3)先进行一般性交谈:如询问评估对象的姓名、年龄、民族、职业等,营造融洽的氛围,缓解评估对象的紧张情绪。

(4)有关说明:应向评估对象介绍会谈的目的及所需的大概时间,并保证其隐私将受到保护,消除顾虑。

3. 交谈过程

(1)循序渐进:一般由简单问题开始,逐步深入地进行有目的、有层次、有顺序的询问。如首先可询问评估对象,"您哪儿不舒服"或"病了多长时间了",也可直接向评估对象说明交谈目的,如"为了使您在住院期间得到更好护理,我想了解一下您的病情和生活习惯,您看可以吗"。然后,再通过一系列问题逐步深入了解其本次疾病的原因、经过、有关症状的特点等。交谈的整个过程都应以收集资料为中心,内容应是专业范围以内的。

(2)适当提问:根据具体情况采取适当的提问方式。提问是会谈的基本工具,不仅是收集信息资料和核实信息资料的手段,而且可以引导会谈围绕主题展开。提问的有效性将决定收集资料的有效性。

1)封闭式提问:封闭式提问是一种将评估对象的应答限制在特定范围之内的提问,评估对象回答问题的选择性较少,甚至有时只回答"是"或"不是"。封闭式提问较多地用于互通信息会谈,特别适用于采集病史和获取其他诊断性信息等。例如:"您吸烟吗"、"您的年龄"、"今天您能下床活动一下吗"、"您的胸痛是在哪个部位"。闭合式提问还用于评估对象存在焦虑、语言受限或身体不适等情况下。这种提问方式的优点是评估对象能直接坦率地作出回答,使评估者能迅速获得所需要的和有价值的信息,节省时间。其缺点是回答问题比较机械死板,评估对象得不到充分解释自己想法和情感的机会,缺乏自主性。

2)开放式提问:提问没有可供选择的答案,可以使评估对象对有关问题进行更详细的描述。例如:"您看起来不太愉快,您有什么想法吗","刚才医生已经告诉您疾病诊断了,您对手术有什么想法","您这次发热后,是如何处理的"。这种提问方式的优点是有利于评估对象开启心扉、发泄和表达被抑制的感情,评估对象自己选择讲话的内容及方式,有较多的自主权。评估者可以获得较多有关评估对象的信息,以更全面、深入地理解评估对象的想法、情感和行为。其缺点是评估对象可能抓不住重点,甚至离题而占用大量时间。

3)提问的技巧:一般应多听少问,先让评估对象按自己的方式和程序把情况说出来。在交谈过程中,经常遇到评估对象抓不住重点、离题、或试图避免谈及某项问题等情况,可插些与评估内容相关的问题,使话题重回主题。如可以说"我很愿意在稍后的时间与您讨论这些问题,现在请您先谈谈这次发热的情况,好吗",避免破坏交谈气氛。同时,应避免套问和暗示性提问,如不应问"您是不是下午发热"或"您失眠吗",而应问"您发热一般是在什么时间","您睡眠习惯如何"。否则,评估对象易受到暗示,随口称是,影响评估资料的真实性。及时核实交谈资料的真实性,常用的核实方法有:①澄清:要求评估对象对模棱两可或模糊不清的内容做进一步的解释和说明;②复述:以不同的表达方式重复评估对象所说的内容;③反问:以询问的口气重复评估对象所说的话,不带评估者自己的观点,企盼评估对象提供更多的信息;④质疑:用于评估对象所说的前后不一致或与评估者所观察到的内容不一致时;⑤解析:对评估对象所提供的信息进行分析和推论,并与其交流。

(3)非语言性沟通技巧:交谈中常用的非语言性沟通技巧有:①保持双目平视:在交流时,评估者的眼睛不要一直注视着评估对象,间歇的目光相触可以显示对评估对象的尊重,表示交谈的双方是平等的。②体态语言:适时点头或微笑,示意听懂对方所说的话,鼓励继续交谈。③距离:一般以彼此能清楚观察对方的反应,听到对方适中音量的交谈,而不受对方体位干扰为宜。理想的交谈距离为50～120cm,这也是比较亲近的交谈距离。过近,易使人感到不舒服;过远,又缺乏信任感。④触摸:表示彼此关系密切,但文化背景的不同,其接受程度不同,有时会起负作用,应加以注意。⑤沉默:沉默可以提供思考和调适的机会。

4.结束阶段 当已取得必要的资料、准备结束谈话时,交谈者要有所提示,可向评估对象简单复述一下谈话的重要内容,并对评估对象提出的疑虑,如对治疗的顾虑、作息时间安排、亲属的探视时间的规定等,作出必要的解释。然后告知今天暂谈到此,如有需要下次再联系,以结束交谈。

(三) 会谈的注意事项

(1) 调查收集资料的关键在于取得评估对象的信任，护士高雅的气质、和蔼的态度、良好的语言修养是取得信任的首要条件。当评估对象感到平等、受到尊重时，才会坦诚相告。

(2) 正确应用人际交往与沟通技巧，语言要通俗易懂，问题要具体、简单明了，避免使用医学术语，如"里急后重"、"端坐呼吸"等。

(3) 对外观异常者不显露惊奇，对难以相处的护理对象不感厌恶，对评估对象的错误观点不要直接批评。

(4) 评估资料应尽量询问评估对象本人，对于重症、意识不清者可由亲属代替。

(5) 对心理、社会方面的评估资料，不抱偏见，客观地予以记录。

(6) 尊重评估对象的隐私权，尽量回避评估对象不愿意提及的问题。对评估对象不愿意讲的内容，不要追问。

(7) 若病情危急，为争取时间，重点应放在对目前主要问题的评估，而且要边评估边抢救。

(8) 非正式交谈，评估者在非正式场合与评估对象随意而自然的交谈，可了解评估对象的心理反应。交谈的效果取决于交谈双方相互信任的程度。

(四) 会谈的内容

1. 一般资料 基本资料包括姓名、性别、年龄、电话、民族、籍贯、文化程度、职业、婚姻、宗教信仰、入院方式、住址、家庭成员、联络人、联系电话、医疗费支付方式、入院日期、记录日期、资料来源、入院医疗诊断、主管医生等。许多健康问题的发生与上述内容有关。例如，不同的民族有不同的饮食习惯和生活习惯，有不同的宗教信仰。文化程度和职业等可以帮助我们理解和预测评估对象对健康状况变化的反应，帮助选择适宜的健康教育方式。若资料来源不是病人本人，则应注明他(她)与病人的关系。

2. 主诉 主诉为病人感觉最主要、最明显的症状或体征，也即本次就诊最主要的原因及其持续的时间。记录主诉用词要简明扼要，同时注明自发生到就诊的时间，如"发热、右下腹痛10h"，又如"活动后心悸、气急2年，全身浮肿3天"等。除非特殊情况，一般应尽可能使用病人自己的语言，而不是诊断性用语，如"糖尿病1年"应记述为"多食、多饮、多尿1年"。

3. 现病史 现病史以主诉为中心，详细描述病人自患病以来健康问题发生、发展、演变和诊治的全过程，为病史的主体部分。可按以下内容和程序询问：

(1) 患病时间与发病情况：包括发病的时间、发病缓急、病程长短及发病诱因。现病史的时间应与主诉时间保持一致。

(2) 主要症状及其特点：重点为主要症状出现的部位、性质、发作频率和持续时间、程度，以及加重或缓解的因素。症状出现的部位、性质等常为寻找病变部位及性质提供重要依据，也为确定护理诊断及制定护理措施提供重要依据。如胃、十二指肠溃疡常表现为上腹部周期性、节律性隐痛；阑尾炎则为转移性右下腹痛。

(3) 病情的发展与演变：包括患病过程中主要症状的变化及有无新的症状出现。如原有消化性溃疡病史者，突然出现全腹剧烈疼痛，则应考虑消化性溃疡急性穿孔的可能。

(4)伴随症状:指与主要症状同时或随后出现的其他症状。伴随症状对确定病因和判断有无并发症具有重要意义。如咳嗽、咯血伴午后低热、盗汗,提示存在活动性肺结核。

(5)治疗和护理经过:包括曾接受过的诊断、治疗及效果,已接受治疗者则应问明治疗的方法,所用药物的名称、剂量、时间和疗效,已采取的护理措施及其效果等。

4.既往健康史　询问既往健康史主要目的是了解评估对象过去存在的健康问题、求医经历及其对自身健康的态度等。包括既往健康状况、曾患过的疾病(含传染病史)的时间和诊疗经过及转归情况、手术外伤史(详细询问手术的时间、原因、手术名称、诊疗与转归)、预防接种史及过敏史。过敏史包括食物、药物、环境因素中已知的过敏物质,过敏发生的时间、地点和处理方法等。

5.家族史　了解直系亲属的健康状况、患病及死亡情况。如询问双亲与兄弟、姐妹及子女的健康与疾病情况,特别应询问是否有与患者同样的疾病,家族有无遗传病。

6.日常生活和活动情况　了解病人日常生活活动状况,如病人的生活习惯和行为方式,可以使健康问题的判断和护理计划的制定更符合实际。

7.婚育史

(1)月经史:月经初潮的年龄、月经周期和经期天数、经血的量和色、经期症状、末次月经日期、闭经日期、绝经年龄。

(2)婚姻史:婚姻状况、结婚年龄、对方的健康状况、性生活情况、夫妻关系等。

(3)生育史:妊娠与生育次数和年龄、人工或自然流产的次数、有无死产、手术产、产褥热及计划生育状况,有无患过影响生育的疾病。

8.系统回顾　系统回顾是避免在问诊过程中忽略或遗漏除现病以外的其他系统的疾病而设立的问诊内容,它可以帮助护理人员在短时间内扼要地了解除现病以外的其他系统是否发生目前仍存在或已痊愈的疾病,以及这些疾病与本次疾病之间是否存在着因果关系。系统回顾问诊的主要内容如下:

(1)头颅五官:视力障碍、耳聋、耳鸣、眩晕、鼻出血、牙痛、牙龈出血等。

(2)呼吸系统:咳嗽、咳痰、咯血、胸痛、呼吸困难等。

(3)心血管系统:心悸、心前区疼痛、端坐呼吸、血压增高、晕厥、下肢水肿等。

(4)消化系统:食欲减退、吞咽困难、腹痛、腹泻、恶心、呕吐、呕血、便血、黄疸等。

(5)泌尿生殖系统:尿频、尿急、尿痛、血尿、排尿困难、夜尿增多、颜面水肿等。

(6)内分泌系统与代谢:多饮、多尿、多食、怕热、怕冷、乏力、显著肥胖或消瘦等。

(7)造血系统:皮肤苍白、乏力、皮肤出血点、淤斑、淋巴结肿大、肝脾肿大等。

(8)肌肉与骨关节系统:疼痛、关节红肿、关节畸形、运动障碍、肌肉萎缩等。

(9)神经、精神系统:头痛、记忆力减退、语言障碍、感觉异常、瘫痪、幻觉、妄想、定向力障碍等。

(10)戈登功能性健康型态系统回顾(见本章第三节)。

二、身体评估基本方法

身体评估是评估者通过自己的感觉器官或借助简单的辅助工具(听诊器、叩诊锤、血压计、体温表)对评估对象进行细致的观察和系统的检查,以了解其身体状况的一组最基本的检查方法。身体评估一般于采集完护理病史后开始,其目的是通过全面了解评估对象的身体状况,对评估对象的身体状况做出健康与否的判断而提供资料。

身体评估的基本方法包括视诊、触诊、叩诊、听诊和嗅诊。要熟练运用这些方法,就必须反复练习和实践,以丰富的医学基础知识和护理专业知识作为指导,才能获得更具价值和精确的资料。在评估时应注意:

(1)评估时要在自然光线、室温和安静的环境中进行。

(2)评估要按一定顺序进行,由头至脚、左右对比、避免不必要的重复或遗漏。

(3)评估中要细致、轻柔、全面、详细和规范。

(4)根据病情变化,随时复查,在新的症状和体征基础上补充和修改评估内容。

(5)评估者态度和蔼、耐心、关心患者。

(一)视诊

视诊是评估者用视觉来观察患者全身或局部健康状况的检查方法。一般作为身体评估的第一步。

视诊可以观察评估对象全身及局部表现。全身一般状态如年龄、性别、发育、营养、面容、表情、步态、姿势等;局部视诊是观察身体各部分的状态和体征如皮肤、黏膜、舌苔、头颈、胸廓、腹形、四肢、肌肉、骨骼、关节外形等。

视诊应在适宜的自然光线下进行,因为某些体征,如黄疸、发绀在灯光下不易辨别。

视诊时根据评估部位让患者采取正确的体位。如头颈部、胸部检查可取坐位或卧位;腹部检查取仰卧位;直肠检查取膝胸位。

视诊的适用范围广,能帮助提供重要的诊断资料,但必须结合丰富的医学知识和临床经验,才能利于发现有重要意义的临床征象。

(二)触诊

触诊是评估者通过手的感觉来感知评估对象身体某部有无异常的检查方法。手的不同部位对触觉的敏感度不同,其中以指腹和掌指关节的掌面最为敏感,触诊时多用这两个部位。触诊在临床上适用范围很广,尤以腹部评估中最常用。触诊还可以进一步明确视诊多不能明确的征象。如体温、湿度、震颤、波动、摩擦感、压痛,以及包块移动度、位置、表面性质、硬度等。

因评估目的和部位的区别,施加的压力亦轻重不同,可分为浅部触诊法与深部触诊法。

1.浅部触诊法 将手轻贴于被检查的部位,利用掌指关节和腕关节的协同动作,轻柔地进行滑动触摸。主要评估皮肤温度、脉搏、震颤、摩擦感、肌肉紧张度等。浅部触诊一般不引起评估对象的痛苦及肌肉紧张,因而较有利于检查腹部有无压痛、抵抗感、搏动、包块和某些肿大脏器等。

2.深部触诊法 将单手或两手重叠,由浅入深,逐步加压以达深部 4~5cm。深部触诊主要适用腹腔病变和脏器情况评估,根据检查目的和手法的不同可分为以下几种:

(1)深部滑行触诊法:评估者利用并拢的示指、中指、环指末端逐渐触向腹腔的脏器或包块,在被触及的脏器或包块上做上下左右的滑动触摸(图2-1)。如为肠管或索条状包块,则需作与长轴垂直方向的滑动触诊。

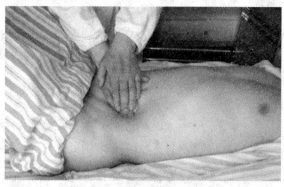

图 2-1　深部滑行触诊法

（2）双手触诊法：评估者将左手置于被检查脏器或包块的后部，并将被检查部位推向右手方向，这样除可起固定作用外，又可使被检查脏器或包块更接近体表以利于右手触诊。此法多用于肝、脾、肾和移动性较大的肿物的检查（图 2-2）。

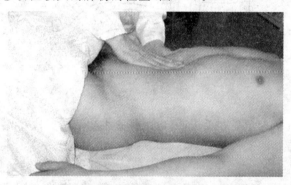

图 2-2　肝脏双手触诊法

（3）深压触诊法：以一个或两个并拢的手指逐渐深压，用以探测腹腔深在病变的部位以确定腹腔压痛点，如阑尾压痛点、胆囊压痛点等。在检查反跳痛时，即在深压的基础上迅速将手松开，询问病人感觉疼痛加重或面部出现痛苦表情，即反跳痛（图 2-3）。

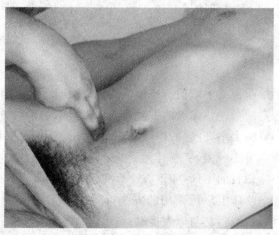

图 2-3　深压触诊法

(4) 冲击触诊法:检查时以中间三指并齐,取 70°~90°角,置放于腹壁相应的部位,作数次急速而较有力的冲击动作,在冲击时即会出现腹腔内脏器在指端浮沉的感觉,这种方法一般只用于大量腹水时肝、脾难以触及者。因急速冲击可使腹水在脏器表面暂时移去,脏器随之浮起,指端易于触及肿大的肝、脾或腹腔包块。冲击触诊会使病人感到不适,操作时应避免用力过猛(图 2-4)。

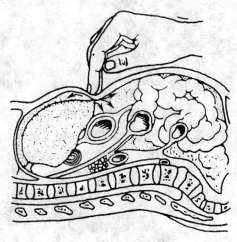

图 2-4　冲击触诊法

3.触诊注意事项

(1)触诊前应向评估对象做相关说明,以减轻紧张的情绪。检查时手要温暖、干燥,动作要轻柔,耐心指导被评估者做好配合动作。

(2)触诊时评估者与被评估者均采取适宜的位置以获得满意的效果。一般评估者站在病人的右侧,面向被评估者,以便随时观察被评估者的面部表情;病人取仰卧位,双手自然置于体侧,双腿稍屈,腹肌尽可能放松。评估肝、脾、肾脏器时也可嘱病人取侧卧位。

(3)作下腹部触诊时,嘱病人排除大小便,以免将充盈的膀胱或粪团误认为腹腔包块,影响诊断。

(4)触诊顺序一般从左下腹开始逆时针进行,先左后右,自下而上,若已有病痛部位,则应从健康处开始,渐及已有病痛,动作由浅入深。

(三) 叩诊

叩诊是评估者用手指叩击或手掌拍击被评估部位表面,使之震动而产生音响,根据感到的震动和听到的声响来判断被评估部位的脏器状态有无异常的检查方法。叩诊多用于确定肺尖的宽度,肺下界、心界的大小,肝脾的边界,肺部病变的范围,胸腔积液或积气的多少,腹水的有无,以及子宫、卵巢有无肿大、膀胱有无充盈等。

1.叩诊方法　根据叩诊目的的不同,叩诊方法有间接与直接叩诊两种。

(1)间接叩诊法:此法临床上广泛采用的方法,评估者左手中指第二指节紧贴于被叩诊部位,其余四指及手掌稍微抬高,勿与体表接触;右手指自然弯曲,以中指指端叩击左手中指第二指骨的前端,叩击方向应与叩诊部位的体表垂直;叩诊时应以腕关节与指掌关节的活动带动叩指,避免肘关节及肩关节参加运动。叩击动作轻柔、灵活、短促,在每个部位叩击2～3次,力量均匀。如声响和震动感觉不确切,可再叩击2～3次。此法较常用于胸腹部的评估(图2-5)。

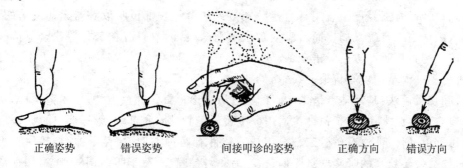

图 2-5　间接叩诊法

(2)直接叩诊法:评估者用右手中间并拢的四指的手指掌面直接拍击被评估的部位,借拍击的反响和指下的震动感来判断病变情况的方法。此法常用于胸部或腹部面积较广泛的病变,如气胸、大量胸水或腹水等。

2.叩诊音　叩诊音即被叩击部位产生的音响。因被叩击部位组织和器官的密度、弹性、含气量以及与体表的距离不同,在叩击时产生不同的音响。根据音响的强度、音调、震动持续时间不同,将叩诊音分为清音、浊音、鼓音、实音和过清音5种。

(1)清音:是一种音调较低、音响较强,震动持续时间较长的叩诊音,是正常肺部的叩诊音。

(2)浊音:是一种音调较高、音响较弱,震动持续时间较短的叩诊音。叩击心或肝被肺的边缘所覆盖的部分,在病理状态下如肺炎(肺组织含气量减少)所表现的叩诊音。

(3)实音:亦称绝对浊音,音调较浊音更高、音响更弱,震动持续时间更短的叩诊音,当叩击肌肉、实质脏器如心或肝贴近体表处即为实音。病理状态下,如大量胸腔积液或肺实变等。

(4)鼓音:是一种和谐的乐音,如同击鼓声,与清音相比音响更强,震动持续时间也较长,叩击含有大量气体的空腔器官时出现。正常于左下胸的胃泡区及腹部。病理情况下,可见于肺内空洞、气胸、气腹等。

(5)过清音:介于鼓音与清音之间,音调较清音低,音响较清音强,极易听到,类似乐音。正常成人不会出现,常见于肺组织含气量增多、弹性下降时,如肺气肿。

3.叩诊注意事项

(1)保持环境安静,以免干扰叩诊音的判断。

(2)嘱病人充分暴露被检部位,肌肉放松。根据叩诊部位不同,选择适当的叩诊方法和体位。

(3)叩诊操作应规范,用力均匀适当。叩击力量的轻重应视不同的检查部位、病变组织的性质、范围大小或位置深浅等具体情况而定。

(4)叩诊时应注意对称部位的比较与鉴别。不仅要注意叩诊音响的变化,还要注意不同病灶的震动感差异,两者应相互配合。

(四)听诊

听诊是评估者用耳或借助于听诊器听取被评估者身体内有运动舒缩能力及气体或血流

活动的脏器所发出的声音,以判断脏器功能状况及病理生理改变的一种检查方法。常用于心血管、肺及胃肠道等检查。

1.听诊方法　根据是否使用听诊器,分为直接听诊和间接听诊。

(1)直接听诊法:是评估者用耳直接贴在被评估者体表部位听取脏器运动发出的声响,此法所听的体内声音很微弱。而且病变定位不准确,目前也只有在某些特殊紧急情况下才采用。广义的直接听诊包括听语音、咳嗽、呼吸、嗳气、肠鸣、呻吟、啼哭以及病人发出的任何声音,可为护理人员提供有价值的线索。

(2)间接听诊法:是评估者借助于听诊器进行听诊检查。此法方便,使用范围广,对脏器运动的声音可起放大作用,任何体位适用。主要用于心、肺、腹部、血管等部位的听诊。

听诊器由耳件、体件及软管三部分组成。体件有两种类型:一种是钟型,适用于听取低调声音,如二尖瓣狭窄的隆隆样舒张期杂音;另一种是膜型,适于听高调的声音,如主动脉瓣关闭不全的杂音等。

听诊是基本检查技巧中的重点与难点,需勤学苦练,反复实践,才能达到熟练掌握和灵活运用的程度。

2.听诊注意事项

(1)环境要安静、温暖。避免因外界干扰及寒冷引起肌肉收缩而影响听诊效果。

(2)根据病情让被评估者采取适当的体位,病情严重者,为减少病人翻身的痛苦,以膜型听诊器较合适。

(3)听诊前检查听诊器各接头衔接是否有松动,耳件方向是否正确,管腔是否通畅。

(4)听诊器体件放置要紧贴于被评估者部位,避免与皮肤摩擦而产生附加音。

(5)听诊时注意力要集中,听诊心脏时要摒除呼吸音的干扰,听诊肺部时也要排除心音的干扰。

(五)嗅诊

嗅诊是利用嗅觉判断发自评估对象的异常气味与其健康状况关系的一种检查方法。这些异常气味多来自皮肤、黏膜、呼吸道、胃肠道、呕吐物、排泄物、分泌物、脓液与血液等。

1.嗅诊方法　嗅诊时,评估者用手将评估对象散发的气味轻轻扇向自己的鼻部,仔细辨别气味的特点和性质,为临床健康评估提供有意义的线索。

2.嗅诊内容　嗅诊时,评估者要注意由外界沾染来的气味的影响。同时注意仔细辨别发自评估对象气味的特点及性质。根据疾病的不同,气味特点和性质也不一样。

(1)汗液:正常汗液无强烈刺激性气味。如酸性汗味见于风湿热或长期服用水杨酸、阿司匹林等解热镇痛药物的患者;特殊的狐臭味见于腋臭等。

(2)痰液:正常痰液无特殊气味。如嗅到血腥味见于大量咯血的病人;嗅到恶臭味提示可能有支气管扩张或肺脓肿。

(3)呼气:呼气具有浓烈的酒味见于饮酒后或醉酒者;刺激性蒜味见于有机磷中毒;烂苹果味见于糖尿病酮症酸中毒患者;氨味见于尿毒症;肝腥味见于肝性昏迷。

(4)呕吐物:单纯饮食性胃内容物略带酸味。如酸味过浓提示食物在胃内滞留时间长,胃内容物发酵;呕吐物若出现粪便味,则提示可能为幽门梗阻或腹膜炎。

(5) 粪便：大便带有腐败性臭味多由消化不良或胰腺功能不足引起；腥臭味见于细菌性痢疾；肝腥味见于阿米巴性痢疾。

(6) 尿液：尿出现浓烈的氨味，见于膀胱炎，是尿液在膀胱内被细菌发酵所致。

(7) 脓液：一般脓液无特殊臭味。如有恶臭应考虑气性坏疽的可能。

（张孟　荣燕）

第三节　功能性健康型态系统

人体功能性健康型态，1974年由Marjory Gordon提出，共有11个功能型态。各型态主要的问诊内容如下。

一、健康感知-健康管理型态

是关于个体对健康水平的认知和健康控制能力的问题，具体地说就是评估对象自觉目前健康状况如何，为维护或促进健康采用的方式及其对健康的影响。

询问提示：关于您的健康状况，您自己能不能全面地形容一下？您是怎样预防控制疾病的？您平时是怎样保持健康的？您经常看哪科医生？您每天喝多少酒？吸多少支香烟？吸烟喝酒多少年了？您平时服用什么药物？用药多长时间了？剂量、次数和最近一次用药的时间？是否服用营养药？您对什么物质过敏？当时的过敏反应情况怎样？

二、营养-代谢型态

是指有关机体的新陈代谢和营养过程。包括营养、液体平衡、组织完整和体温调节4个方面。

询问提示：您的日常饮食如何？有没有特殊的饮食嗜好？为了治病而购买特殊食品是不是花费较多，这在经济上成不成问题？您认为自己应当吃些什么？您的体重有没有改变？您对自己的体重满意吗？是您自己做饭吃吗？您的牙齿有没有问题？肠胃消化好不好？有没有恶心、呕吐？身体各部位肿不肿？您有过伤口吗？您得过皮肤病吗？出汗多不多？

三、排泄型态

主要指排便和排尿的功能和形式。具体地说就是评估对象每日排便与排尿的次数、量、颜色、性状、有无异常改变及其诱发或影响因素，是否应用药物。

询问提示：您大小便状况有没有改变？每天尿量有多少？尿液是什么颜色？小便时有疼痛感吗？每天晚上解小便几次？对目前解小便存在的问题，您用什么方法应付？大便呈什么颜色？与以往有何不同？您认为自己的大便状况正常不正常？保持有规律的排便，对您来说有困难吗？为了保持排便有规律，您是怎样做的？在饮食上注意，还是用缓泻剂或者灌肠？做过膀胱、直肠和结肠检查或手术吗？

四、活动-运动型态

主要指日常活动和个体进行日常活动的自理能力及其功能水平，如是否借助手杖、拐杖、轮椅、义肢等辅助用具,活动与运动的形式以及活动耐力。包括:①生活自理能力;②活动能力及耐力;③疾病对活动的限制;④行走是否用辅助工具,如轮椅、拐杖;⑤锻炼情况。

询问提示:您在穿衣、洗澡、吃饭和去厕所时,要不要别人帮助?您自己能不能做家务,例如做饭、洗衣服、买东西等?您每天如何安排自己的活动?体育锻炼的运动量是多大?您在体育锻炼的时候,有过疼痛或不舒适的感觉吗?若腿脚不方便,哪些活动受到限制?您在过去半年里,活动能力有没有改变?对什么活动感到费力?什么活动过去能做而现在不能做了?最近有没有摔倒过?受过伤吗?您觉得自己有没有摔倒的危险?

五、睡眠-休息型态

主要指个体日常睡眠与休息情况。如有无睡眠异常及其原因或影响因素,是否借助药物或其他方式辅助入睡。

询问提示:您一天睡几个小时?晚上几点钟睡?早晨几点钟起床?中午睡不睡觉?您白天是否精力旺盛?白天有没有时间闲下来休息一会儿?您对自己的睡眠满意不满意?入睡困难吗?睡后醒几次?做梦多吗?您用什么方法帮助入睡?用过安眠药吗?您在住院期间睡眠如何?

六、认知-感知型态

主要指个体感觉器官的功能和认知功能,如有无听觉、视觉、味觉、嗅觉、记忆力、注意力、语言能力和定向力的改变;有无疼痛及其部位、性质、程度、持续时间如何;学习方式及学习中有何困难等。

询问提示:关于您的病,医生跟您讲过什么?您上过什么学?学习对您来说难不难?近来说话能不能说清楚?读书和写字有没有问题?请讲述一下最近一次学习新东西的经历和体会,哪一种学习方法对您最有效?耳朵能不能听清楚?眼睛看东西清楚不清楚?您的记忆力怎样?近来有什么变化?请您告诉我,您在面临选择必须做出决定时的感受。做出决定对您来说容易还是不容易?

七、自我感知-自我概念型态

主要指个体对自己的认识和评价,如自我形象紊乱、焦虑、抑郁、恐惧等。

询问提示:您怎样描述您自己?您认为您的优点和缺点是什么?您对自己满意的时候多,还是不满意的时候多?您对自己的外貌长相感觉如何?这次患病,是否改变了您对自己的看法?您现在怎样看待自己?对您的健康,您最关心的是什么?

八、角色-关系型态

主要指个体生活中的角色及与他人的关系,包括个体对其家庭、工作和社会角色的感知。

询问提示:您能告诉我您的家庭情况吗?您的家庭成员中还有要依靠您生活的人吗?您生病会给家庭带来什么影响?您住院这几天,他们会怎么样?家里有什么事情让您放心不下?您做什么工作?对自己的工作满意吗?能胜任这工作吗?您的健康是否影响了工作？您最近是不是感觉到和亲属、同事或其他人的关系发生了变化？您认为能不能从邻居和街道获得支持？

九、性-生殖型态

主要指个体的性别认同、性角色行为、性功能和生育能力。

询问提示：在性的方面，有没有问题让您很苦恼？您第一次来月经时多大？月经正常吗？您怀孕几次？有几个孩子？有没有采取避孕措施？效果如何？您自己检查乳房吗？多长时间检查一次？您是否注意检查自己的睾丸？有没有异常的发现？您使用什么避孕方法？您和您的配偶都能接受这种方法吗？您得过性病吗？有无因为疾病或手术影响你的性能力和夫妻生活？您的疾病、手术或功能低下，是否影响您作为母亲、妻子、丈夫或父亲的角色？您的性能力是否发生改变？和哪些因素有关系？

十、压力-应对型态

主要指个体对压力的感知与处理，包括个体对压力适应或不适应的反应，对压力的认知与评价及应对方式。

询问提示：您现在最关心的是什么？您刚才说的这种情况使您感觉如何？您对自己的健康状况是否感到有压力？您自己是怎样缓解压力和紧张情绪的？寻求治疗、药物、酒精还是运动？当您烦躁和焦虑不安时，您会把心事和烦恼说给谁听？他们现在还能不能提供帮助？请您回想一下，在您过去生活的经历中是否感受到某种压力？在那段困难的日子里，为了应付这种压力，您是怎样做的？

十一、价值-信念型态

主要指个体的价值观、健康观念、人生观和宗教信仰。

询问提示：宗教和上帝对您的生活是否有特别重要的意义？如果是，能不能描述一下，它们是怎样影响您的生活的？您是否参加您认为重要的宗教活动？什么样的宗教书或象征物对您有帮助？祈祷对您有帮助吗？疾病是否使您对宗教信仰的感觉或信念有所改变？或者影响了您的信仰活动？您经常思考人生价值吗？有没有烦恼？有没有相互矛盾的价值观？您要不要我通知您信仰组织里的人？您想不想和哪个人说说话？住院是否值得付出较大的费用？您是如何解决费用问题的？是否参加了医疗保险？

以功能性健康型态作为问诊的框架指导护士收集病史具有重要的理论和实践意义。其理论意义在于该型态从独特的专业角度，规定了整体护理评估所涉及的人的生理健康、身体功能状况、心理健康和社会适应等各个方面的具体内容，更能体现护理实践"以人为本"的特征，同时亦使有明显护理特征的、系统的、标准化的资料收集和分析成为可能。实践方面，由于每个功能型态都有一组共同的、类似的、互相关联的临床表现，因而每一个功能型态下也有一组相应的护理诊断。在对每个型态的资料进行收集、整理、分析和判断的过程中，护理诊断也就产生了。

（张 孟）

本章小结

健康评估是有计划地、系统地收集有关被评估者健康资料,并对资料的价值进行分析、判断的过程。健康资料根据收集资料的方法不同,分为主观资料和客观资料;按照收集资料的时间不同,分为目前资料和既往资料。

健康资料收集最常用、最基本的方法是交谈和身体评估。交谈的过程由准备阶段、开始阶段、深入阶段和结束阶段4个部分组成。交谈的主要内容包括一般资料、主诉、现病史、既往健康史、目前用药史、成长发育史、家族健康史等。主诉是指被评估者感觉最主要、最明显的症状或体征及其维持时间,是本次就诊的主要原因。现病史应以主诉为中心,详细描述被评估者自患病以来健康问题的发生、发展及应对的全过程。身体评估的最基本方法包括视诊、触诊、叩诊、听诊和嗅诊。

本章关键词:健康资料;会谈;主诉;现病史;既往健康史

课后思考

1. 何谓健康评估?健康评估包括哪些内容?
2. 交谈的方式有哪几种?如何掌握交谈的技巧及注意事项?
3. 何谓主诉?如何收集现病史、既往健康史、生长发育史?
4. 功能性健康型态的主要内容有哪些?

实训 交谈(问诊)

一、实训目的

1. 掌握交谈的内容、方法和技巧。
2. 通过交谈能够与患者初步建立良好的医患关系。
3. 学会整理交谈内容,书写护理病历的相关内容。
4. 熟悉交谈的注意事项。

二、实训准备

实验室模拟病房、门诊病例、模拟患者。

三、实训内容

1. 准备阶段:交谈环境、交谈时间和交谈内容,可能出现问题的预测和准备,参阅相关资料。
2. 开始阶段:礼貌地称呼,自我介绍,作有关说明,进行一般性交谈。

3. 深入阶段：循序渐进、逐步深入地交谈，注意交谈的时间顺序，应用适当的提问方式，引导交谈方向，及时核实信息。

4. 结束阶段：总结、有礼貌地结束谈话。

5. 倾听、非语言沟通技巧的应用。

6. 交谈内容：一般资料、主诉、现病史、既往健康史、目前用药史、成长发展史、家族健康史。

四、实训方法

1. 实验前教师准备5～6份门诊病历以备实验应用。
2. 学生每2人一组，模拟检查者和受检者，定时互换。
3. 教师巡回指导，发现问题及时纠正。
4. 学生演示、观摩、评论。
5. 教师总结、点评，纠正存在的问题。
6. 课后学生按要求整理交谈内容，书写病历（病史部分）。

五、实训注意事项

1. 着装整齐，仪表仪容符合护理人员要求。
2. 注意交谈双方就座的位置及坐姿。
3. 尊重对方，态度要和蔼、热情，注意语言对被评估者的影响。

第三章

常见症状评估

案例

患者,男,69岁,受凉后寒战,高热达40℃,伴呼吸困难、咳嗽、胸痛、咳黄色绿脓痰;体格检查:神志清楚,呈急性病容,面色潮红,口唇发绀,呼吸急促,T:39.7℃,P:102次/分钟,R:32次/分钟,BP:100/70mmHg,右下肺部闻及管状呼吸音,双踝内侧凹陷性水肿;X线示:右下肺大片状阴影,呈肺段分布;痰涂片可见肺炎球菌。原有慢性支气管炎、肺源性心脏病史20余年。

初步诊断为:肺炎球菌性肺炎、慢性支气管炎急性发作、肺源性心脏病。

问题:
1. 该患者有哪些临床症状?
2. 如何认识与鉴别患者的临床症状?
3. 该患者目前存在哪些主要的护理诊断问题?

本章学习目标

1. 掌握常见症状的病因及临床表现。
2. 理解常见症状的护理评估要点及相关护理诊断。
3. 了解常见症状的发生机制。
4. 症状评估时表现出认真负责、关心患者的态度。

症状是指患者主观感受到的不适或异常感觉或某些客观的病态改变。症状通常是因疾病过程中机体内的一系列机能、代谢和形态结构异常变化而引起的。症状有多种表现形式,有些是患者的主观描述,如心悸、疼痛等;有些不仅患者能主观感受,客观检查也可发现,如发热、黄疸等,这种既是症状也是体征。因此,广义的症状既包含患者的感受,也包括客观的改变。

第一节 发 热

机体在致热源作用下或各种原因引起体温调节中枢功能紊乱,使产热增多,散热减少,体温升高超过正常范围,称为发热。正常人体通过神经、体液因素调节产热和散热过程,使其保持动态平衡,故体温相对恒定,一般为36℃～37℃。正常体温在不同个体间略有差异,可受年龄、性别、昼夜、内外环境及运动的影响而稍有波动。

一、病因及发生机制

（一）发热的病因

临床上主要分为感染性和非感染性两大类,以前者多见。

1. 感染性发热 感染性发热占发热病因的50%～60%。各种病原体如细菌、真菌、病毒、支原体、螺旋体、立克次体、寄生虫等引起的感染,均可出现发热。

2. 非感染性发热 非病原体物质引起的发热均属非感染性发热。

(1) 无菌坏死物质的吸收：组织细胞坏死及组织坏死产物吸收时,常引起发热,又称吸收热。包括化学性、机械性因素所致组织损伤,如大面积烧伤、手术或创伤；血栓形成或血管栓塞所致心、脑等器官梗死或肢体坏死；急性溶血反应、恶性肿瘤所致组织、细胞破坏等。

(2) 变态反应：变态反应时形成抗原抗体复合物可致发热,如药物热、风湿热、血清病、结缔组织病等。

(3) 内分泌与代谢性疾病：如甲状腺功能亢进时产热增多,严重脱水时散热减少等,使体温升高。

(4) 皮肤散热障碍：因皮肤散热减少引起低热,见于慢性心功能不全、广泛性皮炎及鱼鳞癣等。

(5) 体温调节中枢功能失常：见于中枢性神经系统受到严重损害的疾病,如脑出血、颅内肿瘤、颅脑外伤、中暑或安眠药中毒等。

(6) 自主神经功能紊乱：可影响正常的体温调节,属功能性发热,多为低热,常伴有自主神经功能紊乱的其他表现。

（二）发病机制

1. 致热源性发热 致热源可分为外源性和内源性两大类。外源性致热源包括炎性渗出物、病原体及其产物、抗原抗体复合物及无菌坏死组织等,其分子量较大不能直接通过血脑屏障作用于体温调节中枢,但能激活血液中的单核细胞、中性粒细胞、嗜酸性粒细胞等,使之形成并释放内源性致热源（又称为白细胞致热源）,其分子量较小,可通过血脑屏障直接作用于体温调节中枢,使体温调定点上移导致发热。

2. 非致热源性发热 是体温调节机制调节障碍或失控所引起的一种被动性体温升高,如颅脑外伤、出血、炎症等引起的体温调节中枢直接受损；甲状腺功能亢进引起的产热异常增多；先天性汗腺缺陷或环境高温所引起的散热障碍等。

二、护理评估要点

(一)健康史

有无相关诱因和接触感染史,有无预防接种和疫区生活史,有无相关疾病史等。

(二)临床特点

1. **发热的分度和热期** 以口腔温度为标准,根据体温上升的程度不同,可分为:低热(37.3℃~38℃)、中等度热(38.1℃~39℃)、高热(39.1℃~41℃)、超高热(41℃以上)。

2. **发热的临床过程及表现** (1)体温上升期:特点为产热大于散热,体温升高。表现为:皮肤苍白、干燥无汗、畏寒、疲乏不适,有时伴寒战。体温上升的方式分骤升型和渐升型两种:骤升型是指体温在数小时内升至高峰,常伴寒战;渐升型是指体温在数小时内逐渐上升,数日内达高峰,多不伴寒战。

(2)高热持续期:特点为产热和散热在较高水平上趋于平衡。表现为:高热面容、心率增快、惊厥、谵妄、昏迷等。

(3)体温下降期:特点为散热大于产热,体温恢复至正常。表现为:大量出汗、皮肤潮湿,偶尔有脱水现象。体温下降有骤降和渐降两种方式:骤降是指体温在数小时内降至正常,渐降是指体温在数天内降至正常。

3. **热型** 热型为发热患者不同时间测得的体温数值记录在体温单上,并将各体温数值点连接起来形成不同形态的体温曲线。病因不同可表现为不同的热型。临床上常见的热型有以下几种。

(1)稽留热:是指体温恒定维持在39℃~40℃以上水平,持续数日或数周,24h内体温波动范围不超过1℃。见于大叶性肺炎高热期、伤寒(图3-1)。

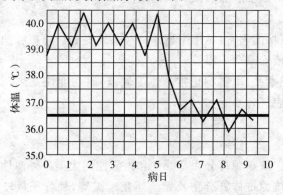

图3-1 稽留热

(2)弛张热:又称败血症热型。体温常在39℃以上,波动幅度大,24h内体温波动范围超过2℃,体温最低时仍高于正常水平。见于败血症、化脓性感染、重症肺结核等(图3-2)。

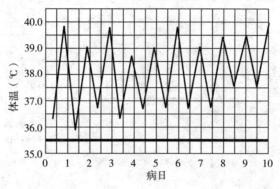

图3-2 弛张热

(3)间歇热:体温骤然升高达39℃以上,持续数小时又迅速降至正常,经过数小时或数天后,体温又突然升高,如此高热期与无热期(间歇期)反复交替出现。常见于急性肾盂肾炎、疟疾等(图3-3)。

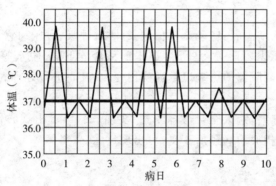

图3-3 间歇热

(4)回归热:体温骤然上升至39℃以上,持续数日后又骤降至正常水平,数日后又出现高热,高热期与无热期各持续若干天后规律地交替出现。见于霍奇金病、回归热等(图3-4)。

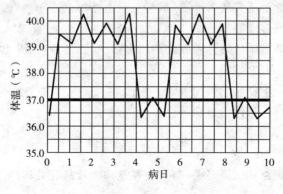

图3-4 回归热

(5)波状热：体温逐渐升高达39℃以上，数日后又逐渐降至正常水平，持续数日后又逐渐上升，如此反复多次。常见于布氏杆菌病（图3-5）。

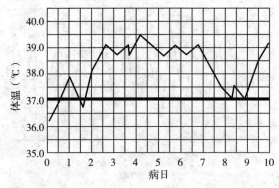

图3-5 波状热

(6)不规则热：发热的体温曲线无一定规律。见于支气管肺炎、结核病、风湿热、癌性发热等。

(三)身心反应

1. 身体反应　高热期患者，应动态评估记录脉搏、呼吸、血压和意识状态，判断有无认知与感觉形态的改变及意识障碍等，是否存在体重和食欲下降、脱水等营养与代谢形态的改变，了解高热对机体重要脏器的影响以掌握病情变化，及时进行处理。长期发热者应对其营养状态进行评估。

2. 心理反应　发热时，病人全身酸痛不适、头痛、头晕，可出现心情烦躁；当发热原因不明或持续高热不退，因担心疾病预后不良，可出现焦虑、恐惧等。

(四)伴随症状与体征

发热可能的伴随症状与体征较为复杂，应注意全面评估，以协助提供相关信息。

1. 伴有昏迷　先发热后出现昏迷者常见于中枢神经系统感染，如流行性乙型脑炎、中毒性菌痢、中暑等；先昏迷后有发热者见于脑出血、巴比妥类药物中毒等。

2. 伴有寒战　常提示病情较为严重，最常见于急性溶血或输血、输液反应、败血症、急性胆囊炎、急性肾盂肾炎、疟疾等。

3. 伴肝脾肿大　常见于传染性单核细胞增多症、病毒性肝炎、淋巴结结核、白血病、转移癌等。

4. 伴有出血倾向　伴皮肤黏膜出血，常见于重症感染、某些急性传染病和某些血液病，如败血症、流行性出血热、急性白血病等。

三、相关的护理诊断

1. 体温过高　与病原体感染有关；与自主神经功能紊乱有关；与体温调节中枢功能障碍有关等。

2. 体液不足　与发热出汗过多和（或）摄入液量不足有关。

3. 营养失调　低于机体需要量与营养物质摄入不足及长期发热代谢率增高有关。
4. 口腔黏膜改变　与发热所致口腔黏膜干燥有关。
5. 潜在并发症　惊厥,意识障碍。

(洪静芳)

第二节　疼　痛

疼痛通常是由于机体受到伤害性刺激所引起的痛觉反应。疼痛往往是许多疾病的先兆信号,也是病人就医的主要原因之一。疼痛常引起不愉快的情绪反应,给个体造成痛苦,特别是持久或强烈的疼痛还会造成生理功能紊乱,甚至休克。

一、病因及发生机制

(一)常见疼痛的病因

1. 头痛　头痛是指额、颞、顶及枕部的疼痛。
(1)颅脑病变:由于脑膜受刺激、颅内压增高、颅内血管扩张或受到牵拉等机械刺激而引起头痛。①感染:如脑炎、脑膜炎、脑脓肿等。②血管病变:如脑出血、脑血栓形成、蛛网膜下腔出血等。③占位性病变:如颅内寄生虫病、颅内转移瘤、脑肿瘤等。④颅脑外伤。
(2)颅外疾病:①颈椎病及颈部其他疾病。②有痛觉的第Ⅴ、Ⅸ、Ⅹ对脑神经或颈神经受到刺激可引起神经性头痛。③眼、耳、鼻、牙等部位病变引起的头痛,可能是这些部位的疼痛扩散或反射到头部而引起。④全身性疾病:如急性感染、心血管疾病、急性中毒等。

2. 胸痛　常见引起胸痛的病因有:①胸壁疾病:如肋间神经炎、肋软骨炎、肋骨骨折、带状疱疹、皮下蜂窝组织炎等。②呼吸系统疾病:如胸膜炎、自发性气胸、肺癌、肺梗死等。③循环系统疾病:如心脏神经官能症、心绞痛、急性心肌梗死、急性心包炎、主动脉瘤等。④纵隔疾病:如纵隔炎、纵隔脓肿、纵隔肿瘤等。⑤食管疾病:如食管炎、食管癌、食管裂孔疝等。

3. 腹痛　临床一般将腹痛分为急性腹痛和慢性腹痛2种。其中属于外科范围的急性腹痛,临床上常称"急腹症"。
(1)急性腹痛的常见病因:①胃肠道穿孔。②腹内空腔脏器梗阻或扩张,如肠梗阻、胆道蛔虫症、胆道或泌尿系统结石等。③腹腔脏器的急性炎症,如急性胃炎、急性肠炎、急性胰腺炎、急性胆囊炎等。④腹内血管阻塞,如肠系膜动脉血栓形成。⑥腹壁疾病,如腹壁挫伤、脓肿等。⑤腹内脏器扭转或破裂,如肠扭转、卵巢囊肿扭转、肝脾破裂。⑦胸部疾病引起的牵涉痛,如肺梗死、心绞痛、心肌梗死等。⑧全身性疾病,如尿毒症、过敏性紫癜、铅中毒等。
(2)慢性腹痛的病因:①腹内脏器包膜张力增加,如肝炎、肝淤血、肝脓肿等。②腹腔脏器的慢性炎症,如反流性食管炎、慢性胃炎、慢性胆囊炎、慢性溃疡性结肠炎、结核性腹膜炎等。③消化性溃疡。④腹内肿瘤压迫或浸润。⑤中毒与代谢障碍,如尿毒症、铅中毒等。⑥胃肠神经功能紊乱,如胃神经官能症、肠易激综合征等。

(二)发生机制

痛觉感受器位于皮肤和其他组织内的游离神经末梢,是一种化学感受器。各种化学或物理刺激只要达到一定强度,受刺激部位的组织释放致痛物质,如5-羟色胺、组胺、乙酰胆碱、缓激肽、钾离子及酸性代谢产物等。痛觉感受器受到致痛物质的刺激而发出冲动,经脊髓后根神经细胞并沿脊髓丘脑侧束,进入内囊并传至大脑皮质痛觉感觉区,引起痛觉。

(三)性质与类型

疼痛按性质可分为剧痛、锐痛、刺痛、绞痛、灼痛、胀痛、酸痛、压痛、触痛、钝痛、隐痛。

疼痛按发生的部位及传导途径不同可分为以下类型。

1. 皮肤痛 疼痛来自体表。皮肤受到一定强度的理化刺激后,产生两种不同性质的痛觉。首先出现的是快痛,它是一种定位明确的尖锐刺痛,若去除刺激后很快消失,否则经1~2s后出现慢痛,它是定位不够明确的烧灼样痛,痛感强烈难忍。

2. 内脏痛 因内脏器官受到化学性刺激、机械性牵拉、扩张或痉挛、炎症等引起的疼痛,称为真性内脏痛,其特点是发生缓慢而持久、定位常不够准确、对刺激的分辨率较差,可表现为烧灼痛、绞痛、钝痛或酸痛等。

3. 牵涉痛 内脏痛常伴有牵涉痛,即内脏疾病引起疼痛的同时会在体表某一部位亦发生痛觉或痛觉过敏区。牵涉痛的出现部位与患病部位有一定的解剖关系,他们都受同一脊髓节段的后根神经元支配,由于原发病灶痛觉冲动,经传入神经使同一脊髓节段感觉神经兴奋,导致由其所支配的皮肤区域出现疼痛或痛觉过敏。如胆囊疾病的疼痛可牵涉至右肩痛,胰腺疾病疼痛可牵涉至左腰背部;心绞痛可牵涉至左肩和左臂内侧疼痛等。

4. 假性痛 是指在病变部位已经去除后,患者仍感到相应部位疼痛,如截肢病人仍可感到已不存在的肢体疼痛。其发生可能与病变部位去除前的疼痛刺激在大脑皮质形成强兴奋灶的后遗影响有关。

二、护理评估要点

(一)健康史

有无引起疼痛的疾病,如颅脑病变、胸腹部疾患、肿瘤、机体损伤性病变等,了解以往患者疼痛的规律及缓解疼痛的方法。

(二)临床表现

1. 头痛 头痛的表现根据病因的不同而有其特点。高血压血管性头痛或发热性疾病所致头痛多为胀痛、搏动性痛;眼源性、鼻源性或牙源性头痛多浅在而局限;三叉神经痛、偏头痛及脑膜刺激的疼痛最为剧烈;全身性或颅内感染性疾病的头痛多为整个头部胀痛;脑膜炎、脑出血、颅内肿瘤所致头痛多剧烈而持久,常伴喷射状呕吐、意识障碍等。血管性或高颅内压所致的头痛常因咳嗽、打喷嚏而加重。

2. 胸痛 胸壁胸廓疾病引起的胸痛可有红、肿、热、痛的表现;带状疱疹所致的胸痛多剧烈而持久,并有成簇的水疱沿一侧肋间神经走行而分布,疱疹不超过体表中线;自发性气胸所致的胸痛多发生在咳嗽或过度用力时,疼痛常为一侧胸部剧烈尖锐的刺痛;肺梗死的胸痛突发而剧烈,常伴有呼吸困难或发绀;心绞痛和心肌梗死的疼痛多位于胸骨后,心绞痛呈压榨性窒息样疼痛,休息或含化硝酸甘油能缓解;心肌梗死所致的胸痛更为剧烈持久,含化硝酸甘油不能缓解;食管炎的疼痛多为胸骨后烧灼样疼;急性胸膜炎干性阶段的疼痛,可因深呼吸或咳嗽而加重。

3. 腹痛　一般腹痛部位多与病变部位相一致。胃、十二指肠病变所致的腹痛位于腹上区,消化性溃疡的上腹痛表现为周期性、节律性;胆管及胰腺疾病所致的腹痛多因进食而诱发或加重,结肠病变引起的疼痛排便后减轻或缓解;幽门梗阻引起的腹部胀痛,呕吐后可缓解;胃癌、肝癌所致的腹痛持续而无规律;转移性右下腹痛,常提示可能为阑尾炎所致。

(三)身心反应

1. 身体反应　观察病人脉搏、呼吸、血压、心率、面色、情绪变化,有无食欲不振或睡眠不佳,剧烈疼痛者还应观察有无休克的症状和体征,注意病人为缓解疼痛而采取强迫体位,致骨骼肌过度疲劳。

2. 心理反应　有无因疼痛而产生的焦虑、愤怒、恐惧等情绪反应,社会交往活动是否受限等。

(四)疼痛评估的要点

年龄不同、文化背景不同的个体,对疼痛的理解、忍耐及表达都存在明显的差异。亦有因某种原因夸大疼痛或隐瞒疼痛,为此评估者应作出正确的判断,对疼痛进行全面的评估。

1. 疼痛部位　疼痛的部位往往就是病变部位的所在,但是应注意有些内脏疾病可有牵涉痛。有的患者则以牵涉痛为突出表现,如心绞痛患者可以没有胸骨后疼痛,而只有左肩痛、左臂痛、上腹痛或牙痛等;急性阑尾炎早期主要为上腹痛,然后再转移至右下腹痛。

2. 疼痛的性质与程度　疼痛的性质与病因和病变部位密切相关,如肝炎引起的疼痛常为肝区胀痛,胆管蛔虫引起的疼痛多为钻顶样右上腹痛,胃肠穿孔为刀割样剧痛,心绞痛、急性心肌梗死为压榨性绞痛,肋间神经痛为阵发性灼痛或刺痛。

3. 疼痛发生与持续时间　某些疼痛可以发生在特定时间,胃溃疡多发生在餐后,十二指肠球部溃疡则发生在空腹或午夜,进餐后疼痛缓解。女性偏头痛常与月经有关。颅内占位病变往往晨起加重。鼻窦炎因夜间睡眠时鼻窦内脓液积蓄,疼痛常在晨间出现。眼源性头痛多发生在长时间阅读后。

4. 诱发、加重或缓解因素　心绞痛常因劳累、激动、精神紧张而诱发,休息或含化硝酸甘油可缓解。食管疾病的胸骨后痛,常于吞咽食物时出现或加重。颅内高压性头痛在咳嗽、摇头或打喷嚏时明显。胆囊炎、胆石症患者进食油腻食物可诱发疼痛。外伤可致肝、脾破裂而突发剧烈腹痛,甚至休克。急性胰腺炎常在发病前有暴饮暴食史。

5. 伴随症状和体征　颅内高压性头痛伴剧烈喷射状呕吐、视神经乳头水肿。肺结核、肺癌引起的胸痛常伴有咳嗽、咳痰和咯血。食管疾病引起的胸骨后疼痛可伴有吞咽困难。输尿管结石引起的剧烈腹痛,可向会阴部放射发散,同时还可出现血尿。腹上区突发性剧痛和压痛、反跳痛、肌紧张,并有腹式呼吸受限,常提示可能为腹腔内空腔脏器穿孔。

6. 疼痛的身心反应　患者对疼痛的耐受性有很大差异,在评估疼痛的程度时要注意观察其表情、面色及生命征的变化,有无因各种原因而夸大或隐瞒疼痛的现象。同时评估患者有无精神紧张、焦虑、恐惧等心理反应。

三、相关的护理诊断

1. 疼痛　与各种理化刺激引起的机体不适有关。
2. 焦虑　与疼痛迁延不愈有关。
3. 潜在并发症　休克。

（洪静芳）

第三节　水　肿

水肿是指液体在组织间隙过多积聚使组织肿胀。当液体在体内组织间隙内呈弥漫性分布时,为全身性水肿;液体积聚在身体某一局部组织间隙时,为局部性水肿;液体积聚在体腔内称积液。当组织间液积聚较少,体重增加在10%以上,指压凹陷明显者,称显性水肿;体重增加在10%以下,指压凹陷不明显者,称隐性水肿。一般意义的水肿不包括肺水肿、脑水肿等内脏器官的局部水肿。

一、病因与发生机制

（一）病因

1. 全身性水肿

(1) 心源性水肿:主要见于右心衰竭。

(2) 肾源性水肿:可见于各型肾炎和肾病。

(3) 肝源性水肿:见于肝硬化肝功能失代偿期。

(4) 营养不良性水肿:长期热量摄入不足、蛋白质丢失过多或慢性消耗性疾病所致。

(5) 其他:甲状腺功能低下所致的黏液性水肿、经前期紧张综合征、药物性水肿、特发性水肿等。

2. 局限性水肿　常见于局部炎症、肢体血栓形成致血栓性静脉炎、上腔或下腔静脉阻塞综合征以及由丝虫病所致的橡皮肿等。

（二）发病机制

维持血管内外液体交换平衡的因素包括血浆胶体渗透压、毛细血管内静水压、组织液的胶体渗透压和组织间隙机械压力(组织压)等,当这些维持体液平衡的因素发生障碍时,即可导致组织间液生成过多或回吸收过少,形成水肿。产生水肿的主要因素有以下几类。

1. 钠水潴留　如心力衰竭、继发性醛固酮增多症等。
2. 毛细血管静水压增高　如右心衰竭、肿瘤压迫等。
3. 毛细血管通透性增高　如局部创伤、炎症及过敏所致的血管神经性水肿等。
4. 血浆胶体渗透压降低　通常继发于低蛋白血症,如肝硬化失代偿期、肾病综合征等。
5. 淋巴液或静脉回流受阻　如血栓性静脉炎或丝虫病等。

二、护理评估要点

(一)健康史

1. **既往史** 以前的健康状况,有关心、肾、肝、内分泌等疾病史和相应的临床表现等。
2. **生活史** 日常生活习惯如摄入钠盐过多、营养状况与营养条件、饮食与过敏现象等。
3. **月经与生育史** 询问水肿与月经及妊娠的关系。

(二)临床特点

1. **全身性水肿**

(1)心源性水肿:主要见于右心衰竭。水肿的特点为首先发生在下垂部位,最早出现于踝内侧,行动活动后明显,休息后减轻或消失;经常卧床者腰骶部水肿明显,颜面部一般不肿。水肿为对称性、凹陷性。常有静脉压升高、颈静脉怒张、肝肿大,严重时还可合并腹水、胸水和心包积液。

(2)肾源性水肿:见于各型肾炎和肾病。水肿特点为疾病早期于晨起时眼睑与颜面水肿,以后可发展为全身性水肿。肾病综合征病人水肿显著,常伴腹水和胸水。常伴有高血压、尿常规改变、肾功能损害等表现。

(3)肝源性水肿:见于肝硬化失代偿期,以腹水为主要表现,也可先出现踝部水肿,逐渐向上发展,但上肢及头面部常无水肿。

(4)营养不良性水肿:水肿的特点为分布从组织疏松处开始,然后扩展至全身,以低垂部位显著,立位时下肢明显。水肿发生前常有体重减轻、消瘦等。

(5)其他原因的全身性水肿。①黏液性水肿:是非凹陷性水肿,以口唇、眼睑及下肢胫前较明显。因甲状腺功能减退,体内黏蛋白分解代谢障碍,积聚在组织间隙中,组织间液蛋白含量增高引起。②经前期紧张综合征:多于经前7~14天出现眼睑、手部、踝部轻度水肿,月经后水肿逐渐消退。其发生与雌激素增多所致的水钠潴留有关。③特发性水肿:几乎只发生于女性,水肿主要在身体下垂部位,可能由于内分泌功能失调及直立体位的反应异常所致。④药物性水肿:见于雄激素、雌激素、肾上腺糖皮质激素、胰岛素等应用过程中,与钠水潴留有关。

2. **局限性水肿** 常因局部静脉、淋巴回流受阻或毛细血管壁渗透性增加所致。

(三)身心反应

1. **身体反应** 水肿可使心脏前负荷增加,脉搏增快,血压升高,严重时可发生急性肺水肿。中至大量胸水使肺扩张受限,可出现呼吸困难、胸闷。大量腹水使膈抬高,呼吸运动受限,也可导致呼吸困难。病人可因大量胸、腹水或严重肢体水肿而使活动受限,影响日常生活,严重者生活不能自理。长期持续水肿引起水肿区细胞、组织营养不良,对感染的抵抗力下降,易发生皮肤溃疡和继发感染,且伤口不易愈合。

2. **心理反应** 病人可因严重全身水肿、大量胸水、腹水而不能平卧睡眠,产生焦虑、烦躁不安等。

(四)伴随症状与体征

(1)水肿伴有心脏杂音、心脏扩大及右心功能不全的表现,提示心源性水肿。
(2)伴有腹水、蜘蛛痣、肝掌、黄疸、肝脾肿大,见于肝硬化。
(3)伴重度蛋白尿,常为肾源性。
(4)与月经周期有明显关系时可见于经前期紧张综合征。

三、相关的护理诊断

1.体液过多 水肿与右心衰竭有关;与肝脏病变所致低蛋白血症有关;与肾脏疾病所致钠水潴留有关。
2.有皮肤完整性受损的危险 与水肿所致组织、细胞营养不良有关。
3.活动无耐力 与腹水、胸水所致呼吸困难有关。
4.睡眠形态紊乱 与腹水、胸水所致呼吸困难有关。

(洪静芳)

第四节 呼吸困难

呼吸困难是指患者主观感到空气不足,客观上表现呼吸费力,严重时可出现张口呼吸、鼻翼扇动、端坐呼吸、甚至发绀、辅助呼吸肌参与呼吸运动,可有呼吸频率、节律、深度的改变。

一、病因与发生机制

引起呼吸困难的原因繁多,主要为呼吸系统和心血管系统疾病。依其病因和发生机制可分为以下5种类型。

(一)肺源性呼吸困难

主要为呼吸系统疾病引起的通气、换气功能障碍导致缺氧和(或)二氧化碳潴留引起。常见的呼吸系统疾病有:

1.气道阻塞 喉、气管、支气管的炎症、水肿、肿瘤或异物及支气管哮喘、慢性阻塞性肺疾病所致的狭窄或阻塞等。
2.肺部疾病 如肺炎、肺淤血、肺水肿、肺脓肿、肺结核、肺不张、弥漫性肺间质疾病等。
3.胸廓、胸膜腔疾病 如胸腔积液、气胸、严重胸廓畸形、结核、外伤等。
4.膈运动障碍 如膈麻痹、大量腹腔积液、腹腔巨大肿瘤和妊娠末期。
5.神经肌肉疾病 如脊髓灰质炎病变累及颈髓、急性多发性神经根神经炎、重症肌无力累及呼吸肌、药物导致呼吸肌麻痹等。

(二)心源性呼吸困难

主要是由于循环系统疾病导致左心和(或)右心功能不全所致。

1. 左心功能不全 主要原因是肺淤血和肺泡弹性降低。其发生机制为：①肺泡张力增高,通过迷走神经反射兴奋呼吸中枢。②肺泡弹性减退使肺活量减少。③肺循环压力升高对呼吸中枢的反射性刺激。④肺淤血使气体弥散功能降低。

2. 右心功能不全 主要由体循环淤血所致。其发生机制为：①右心房和上腔静脉压升高,刺激压力感受器反射性地兴奋呼吸中枢。②血氧含量减少,乳酸、丙酮酸等代谢产物增加,刺激呼吸中枢。③淤血性肝肿大、腹腔积液和胸腔积液,使呼吸运动受限,肺交换面积减少。

(三) 中毒性呼吸困难

中毒性呼吸困难是由于血中酸性代谢产物的潴留或其他有害毒物的影响所致,如尿毒症、糖尿病酮症酸中毒、有机磷杀虫药、巴比妥类及吗啡类中毒等。

(四) 神经精神性呼吸困难

神经性呼吸困难主要是由于颅内压增高和供血减少抑制呼吸中枢所致,如脑炎、脑膜炎、脑出血、脑外伤、脑肿瘤、脑脓肿等颅脑疾病；也可由精神因素所致,因为过度通气而发生呼吸性碱中毒,如癔病等。

(五) 血源性呼吸困难

多由红细胞携氧量减少,血氧含量降低所致。常见于重度贫血、硫化血红蛋白血症、高铁血红蛋白血症等。

二、护理评估要点

(一) 健康史

呼吸困难常在原有疾病或特殊条件的基础上发生,因此要充分了解患者的基础疾病和既往相关病史。

(二) 临床特点

1. 肺源性呼吸困难 临床上常分为3种类型。
(1) 吸气性呼吸困难：主要特点是吸气显著费力,严重者出现"三凹征",即胸骨上窝、锁骨上窝和肋间隙明显凹陷,主要是由于胸腔负压增加,呼吸肌极度用力所致；同时可伴有高调吸气性喉鸣及干咳,常见于喉、气管、大支气管的狭窄与阻塞,如气管异物、喉部水肿等。
(2) 呼气性呼吸困难：主要特点是呼气费力、呼气缓慢、呼吸时间明显延长,常伴有呼气期哮鸣音。主要是由于肺泡弹性减弱和(或)小支气管的痉挛或炎症所致,常见于慢性支气管炎、支气管哮喘、慢性阻塞性肺气肿等。
(3) 混合性呼吸困难：主要特点是吸气及呼气均感呼吸费力、呼吸频率增快、深度变浅,可伴有病理性呼吸音或异常呼吸音。主要是由于肺或胸膜腔病变使呼吸面积减少导致换气功能障碍所致,常见于肺部严重病变如大量胸腔积液、气胸,以及重症肺炎、重症肺结核、大面积肺梗死等。

2. 心源性呼吸困难　呼吸困难是左心功能不全最早出现的症状,是由于左、右心功能不全或全心功能不全所致,其中左心功能不全肺循环淤血所致的呼吸困难最为明显。

(1)劳力性呼吸困难:表现为活动或劳累后出现呼吸困难或呼吸困难加重,休息后减轻或缓解;平卧位加重,坐位减轻。

(2)夜间阵发性呼吸困难:由于平卧睡眠过程中回心血量增加,肺淤血加重,迷走神经张力增高等原因,患者常在夜间熟睡中突然被憋醒,被迫坐起,轻者需数分钟至数十分钟后才能逐渐缓解,重者高度呼吸困难、大汗、面色青紫、呼吸带有哮鸣音,称为"心源性哮喘"。

(3)端坐呼吸:严重心功能不全时,患者不能平卧,被迫采取端坐位,以减少回心血量,有利于膈肌下降使肺活量增加,减轻呼吸困难。

3. 中毒性呼吸困难　代谢性酸中毒引起呼吸困难,主要表现为出现深长而规则的呼吸,可伴有鼾音,称为酸中毒大呼吸(Kussmaul 呼吸);有机磷杀虫药和中枢抑制药物中毒时引起呼吸困难,主要特点是呼吸缓慢、变浅,伴有呼吸节律异常的改变,如 Cheyne-Stokes 呼吸(潮式呼吸)或 Biots 呼吸(间停呼吸)。

4. 神经精神性呼吸困难　神经性呼吸困难常见于重症颅脑疾患,表现为呼吸深而慢,并常伴有呼吸节律的改变,如呼吸遏制(吸气突然停止)、双吸气(抽泣样呼吸)等。精神性呼吸困难常见于癔症患者,可突然发生,表现为呼吸频率浅而快,伴有叹息样呼吸或出现手足搐搦,严重时也可出现意识障碍。

5. 血源性呼吸困难　是由于重度贫血时红细胞减少,高铁血红蛋白血症、硫化血红蛋白血症、一氧化碳中毒等红细胞的携氧能力下降,导致呼吸困难。主要表现为呼吸浅快,心率增快。

(三)身心反应

1. 身体反应　呼吸困难的程度与病人日常生活自理能力的维持有很大的关系,严重呼吸困难时,常使病人部分或完全丧失生活自理能力,需要提供支持与帮助,应加以正确的评估。

2. 心理反应　呼吸困难与心理反应可相互作用、相互影响。焦虑不安、极度紧张等可使呼吸困难加重;严重的呼吸困难,也可使病人紧张、焦虑,甚至产生恐惧、惊慌或濒死感。

(四)伴随症状与体征

(1)呼吸困难伴发热,最常见于呼吸道感染。

(2)伴一侧胸痛,常见于大叶性肺炎、胸膜炎、自发性气胸、急性心肌梗死、肺栓塞、支气管肺癌等。

(3)伴哮鸣音,多见于支气管哮喘、心源性哮喘。

(4)伴咳嗽、咳痰,见于慢性支气管炎、阻塞性肺气肿继发肺部感染、支气管扩张症、肺脓肿等。伴大量泡沫痰,可见于有机磷中毒;伴粉红色泡沫痰,见于急性左心衰竭等。

(5)突发性重度呼吸困难,见于急性喉水肿、气管异物、大面积肺栓塞、自发性气胸等。

(6)伴意识障碍,见于脑出血、脑膜炎、糖尿病酮症酸中毒、尿毒症、肺性脑病。

三、相关的护理诊断

1. 气体交换受损　与肺部感染、心肺功能不全等引起有效肺组织减少、肺弹性减退等有关。
2. 活动无耐力　与呼吸困难所致能量消耗增加和缺氧有关。
3. 睡眠形态紊乱　与呼吸困难影响睡眠有关。
4. 低效性呼吸形态　与上呼吸道梗阻有关；与心肺功能不全有关。
5. 恐惧　与担心疾病预后、严重呼吸困难、缺氧有关。

（洪静芳）

第五节　咳嗽与咳痰

咳嗽是一种反射性防御动作，通过咳嗽可以有效清除呼吸道分泌物及气道内异物。但长期、剧烈、频繁的咳嗽，影响工作和休息甚至引起并发症时，则失去其保护意义。咳痰是借助咳嗽动作将呼吸道内病理性分泌物排除体外。痰是肺泡内的渗出液或气管、支气管的分泌物，借助咳嗽将其排出称为咳痰。

一、病因及发生机制

（一）病因

1. 呼吸道与胸膜疾病　从咽喉至小支气管的呼吸道黏膜受刺激时，均可引起咳嗽。其病因常为炎症、异物、肿瘤、胸膜炎以及理化因素刺激等。
2. 心血管疾病　左心功能不全引起肺水肿、肺淤血、肺栓塞等。
3. 中枢神经因素　中枢神经病变如脑膜炎、脑炎，可影响大脑皮质或延髓咳嗽中枢引起咳嗽。

（二）发生机制

咳嗽是由延髓咳嗽中枢受刺激引起。位于喉、气管、支气管黏膜的感受器，在各种原因的刺激下，冲动传入延髓咳嗽中枢，该中枢再将冲动传向运动神经，即喉下神经、膈神经和脊髓神经，引起咽肌、膈肌和其他呼吸肌的运动来完成咳嗽动作。通过咳嗽可将呼吸道病理性分泌物或异物排出体外。

二、护理评估要点

（一）健康史

1. 年龄与性别　小儿刺激性呛咳多由异物吸入所致；青壮年长期咳嗽者应注意支气管扩张、肺结核；男性、40岁以上、尤其有吸烟嗜好的，应考虑慢性支气管炎、阻塞性肺气肿，并应警惕支气管肺癌。
2. 职业与环境　长期接触刺激性气体和有害粉尘后发生咳嗽者评估并不困难。

(二)临床特点

1. 咳嗽的性质　咳嗽无痰或痰量极少,称为干性咳嗽,常见于胸膜疾病、急性支气管炎初期、急性咽喉炎、支气管异物、支气管肿瘤等。咳嗽伴有痰液称为湿性咳嗽,常见于慢性支气管炎、肺炎、肺脓肿、支气管扩张症和空洞型肺结核等。

2. 咳嗽的时间与规律　突然发作性咳嗽,常由于气管、支气管异物或吸入刺激性气体引起。长期慢性咳嗽,多见于慢性呼吸道疾病,如支气管扩张症、慢性支气管炎、肺脓肿及肺结核等。夜间咳嗽常见于左心衰竭和肺结核患者,可能与夜间肺淤血加重及迷走神经兴奋性增高有关。

3. 咳嗽的音色　指咳嗽声音的特点。如咳嗽声音嘶哑,多为声带炎、喉炎或肿瘤压迫喉返神经所致;金属音咳嗽,常由于纵隔肿瘤、主动脉瘤或支气管癌直接压迫气管所致;咳嗽声音低微或无力,见于严重肺气肿、声带麻痹及极度衰弱者。

4. 痰的性质和痰量　白色黏液痰多见于支气管炎、支气管哮喘及大叶性肺炎的初期等;铁锈色痰见于肺炎球菌肺炎;粉红色泡沫痰见于肺水肿;黄色脓性痰见于下呼吸道化脓性细菌感染,若有恶臭提示有厌氧菌感染;黄绿色或翠绿色痰,提示铜绿假单胞菌感染;血性痰见于肺结核、支气管扩张、肺癌等。

(三)身心反应

1. 身体反应　长期、剧烈咳嗽可致呼吸肌疼痛而不敢咳嗽和咳痰,可出现头痛、失眠、食欲减退,甚至痰液潴留诱发或加重肺部感染。剧烈咳嗽也可因胸膜脏层破裂发生自发性气胸。

2. 心理反应　反复发作的慢性咳嗽可使病人产生烦躁、焦虑等情绪反应。

(四)伴随症状与体征

(1)伴胸痛提示病变累及胸膜,如肺炎、胸膜炎、支气管肺癌和自发性气胸等。

(2)伴呼吸困难、发绀,常见于支气管哮喘、慢性阻塞性肺病、重症肺炎、大量胸腔积液、气胸、急性肺水肿及气管或支气管异物。

(3)伴有哮鸣音多见于支气管哮喘、慢性喘息性支气管炎、心源性哮喘等。

(4)伴咯血常见于支气管扩张症、肺结核、支气管肺癌、二尖瓣狭窄等。

(5)咳嗽伴发热多见于呼吸道感染、肺结核、胸膜炎等。

(6)伴大量脓痰常见于支气管扩张症、肺脓肿、支气管胸膜瘘。

(7)伴有杵状指(趾)常见于支气管扩张症、慢性肺脓肿和支气管肺癌等。

三、相关的护理诊断

1. 清理呼吸道无效　与痰液黏稠有关,与咳嗽无力有关。
2. 有窒息的危险　与呼吸道分泌物阻塞大气道有关。
3. 睡眠形态紊乱　与夜间频繁咳嗽影响睡眠有关。
4. 潜在并发症　自发性气胸。

(洪静芳)

第六节 咯 血

咯血是指喉及喉部以下的呼吸道任何部位的出血,经口腔排出。少量咯血有时仅表现为痰中带血,大咯血时血液会从口鼻涌出,常可阻塞呼吸道,造成窒息死亡。咯血需与上消化道、鼻腔、口腔的出血鉴别,可根据病史、体征及其他检查方法进行鉴别。

一、病因与发生机制

咯血原因很多,主要见于呼吸系统和心血管疾病。

1. 支气管疾病　常见有支气管扩张症、支气管肺癌、慢性支气管炎和支气管内膜结核等,其发生机制主要是炎症、肿瘤等侵犯支气管黏膜或病灶毛细血管,使其通透性增加或黏膜下血管破裂。

2. 肺部疾病　常见有肺结核、肺脓肿、肺炎等。在我国,肺结核是引起咯血的首要原因,其发生机制是结核病变使毛细血管通透性增高,血液渗出,导致痰中带血或小血块;小血管因为病变累及破溃,则造成中等量咯血;空洞壁肺动脉分支形成的小动脉瘤破裂,则造成大量咯血。

3. 心血管疾病　常见于二尖瓣狭窄,引起咯血可表现为小量咯血或痰中带血、大量咯血、暗红色黏稠血痰和粉红色泡沫样血痰。其发生机制多因肺淤血造成肺泡壁或支气管内膜毛细血管破裂和支气管黏膜下层支气管静脉曲张破裂所致。

4. 其他　血液病如血小板减少性紫癜、白血病等;某些急性传染病如肺出血型钩端螺旋体病、流行性出血热等;亦可见于风湿性疾病、气管子宫内膜异位症等。

二、护理评估要点

(一)健康史

患者既往病史与生活习惯对评估非常重要,如幼年曾患百日咳或麻疹的,应考虑支气管扩张。喜生食石蟹者应考虑肺吸虫病;长期吸烟者应警惕肺癌。

(二)临床特点

1. 年龄　青壮年咯血常见于肺结核、二尖瓣狭窄、支气管扩张症等。40岁以上有长期吸烟史者,应高度注意支气管肺癌的可能性。

2. 咯血量　一般认为每日咯血量在100ml以内为小量;100~500ml为中等量;500ml以上或一次咯血达300ml为大量。无论咯血量多少,只要有窒息发生均为大咯血。

3. 颜色和性状　肺结核、肺脓肿、支气管扩张症和出血性疾病所致咯血,其颜色为鲜红色;铁锈色血痰可见于典型的肺炎球菌肺炎,也可见于肺泡出血和肺吸虫病;急性肺水肿时多为粉红色泡沫痰。

4. 咯血与呕血的鉴别　咯血与呕血的鉴别参见表3-1。询问出血有无明显病因及前驱症状,出血的颜色及其血中有无混合物等。

表 3-1　咯血与呕血的鉴别

鉴别点	咯血	呕血
病史	肺结核、支气管扩张、肺癌、心脏病等	消化性溃疡、肝硬化、急性胃黏膜病变等
出血前症状	喉部痒感、胸闷、咳嗽等	上腹部不适、恶心、呕吐等
出血方式	咯出	呕出
血色	鲜红色	棕黑或暗红,偶鲜红
血内混有物	泡沫痰	食物残渣、胃液
酸碱反应	碱性	酸性
黑便	无,除非咽下血液	有,可持续数日
出血后痰的形状	痰中带血	无痰

(三)身心反应

1.身体反应　咯血前病人可先有咽痒、胸闷等症状;咯血时可伴呛咳,病人出冷汗、脉搏细数、呼吸急促与浅表、颜面苍白。大咯血者可产生各种并发症,常见的有:①窒息:表现为大咯血过程中咯血突然减少或中止,气促、胸闷、大汗淋漓、青紫、紧张、恐惧或烦躁不安,重者意识障碍。②失血性休克:表现为大咯血后脉搏增快、血压下降、四肢湿冷、烦躁不安、少尿等。③肺不张:表现为咯血后出现呼吸困难、胸闷、气急、发绀,呼吸音减弱或消失。④继发感染:表现为发热、体温持续不退、咳嗽加剧,肺部干、湿啰音。

2.心理反应　无论咯血量多少,病人均会产生不同程度的焦虑与恐惧。

(四)伴随症状与体征

(1)咯血伴发热,多见于肺结核、肺脓肿、肺炎、肺出血型钩端螺旋体病等。

(2)伴胸痛,见于肺炎球菌肺炎、肺结核、肺梗死、支气管肺癌等。

(3)伴皮肤黏膜出血,可见于血液病、肺出血型钩端螺旋体病、流行性出血热等。

(4)伴脓痰,见于支气管扩张症、肺脓肿、空洞型肺结核继发细菌感染等。

(5)伴杵状指,见于支气管扩张症、肺脓肿、支气管肺癌等。

三、相关的护理诊断

1.有窒息的危险　与大咯血所致呼吸道血液潴留有关。

2.体液不足　与大量咯血所致循环血量不足有关。

3.恐惧　与大量咯血有关。

4.焦虑　与咯血不止有关。

(洪静芳)

第七节　发　绀

发绀是指血液中还原血红蛋白增多(大于 50g/L)或存在异常血红蛋白使皮肤和黏膜呈青紫色的改变,也称为紫绀。在皮肤较薄、色素较少和毛细血管较丰富的部位,如指(趾)、甲床、口唇表现最为明显。

一、病因与发生机制

(一)血液中还原血红蛋白增多

1.中心性发绀　发绀的原因多由心、肺疾病引起呼吸功能衰竭、通气与换气功能障碍、肺氧合作用不足,导致血氧饱和度降低,使还原血红蛋白增高所致。一般可分为:①心性混合性发绀:由于异常通道分流,使部分静脉血未通过肺进行氧合作用而入体循环动脉血中所致。常见于发绀型先天性心脏病,如法洛四联症、艾森曼格综合征等。②肺性发绀:即由于呼吸功能不全、肺氧合作用不足所致。常见于各种严重的呼吸系统疾病,如呼吸道阻塞、肺炎、肺纤维化、肺水肿、胸腔积液、气胸等。

2.周围性发绀　此类发绀常由于周围循环血流障碍所致。可分为:①缺血性周围性发绀:因周围组织灌注不足,缺血、缺氧所致,常见于严重休克、失水等。②淤血性周围性发绀:常见于引起体循环淤血、周围血流缓慢的疾病,如右心衰竭、缩窄性心包炎、血栓性静脉炎、下肢静脉曲张等。

3.混合性发绀　中心性发绀与周围性发绀同时存在,可见于心力衰竭等。

(二)血液中存在异常血红蛋白衍生物

1.高铁血红蛋白血症　由于各种化学物质或药物中毒引起血红蛋白分子中二价铁被三价铁所取代,致使失去与氧结合的能力所致。当血中高铁血红蛋白量达到 30g/L 时可出现发绀。常见于伯氨喹啉、硝基苯、亚硝酸盐、苯胺、磺胺类等中毒。大量进食含亚硝酸盐的变质蔬菜而引起的中毒性高铁血红蛋白血症,称为"肠源性青紫症"。

2.硫化血红蛋白血症　服用某些含硫药物或化学品后,使血液中硫化血红蛋白达到 5g/L 即可发生发绀。一般认为患者需同时有便秘或服用含硫药物在肠内产生硫化氢为先决条件。

二、护理评估要点

(一)健康史

1.年龄与性别　婴幼儿的发绀主要见于先天性心脏病,成人肺源性发绀发生年龄较迟。特发性阵发性高铁血红蛋白血症可见于育龄女性。

2.既往史　由心肺疾病引起的发绀,常有呼吸道感染史及心肺功能不全。

3.发生速度及诱因　突然发生在原无心肺病变者的发绀,必须了解有无接触化学品或服用药物史;在进食含有大量亚硝酸盐的蔬菜、腌制的咸菜或变质的剩菜后发生的发绀,应警惕肠源性发绀症。

(二)临床特点

1.中心性发绀　表现为全身性,除颜面及四肢外,也累及躯干和黏膜的皮肤,发绀部位的皮肤是温暖的。

2. **周围性发绀**　发绀常出现于肢体的末端与下垂部位。发绀部位的皮肤是冷的,但若给予加温或按摩,使皮肤转暖,发绀可消退。

3. **硫化血红蛋白血症**　发绀持续时间长,可达数月以上,血液呈蓝褐色。

4. **高铁血红蛋白血症**　发绀出现急剧,病情严重,氧疗无效。抽出的静脉血呈深棕色,暴露于空气中不能转变为鲜红色,静脉注射亚甲蓝或大量维生素C,发绀方可消退。

(三)身心反应

1. **身体反应**　由于血红蛋白携氧能力下降,导致机体缺氧而使病人活动耐力下降,并出现各系统缺氧症状。慢性缺氧病人则可出现疲劳、嗜睡、注意力不集中、精神抑郁等表现;急性缺氧病人先有兴奋、判断力降低,继而头痛、无力、运动不协调等。严重缺氧可致烦躁不安、惊厥、昏迷甚至死亡。

2. **心理反应**　突发而严重的发绀患者常可出现恐惧。

(四)伴随症状与体征

(1)发绀伴呼吸困难,常见于重症心、肺疾病及急性呼吸道阻塞、大量气胸等。

(2)伴意识障碍及衰竭,主要见于某些药物或化学物质中毒、休克、急性肺部感染或急性心功能衰竭等。

(3)伴杵状指(趾),提示病程较长,主要见于发绀型先天性心脏病及某些慢性肺部疾病。

三、相关的护理诊断

1. **活动无耐力**　与还原血红蛋白增多或异常血红蛋白血症所致的缺氧有关。
2. **气体交换受损**　与心肺功能不全所致肺淤血有关。
3. **低效性呼吸形态**　与呼吸系统疾病所致肺通气、换气、弥散功能障碍有关。
4. **潜在并发症**　意识障碍。

(洪静芳)

第八节　心　悸

心悸是一种自觉心脏跳动的不适感或心慌感。心悸时心脏搏动可增强,心率可快可慢,也可有心律失常,但心律和心率正常者亦可有心悸。

一、病因与发病机制

(一)病因

1. **心脏搏动增强**　心脏收缩力增强引起的心悸,可为生理性或病理性。生理性者见于健康人在精神过度紧张或剧烈运动时;饮酒、喝咖啡或浓茶后;服用某些药物,如咖啡因、阿托品、肾上腺素、麻黄素、甲状腺片等。病理性者见于心脏疾病,如风湿性心脏病、先天性心脏病、高血压性心脏病等所致的心室肥大;以及其他引起心脏搏动增强的疾病,如甲状腺功能亢进、贫血、发热、低血糖症、嗜铬细胞瘤等。

2. 心律失常　心动过速、过缓或其他心律失常时，均可出现心悸。

3. 心脏神经官能症　由自主神经功能紊乱所引起，心脏本身并无器质性病变。多见于青年女性，常与紧张、焦虑、情绪激动等精神因素有关。

(二)发病机制

心悸发生机制尚未完全清楚，一般认为心脏活动过度是心悸发生的基础，常与心搏出量及心率改变有关。心悸出现也与病人的适应性、敏感性以及心律失常的发生及存在时间长短有密切的关系，如突然发生的阵发性心动过速，心悸较明显，而对慢性心律失常，如心房颤动可因逐渐适应而无明显心悸。另外，心悸的发生常与注意力及精神因素有关，在紧张、焦虑及注意力集中时易于出现。

二、护理评估要点

(一)健康史

询问有无心脏病、贫血性疾病、神经症、内分泌疾病等病史；了解有无嗜咖啡、浓茶、烟酒情况，有无精神刺激史等诱因；评估心悸发生的时间、频率、性质、病程；观察是偶发性的还是持续性的。

(二)临床特点

心悸可见于心脏病者，但与心脏病不能完全等同，心悸不一定有心脏病，而心脏病患者也不一定发生心悸。主要表现为病人自觉心跳或心慌，亦有部分病人有心前区振动感或心脏停跳感，常于紧张、焦虑及注意力集中时发生。身体评估时部分病人可查到原发疾病的体征，或有心跳节律或频率的改变，亦有部分病人无阳性体征。

(三)身心反应

1. 身体反应　心悸所致的不适可影响工作、学习、睡眠和日常生活活动能力，可出现心律不齐及血压的改变，少数严重心律失常者可发生猝死，此时多有血压降低、大汗、意识障碍，脉搏细数不能触及等表现。

2. 心理反应　心悸所致的不适可让患者产生紧张、焦虑等情绪反应。

(四)伴随症状与体征

(1)心悸伴呼吸困难，可见于急性心肌梗死、心肌炎、心力衰竭、重症贫血等。

(2)伴发热，见于急性传染病、风湿热、心包炎、感染性心内膜炎等。

(3)伴贫血，见于各种原因引起的急性失血，此时常有虚汗、脉搏微弱、血压下降或休克。

(4)伴晕厥或抽搐，见于高度房室传导阻滞、心室颤动或阵发性室性心动过速、病态窦房结综合征等。

(5)伴心前区疼痛，见于冠状动脉粥样硬化性心脏病、心肌炎、心包炎、心脏神经症等。

(6)伴消瘦及出汗,见于甲状腺功能亢进。

三、相关的护理诊断

1. 活动无耐力　与心悸发作时的不适或心排血量的减少有关。
2. 潜在并发症　心力衰竭。
3. 恐惧　与心悸的初期以及病人感受的敏感性有关。

(洪静芳)

第九节　恶心与呕吐

恶心为紧迫欲吐的感觉,常为呕吐的前期表现,多伴有迷走神经兴奋的症状,如面色苍白、流涎、出冷汗、血压降低、心率减慢等。一般恶心后随之呕吐,但也可仅有恶心而无呕吐,或仅有呕吐而无恶心。呕吐是胃和小肠的内容物通过食管逆流经口腔排出体外的现象。

恶心与呕吐是临床上极为常见的症状,基本上属机体的保护性功能,它可由功能性障碍或器质性病变引起,多因消化系统本身病变所致,也可因消化系统外或全身性疾病而造成。

一、病因及发生机制

引起恶心与呕吐的病因很多,按发病机制可归为下列三类。

(一)病因

1. **反射性呕吐**　由来自内脏末梢神经的冲动,经自主神经传入纤维刺激呕吐中枢引起的呕吐。

(1)消化系统疾病:胃肠疾病如急性胃肠炎、功能性消化不良、幽门梗阻、肠梗阻等;肝、胆、胰疾病如急性肝炎、急性胆囊炎、急性胰腺炎等;腹膜及肠系膜疾病如急性腹膜炎。

(2)其他:如急性心肌梗死、泌尿系结石、迷路病变、青光眼、屈光不正等。

2. **中枢性呕吐**　由来自中枢神经系统或化学感受器的冲动,刺激呕吐中枢所致。

(1)中枢神经系统病变:颅内感染性疾病如脑炎、脑膜炎等;颅内血管性疾病如脑出血、脑栓塞、脑血栓形成等;颅内占位性病变、颅脑损伤如脑挫裂伤等引起颅内压增高、癫痫等。

(2)全身性疾病:急性感染性疾病、各种原因引起的休克与机体缺氧以及内分泌与代谢紊乱,如尿毒症、糖尿病酮症酸中毒、甲状腺危象、稀释性低钠血症等。

(3)药物反应:洋地黄、抗菌药物、抗癌药物、水杨酸制剂、镇静剂和麻醉剂等。

(4)中毒:一氧化碳、有机磷、铅、砷、乙醇、重金属等中毒。

(5)精神因素:如胃肠神经官能症、神经性厌食、癔症等。

3. **前庭障碍性呕吐**　伴有听力障碍、眩晕等症状者,需考虑前庭障碍性呕吐。常见疾病有迷路炎,是化脓性中耳炎的常见并发症;梅尼埃病,为突发性的旋转性眩晕伴恶心、呕吐;晕动病,一般在航空、乘船和乘车时发生。

(二)发生机制

呕吐为一个复杂的反射动作,由机体的呕吐中枢(延髓)支配。整个呕吐过程可分为恶心、干呕和呕吐三个阶段。恶心时胃张力和蠕动减弱,十二指肠张力增强,可伴或不伴十二指肠液返流;干呕时胃窦部短暂收缩和胃上部放松;呕吐时胃窦部持续收缩,贲门开放,腹肌和膈肌收缩,腹压升高,迫使胃内容物急速地从胃返流,经食管、口腔排除体外。

二、护理评估要点

（一）健康史

1. 既往史　恶心呕吐的病人如有前述病因,呈现有关疾病的相应表现时,评估多无困难,但恶心呕吐常是各种疾病在临床上首先出现或主要的表现。

2. 手术史　腹部手术后可因腹膜粘连而导致机械性肠梗阻。

3. 月经史　育龄期妇女必须了解月经情况,以免忽视早孕引起的恶心呕吐。

4. 服用药物史　临床上许多药物可引起恶心呕吐,应详细了解服药情况,观察在停服有关药物后症状是否得到缓解以及再次服药后恶心呕吐是否重新出现等。

（二）临床特点

1. 呕吐特点　呕吐前一般先有明显恶心,颅内压增高者恶心缺少或很轻,呕吐可呈喷射状。精神性呕吐也可无恶心或仅有轻微恶心,吐后又可进食,长期反复发作而营养状态不受影响,多为神经官能症。

2. 呕吐时间　育龄期女性于晨间呕吐应想到早孕反应,尿毒症病人的呕吐有时也发生在晨间,鼻窦炎病人常表现为晨起恶心与干呕,为分泌物刺激咽部所致。幽门梗阻常常在餐后较久或积数餐之后才出现呕吐,多发生在夜间。

3. 呕吐与进食的关系　进食过程中或餐后即刻呕吐,可能为幽门管溃疡或精神性呕吐;餐后1h以后呕吐称延迟性呕吐,提示胃张力下降或胃排空延迟;餐后较久或数餐后呕吐,见于幽门梗阻,呕吐物可有隔夜宿食;餐后近期呕吐,特别是集体发病者,多由食物中毒所致。

4. 呕吐物的性质　十二指肠溃疡活动期呕吐物中含大量酸性胃液;幽门梗阻的呕吐物含有隔餐或隔日食物,呈腐酵气味,一般不含胆汁;小肠低位梗阻、麻痹性肠梗阻病人,其呕吐物带有粪臭;呕吐物中有多量胆汁见于频繁剧烈呕吐、小肠高位梗阻、胃空肠吻合术后等;病程较长的幽门梗阻或急性胃扩张病人,呕吐量大,一次可超过1 000ml。

（三）身心反应

1. 身体反应　呕吐频繁、持续时间较久者,可导致水、电解质和酸碱平衡紊乱以及消瘦和营养不良,但精神性呕吐的全身状况基本稳定。儿童、老人和意识障碍者,易发生误吸而导致肺部感染,甚至窒息。

2. 心理反应　频繁呕吐者常有紧张、焦虑等情绪反应。

（四）伴随症状

(1)伴腹痛、腹泻者,多见于急性胃肠炎或细菌性食物中毒、霍乱、副霍乱及各种原因的急性中毒。

(2)伴右上腹痛及发热、寒战或有黄疸者,应考虑胆囊炎或胆石症。
(3)伴头痛及喷射性呕吐者,常见于颅内高压症或青光眼。
(4)伴眩晕、眼球震颤者,见于前庭器官疾病。
(5)已婚育龄妇女早晨呕吐者应注意早孕。

三、相关的护理诊断

1. 舒适的改变　与频繁呕吐有关。
2. 体液不足/有体液不足的危险　与呕吐导致体液丢失和(或)摄入减少有关。

(毕清泉)

第十节　呕血与黑便

呕血是上消化道疾病(指屈氏韧带以上的消化道,包括食管、胃、十二指肠、肝、胆、胰疾病)或全身性疾病所致的上消化出血,血液经口腔呕出。黑便是因为血红蛋白铁在胃酸和肠道大肠杆菌等细菌的作用下,与粪便中的硫化物结合成为黑色的硫化铁,使粪便变黑,因其黏稠发亮似沥青,故又称柏油样便。

一、病因及发生机制

(一)病因

1. 食管、胃及十二指肠疾病　如食管炎、食管癌、食管异物、消化性溃疡、急性胃黏膜病变、急性糜烂出血性胃炎、胃癌、胃泌素瘤以及门脉高压症等。
2. 肝、胆、胰疾病　如食管-胃底静脉曲张破裂出血、胆管结石、胆管蛔虫、胆囊癌、胰腺癌等。
3. 血液疾病　血小板减少性紫癜、白血病、过敏性紫癜、血友病、弥散性血管内凝血及其他凝血机制障碍等。
3. 其他全身性疾病　流行性出血热、暴发型肝炎、败血症、钩端螺旋体病、尿毒症等。

上述病因中,以消化性溃疡引起出血者最为常见,其次是肝硬化、食管-胃底静脉曲张破裂出血,再次为急性胃黏膜病变和胃癌。

(二)发生机制

1. 炎症与溃疡　胃肠道的各种炎症与溃疡病变,是引起呕血与黑便的常见原因。除炎症和溃疡的一般病理发展过程可导致出血外,胃黏膜屏障的破坏和胃酸分泌亢进在引起出血方面也有其特殊的意义。
2. 门脉高压　各种原因导致门脉高压,门体静脉侧支循环建立,其中以食管-胃底静脉曲张最为显著,容易破裂而引起出血。
3. 肿瘤　肿瘤的出血大多由于瘤体表面糜烂、溃疡或缺血性坏死,病变累及血管而引起。肿瘤引起的上消化道出血中,以胃癌最多见。

4. 损伤　常见的损伤包括机械性损伤和化学性损伤。在机械性损伤中,应特别注意非外力性的自发性损伤,如食管贲门黏膜撕裂综合征、胃黏膜脱垂、食管裂孔疝、食管异物或器械检查引起的机械性损伤等。化学性损伤多见于强酸、强碱或其他化学制剂引起的食管、胃腐蚀性病变,导致组织坏死与脱落。

5. 全身性疾病　血小板质与量的异常、凝血功能异常、应急性溃疡的形成、尿毒症引起的消化道黏膜糜烂与溃疡等均可导致出血。

二、护理评估要点

(一)健康史

1. 年龄与性别　消化性溃疡引起的出血多见于青壮年,食管癌与胃癌引起的出血大多发生在40岁以上,均以男性多见。

2. 既往史　如有慢性、周期性和节律性上腹部疼痛史,应考虑出血由消化性溃疡所致。若上腹部疼痛呈持续性,或进行性加重且无明显节律者,提示消化道慢性炎症或胃癌的可能。既往有慢性肝炎或慢性肝病病史者,应考虑为肝硬化门脉高压导致的上消化道出血。

3. 服药与饮酒史　服用水杨酸制剂、非甾体类抗炎药、肾上腺皮质激素以及饮酒等可损伤胃黏膜,使胃黏膜糜烂而出血。

(二)临床特点

1. 呕血与黑便　呕血与黑便的出现与出血病变的部位有关。病变在幽门以上者,当出血量较大时多出现呕血,并伴有黑便;若出血量较少且出血速度缓慢,一般仅有黑便而无呕血。病变在幽门以下者,常表现为黑便,若出血量大、血液返流入胃时也可引起呕血。

呕血与黑便的颜色和出血量的大小以及血液在胃肠道内停留的时间长短有关。若出血量大,血液在胃内停留时间短,呕出的血液呈鲜红或暗红色;若出血量小,血液在胃内停留时间较长,呕出的血液呈咖啡色或褐色。大量出血时,由于肠蠕动加快,血液在肠内停留时间短,粪便可呈暗红或鲜红色,此时应注意与下消化道出血鉴别。

2. 出血量的估计　上消化道出血症状的轻重与失血量和失血速度有关。粪便隐血试验阳性,出血量大于5ml;粪便呈柏油样,出血量大于50ml;可出现黑便;呕血提示出血量大于250ml;短时间出血量大于800ml或大于全血量的20%,患者即可出现头昏、乏力、面色苍白、四肢厥冷、出冷汗、心悸、脉搏细数、血压下降等临床表现。

3. 出血是否继续和停止的判断　(1)继续出血的征象:反复呕血或黑便次数增多伴有肠鸣音亢进者;积极补液、输血,而周围循环衰竭不见好转,中心静脉压不回升或者继续下降者;红细胞、血红蛋白12h后仍呈进行性下降,血尿素氮继续增高者,均提示出血仍在继续。

(2)出血停止的征象:经数小时观察未再呕血,且脉搏、血压平稳者;中心静脉压稳定在正常范围;血尿素氮开始回落;患者一般状况好转。

4. 呕血与黑便的识别　出现黑便应与鼻衄、牙龈出血时咽下的血液加以区别,进食家畜血液以及口服活性炭、铁剂、铋剂等也会出现黑便。呕血易与咯血相混淆,鉴别见咯血。

(三)身心反应

1.身体反应 上消化道大出血患者,一般在24h内可出现发热,大多在38.5℃以下。出血早期红细胞和血红蛋白变化不大,3~4h以后,由于组织液渗入血管内及输液使血液稀释,出现贫血表现。

2.心理反应 由于突然出现呕血或黑便,病人常表现为紧张、恐惧。

(四)伴随症状和体征

(1)呕血与黑便伴有咽下困难或疼痛者,见于食管癌、贲门癌、返流性食管炎等。
(2)伴有全身出血倾向者,应考虑全身性疾病,如血液病、尿毒症等。
(3)存在肝病面容、蜘蛛痣、肝掌、腹壁静脉曲张、腹水等体征,提示肝硬化门脉高压所致的食管-胃底静脉曲张破裂出血。
(4)伴有黄疸进行性加深者,应考虑胰头癌、壶腹周围癌、胆管癌、重症肝炎等。

三、相关的护理诊断

1.体液不足　与出血有关。
2.潜在并发症　休克。
3.恐惧　与生命或健康受到威胁有关。

(毕清泉)

第十一节　腹　泻

腹泻指排便次数增多,粪质稀薄,或带有黏液、脓血或未消化的食物。腹泻可分为急性与慢性两种,超过两个月者属慢性腹泻。

一、病因和发生机制

(一)病因

1.急性腹泻

(1)肠道疾病:由细菌、病毒、真菌、阿米巴、血吸虫等感染引起的急性肠炎,急性出血性坏死性肠炎,急性肠道缺血性病变及溃疡性结肠炎急性发作等。
(2)急性中毒:化学毒物有重金属、有机磷、砷、四氯化碳等;生物毒物有毒蕈、发酵马铃薯、白果、桐油、河豚、鱼胆等。
(3)急性全身性感染:如败血症、伤寒与副伤寒、流行性感冒、霍乱等。
(4)其他:①变态反应性疾病:如变态反应性肠病、过敏性紫癜。②内分泌疾病:如甲状腺危象、肾上腺危象。③药物副作用:如应用胆碱能药物、抗菌药物、抗疟疾药、铁剂、乳果糖以及泻药等药物引起的腹泻。④功能性腹泻。

2. 慢性腹泻

(1)消化系统疾病:胃大部切除术后、慢性萎缩性胃炎胃酸缺乏、肠结核、慢性细菌性痢疾、慢性阿米巴痢疾、绦虫病、钩虫病、溃疡性结肠炎、吸收不良综合征、Crohn病、慢性胰腺炎、慢性胆囊炎等。

(2)内分泌代谢疾病:甲状腺功能亢进、肾上腺皮质功能减退、糖尿病性肠病等。

(3)神经功能紊乱:神经功能性腹泻,如肠易激综合征等。

(4)药物副作用:洋地黄、甲状腺素、某些抗肿瘤药物等引起的腹泻。

(二)发生机制

1. 分泌性腹泻　因胃肠黏膜分泌过多液体所致。常见于沙门菌属感染、霍乱、细菌毒素刺激肠黏膜细胞内的腺苷酸环化酶,使细胞内的环腺苷酸(cAMP)增加,导致大量水与电解质分泌至肠腔,引起腹泻。胃泌素瘤引起的腹泻也属于分泌性腹泻。

2. 渗透性腹泻　因肠腔内容物渗透压增高,使肠黏膜对水和电解质的吸收受阻,肠腔内液体量增加导致腹泻,如口服不易吸收的盐类泻剂(硫酸镁)和糖类(甘露醇)等所致的腹泻。

3. 渗出性腹泻　由于肠黏膜炎症、溃疡或浸润性病变,使病变部位毛细血管通透性增强,致血浆渗出及黏液、脓血渗入肠腔引起。主要见于肠道的炎症性病变。

4. 动力性腹泻　因肠蠕动过快,食糜在肠腔内停留时间过短,其中的水分等未被肠黏膜吸收所致。主要见于肠炎、甲状腺功能亢进、肠功能紊乱等。

5. 吸收不良性腹泻　因肠黏膜吸收面积减少或吸收障碍所致。主要见于小肠大部分切除者和吸收不良综合征等。

二、护理评估要点

(一)健康史

询问患者有无与腹泻相关疾病病史,是否有传染病接触史,是否有不洁饮食史及用药史,既往是否有全身性疾病及腹部手术史。

(二)临床特点

(1)起病、病程及排便次数:急性腹泻起病急,病程较短,每日排便次数可达10次以上,多见于感染或食物中毒。慢性腹泻起病缓慢,病程较长,一般每日排便数次,多见于慢性肠道感染、肠道非特异性炎症、肠道肿瘤、吸收不良或神经功能紊乱等。

(2)粪便性状:引起腹泻的病因不同,粪便性状也不一样。①分泌性腹泻粪便多为水样,无脓血及黏液,排便量每日常在1 000ml以上,与进食无关,可伴腹痛。②渗透性腹泻常含不消化食物及泡沫,常有恶臭味,多不伴腹痛,禁食后可在24~48h后缓解。③渗出性腹泻粪便量明显少于分泌性腹泻,可有黏液或脓血,多伴腹痛,有时有发热。④动力性腹泻粪便较稀,无脓血及黏液,无腹痛。⑤吸收不良性腹泻粪便常含大量脂肪及泡沫,量多而臭,无腹痛,禁食后可缓解。

(三)身心反应

1. 身体反应　严重腹泻者可出现脱水及电解质紊乱的表现,如口渴、心慌、皮肤和面色苍白、皮肤弹性减退、眼眶凹陷、尿量减少及恶心、腹胀、肌肉无力、心律失常等。

2. 心理反应　急性严重腹泻可致机体失水,电解质紊乱,代谢性酸中毒甚至周围循环衰竭而危及患者生命,可使患者出现恐惧、紧张等心理反应。长期慢性腹泻干扰患者休息和睡眠,患者可有沮丧、抑郁等心理反应。

(四)伴随症状和体征

了解腹泻伴随的症状,对了解腹泻的病因和机制、腹泻引起的病理生理改变,乃至作出临床诊断都有重要价值。如:

(1)伴发热者可见于急性细菌性痢疾、伤寒、肠结核、溃疡性结肠炎急性发作期、败血症等。

(2)伴里急后重,提示病变以结肠直肠为主,如痢疾、直肠炎、直肠肿瘤等。

(3)伴明显消瘦,多提示病变位于小肠,如胃肠道恶性肿瘤、肠结核及吸收不良综合征。

(4)伴皮疹或皮下出血者,见于败血症、伤寒、麻疹、过敏性紫癜、糙皮病等。

(5)伴腹部包块者,见于胃肠恶性肿瘤、肠结核、Crohn病及血吸虫性肉芽肿。

(6)伴重度失水者,常见于分泌性腹泻,如霍乱、细菌性食物中毒等。

(7)伴关节痛或关节肿胀者,见于Crohn病、溃疡性结肠炎、系统性红斑狼疮、肠结核等。

三、相关的护理诊断

1. **腹泻**　与肠道感染、吸收不良等因素有关。
2. **体液不足/有体液不足的危险**　与严重腹泻致体液和电解质丢失有关。
3. **营养失调:低于机体需要量**　与长期慢性腹泻有关。

(毕清泉)

第十二节　便　秘

便秘是指大便次数减少,一般每周少于3次,伴排便困难、粪便干结。便秘是临床上常见的症状,病因多样,以肠道疾病最为常见,但诊断时应慎重排除其他病因。

一、病因与发生机制

(一)病因

依引起便秘的病因不同,将便秘分为功能性及器质性两大类。

1. 功能性便秘

(1)饮食习惯不佳:进食量少或长期进食含纤维素少的食物,对结肠运动的刺激减少。

(2)环境及精神因素:环境或生活条件的改变、精神因素等可干扰或抑制排便习惯,导致便秘。

(3)结肠运动功能减弱:如年老体弱、运动过少、肠易激综合征等。

(4)长期服用致泻药:便秘患者由于长期服用致泻药物,造成对药物的依赖。突然停用致泻药,也会引起便秘。

(5) **腹肌及盆腔肌张力低下**:腹肌及盆腔肌张力低下致排便推力不足,难于将粪便排出体外。

(6) **结肠冗长**:由于结肠冗长,粪便内水分被过多吸收所致。

(7) **药物影响**:应用吗啡类药、抗抑郁药、抗胆碱能药、钙通道阻滞剂、神经阻滞剂等,使肠肌松弛引起便秘。

2. 器质性便秘

(1) **直肠与肛门病变**:如痔疮、肛裂、肛周脓肿等致排便疼痛,因惧怕排便或因肛门括约肌痉挛影响排便而导致便秘。

(2) **肠梗阻性病变**:如结肠肿瘤、增殖性肠结核及各种原因引起的不完全性肠梗阻、肠粘连,以及妊娠后增大的子宫压迫肠管引起的肠外梗阻等。

(3) **全身性疾病**:某些全身性疾病,如糖尿病、尿毒症、甲状腺功能减退等致肠肌松弛,排便无力而导致便秘。

(二) 发生机制

正常排便需具备以下条件:①有足够的能引起肠蠕动的肠内容物,并含有适量纤维素和水分。②肠管的肌张力及蠕动功能正常。③有正常的排便反射。④参与排便的肌肉功能正常。其中任何条件有异常改变,即可发生便秘。

二、护理评估要点

(一) 健康史

1. **年龄** 老年人特别是体弱、行动不便或久卧不起者,易引起单纯性便秘。结肠直肠癌以年龄在50岁以上者多见,但也有约20%见于青壮年。新生儿有顽固性便秘的,应考虑先天性巨结肠或先天性肛门狭窄、闭锁。

2. **生活史** 了解饮食情况,包括进餐是否规律、食物摄入量、食物中所含纤维素的量以及有无偏食、挑食等情况。详细询问其生活习惯与工作规律是否受到干扰,如经常出差、工作过于繁重、饮食起居不定时、床上使用便盆等,上述情况下可引起单纯性便秘。此外,还应了解病人的精神状态,是否有紧张、焦虑或抑郁等。

3. **用药史** 应了解是否在服用可导致便秘的药物,询问是否经常服用泻药等。

4. **排便习惯** 应注意病人一贯的排便习惯,若排便习惯一向正常而近期出现进行性便秘,在排除上述生活史和药物史的影响后,须警惕大肠癌特别是直肠、乙状结肠、降结肠癌肿的可能。

(二) 临床特点

排便次数少,粪便量少而干硬难以排出。排便时可出现左下腹或下腹部痉挛性疼痛或下坠感,左下腹可触及条索状物,为痉挛的乙状结肠。

(三)伴随症状

(1)伴呕吐、腹胀、肠绞痛等,可能为各种原因引起的肠梗阻。
(2)伴腹部包块者应注意结肠肿瘤(注意勿将左下腹痉挛的乙状结肠或其内的粪便块误为肿瘤)、肠结核及 Crohn 病。
(3)便秘与腹泻交替者应注意肠结核、溃疡性结肠炎、肠易激综合征。
(4)伴生活环境改变、精神紧张出现便秘,多为功能性便秘。

(四)身心反应

1. 身体反应 由于粪便干硬,用力排便时会造成肛门和直肠的损伤,引起肛裂、痔疮等,病人自觉疼痛。心力衰竭、冠心病、腹部疝气病人,因用力排便使腹压增加可使病情加重。原发性高血压者,用力排便易出现意外,如脑出血。
2. 心理反应 长期便秘,病人会出现烦躁不安、焦虑、抑郁等情绪反应,或产生对药物的依赖性,使便秘加重。

三、相关的护理诊断

1. 便秘 与饮食结构不合理、少活动、长期卧床、肠道肿瘤等有关。
2. 知识缺乏 缺乏预防便秘的有关知识。

(毕清泉)

第十三节 黄 疸

黄疸是指血清胆红素浓度高于正常范围,临床上表现为巩膜、皮肤及黏膜黄染的征象。正常血清总胆红素为 $1.7\sim17.1\mu mol/L$($0.1\sim1mg/dl$)。胆红素在 $17.1\sim34.2\ \mu mol/L$($1\sim2mg/dl$),临床不易察觉,称为隐性黄疸,超过 $34.2\mu mol/L$($2mg/dl$)时出现临床可见黄疸。引起黄疸的疾病很多,发生机制各异,全面理解胆红素代谢过程对黄疸的鉴别诊断有重要意义。

一、病因与发生机制

血清胆红素主要来源为血红蛋白,血循环中衰老的红细胞经单核-巨噬细胞破坏和分解,生成非结合胆红素、铁和珠蛋白。非结合胆红素(亦称游离胆红素)为脂溶性,不溶于水,不能从肾排出。非结合胆红素通过血循环运输至肝后,被肝细胞摄取,经葡萄糖醛酸转移酶的催化作用,转化为结合胆红素。结合胆红素为水溶性,可通过肾小球滤过从尿中排出。

结合胆红素从肝细胞经胆管排入肠道后,被肠内细菌分解形成尿胆原。尿胆原大部分从粪便排出,称为粪胆原。小部分经肠道吸收,通过门静脉又回到肝内,回肝的大部分再转变为结合胆红素,随胆汁排入肠内,形成所谓的"胆红素的肠肝循环"。被吸收回肝的小部分尿胆原经体循环由肾排出体外。排出体外的尿胆原经空气氧化,转变成尿胆素(图 3-6)。

各种原因造成胆红素产生过多、肝脏摄取、结合功能障碍或排泄障碍均会产生黄疸。临床上按病因与发病机制不同分为溶血性黄疸、肝细胞性黄疸和胆汁淤积性黄疸三种类型。

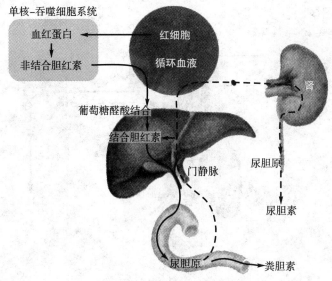

图 3-6 正常胆红素代谢示意图

1. **溶血性黄疸** 由于红细胞的大量破坏,非结合胆红素生成过多,超出肝细胞的摄取、结合与排泌功能;或因贫血、缺氧、红细胞破坏后产生的毒素作用等因素促使肝功能受影响时,非结合胆红素便在血液中潴留而产生黄疸(图 3-7)。常见于自身免疫性溶血性贫血、新生儿溶血、阵发性睡眠性血红蛋白尿、毒覃中毒、蚕豆病等引起的溶血性贫血。

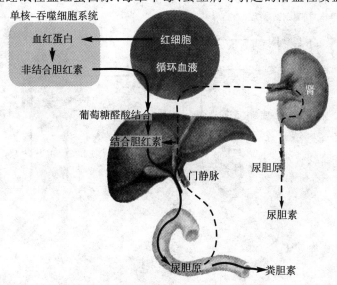

图 3-7 溶血性黄疸发生机制示意图

2. **肝细胞性黄疸** 是因肝细胞广泛损害,使之对胆红素的摄取、结合及排泌功能降低,导致非结合胆红素增加;而未受损的肝细胞仍能将非结合胆红素转变成结合胆红素,结合胆红素一部分经毛细胆管,随胆汁排入肠腔,另一部分经已损害或坏死的肝细胞反流入血;还可因肝细胞肿胀或胆管内胆栓形成而反流入血,导致血液中结合胆红素和非结合胆红素均增高而出现黄疸(图3-8)。

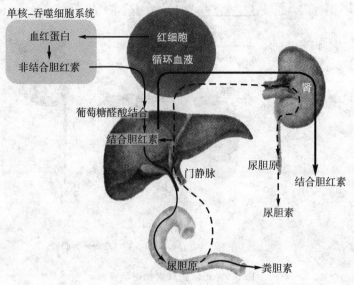

图3-8 肝细胞性黄疸发生机制示意图

3.胆汁淤积性黄疸 由于肝细胞排泌器病变或胆管系统通道受阻,导致胆红素排泌障碍或胆汁未能进入肠道而返流至血窦,进而形成胆汁淤积,血液中结合胆红素也随之增加(图3-9)。

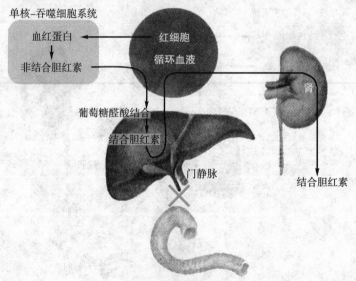

图3-9 胆汁淤积性黄疸发生机制示意图

二、护理评估要点

(一)健康史

1. 年龄与性别 出生后2~3天出现轻度黄疸,不伴其他症状者,首先考虑生理性黄疸。足月儿于10~14天内常能消退,早产儿可迟些,如黄疸仍持续不退、甚至加深,应结合病情考虑是否有新生儿病毒性肝炎、新生儿感染或先天性胆管闭锁的可能。新生儿黄疸伴有明显贫血者,多为新生儿溶血。青少年黄疸要考虑病毒性肝炎,中年以后多考虑肝硬化、胆石症和原发性肝癌。胆石症、胆囊癌、原发性胆汁性肝硬化等以女性多见。

2. 流行病史及接触史 疑似病毒性肝炎者,应了解其病前是否曾与肝炎病人接触及相关的流行病史;注意询问患者近半年内有无输血或血制品史。收割季节遇有与流行区疫水接触史的黄疸患者,应考虑钩端螺旋体病的可能。疟疾流行区域,出现发热伴黄疸的,应首先考虑恶性疟疾。

3. 用药史 近年来发现因服用止痛剂、镇静剂、精神神经抑制剂、避孕药等药物引起黄疸者并不少见,可能为药物性胆汁淤积或中毒性肝炎所致。

(二)临床特点

1. 黄疸的发生与发展 发病急骤者应多考虑病毒性肝炎、中毒性肝炎、胆石症或急性溶血;起病慢性隐袭者,多由肝硬化、慢性胰腺炎、壶腹周围癌等所致。黄疸波动性较大者,多见于胆总管结石和胆管炎症;黄疸呈进行性加重者,多为胰头癌或原发性肝癌。

2. 黄疸的程度 生理性黄疸、溶血性黄疸、妊娠期胆汁淤积等黄疸常较轻。深度黄疸往往见于梗阻性胆汁淤积,如胆管本身病变或因受压而导致胆管完全梗阻;也可见于非梗阻性者,如广泛肝细胞病变或坏死、重症肝炎和其他严重的非梗阻性胆汁淤积。

3. 皮肤、尿、粪的色泽 (1)皮肤颜色。皮肤的颜色取决于血清中胆红素的性质和黄疸持续的时间。如皮肤呈黄绿色或褐绿色,黄疸逐渐加深,提示有持久的胆汁淤积;溶血性黄疸皮肤色泽较浅,呈柠檬色;重症肝炎病人的皮肤呈橙黄色。胆汁淤积常有不同程度的皮肤瘙痒,皮肤多见抓痕。

(2)尿色。结合胆红素增高为主的胆红素尿,尿色明显加深如浓茶样,常见于病毒性肝炎、药物性中毒性肝炎及梗阻性黄疸,尿色的改变多早于巩膜黄染出现之前数天。非结合胆红素增高为主的黄疸,尿色多无明显改变。

(3)粪色。陶土色粪便常见于完全性胆管梗阻,若持续存在尤应怀疑为癌肿所致。黄疸同时伴有柏油样粪便者,见于壶腹癌侵入十二指肠或因肝硬化食管胃底静脉曲张破裂出血所致。

(三)身心反应

1. 身体反应 部分黄疸病人因有明显的皮肤瘙痒而影响休息与睡眠。

2. 心理反应 黄疸深而明显的,因怕受别人歧视而感自卑。黄疸持续时间长且原因不明时,病人会产生焦虑。

(四)伴随症状与体征

(1)伴发热,见于胆管炎、肝细胞坏死、急性溶血或癌症。

(2)伴右上腹剧痛或绞痛者,多见于胆管结石、胆管蛔虫症;伴持续右上腹胀痛,可见于病毒性肝炎;持续右上腹钝痛伴消瘦,考虑肝癌可能。

(3)伴肝脾或胆囊肿大,见于肝炎、肝硬化、肝癌、疟疾、败血症、溶血性贫血、胰头癌、胆总管癌等。

(4)伴腹水,见于急性、亚急性肝坏死,晚期肝硬化,腹腔内癌肿转移等。

三、相关的护理诊断

1. 舒适的改变 与胆汁淤积性黄疸所致的皮肤瘙痒有关。
2. 有皮肤完整性受损的危险 与胆汁淤积性黄疸所致的皮肤瘙痒有关。
3. 自我形象紊乱 与黄疸所致外形改变有关。
4. 焦虑 与皮肤严重黄染经久不消退有关;与创伤性病因学检查有关。

(毕清泉)

第十四节 抽搐与惊厥

抽搐与惊厥均属于不随意运动。抽搐是指全身或局部成群骨骼肌非自主的抽动或强烈收缩,常可引起关节运动和强直。当肌群收缩表现为强直性和阵挛性时,称为惊厥。惊厥一般为全身性、对称性,伴有或不伴有意识丧失。

惊厥的概念与癫痫有相同点也有不相同点。癫痫大发作与惊厥的概念相同,而癫痫小发作则不属于惊厥。

一、病因和发生机制

(一)病因

抽搐与惊厥的病因可分为特发性与症状性。特发性常由于先天性脑部不稳定状态所致。症状性病因有以下几种:

1. 脑部疾病

(1)感染:如脑炎、脑膜炎、脑脓肿、脑结核瘤、脑灰质炎。

(2)外伤:如产伤、颅脑外伤等。

(3)肿瘤:包括原发性肿瘤、脑转移瘤。

(4)血管疾病:如脑出血、蛛网膜下腔出血、高血压脑病、脑栓塞或脑缺氧等。

(5)寄生虫病:如脑型疟疾、脑血吸虫病、脑包虫病、脑囊虫病等。

(6)其他:先天性脑发育障碍;原因未明的大脑变性,如结节性硬化、胆红素脑病等。

2. 全身性疾病

(1)感染:如中毒型菌痢、败血症、狂犬病、破伤风等。

(2)中毒:①内源性,如尿毒症、肝性脑病;②外源性,如酒精、重金属、阿托品、有机磷等中毒等。

(3)心血管疾病:高血压脑病或 Adams-Stokes 综合征等。

(4)代谢障碍:如低血糖、低钙及低镁血症、急性间歇性血卟啉病、子痫等。低血钙可表现为典型的手足搐搦症。

(5)风湿病:如系统性红斑狼疮、脑血管炎等。

(6)其他:如突然撤停安眠药、抗癫痫药,还可见于热射病、溺水、窒息、触电等。

3.神经症 如癔症性抽搐和惊厥。

此外,尚有一重要类型,即小儿惊厥(部分为特发性,部分由于脑损害引起),高热惊厥多见于小儿。

(二)发生机制

抽搐与惊厥的发生机制尚未完全明了,通常认为可能主要与神经细胞异常放电有关,这种病理性放电主要由神经元膜电位的不稳定引起,由代谢、营养、脑皮质肿物或瘢痕等激发,并与遗传、免疫、内分泌、微量元素、精神因素等有关。

二、护理评估要点

(一)健康史

1.年龄 不同年龄段发生惊厥的病因差异很大。新生儿惊厥多因产伤、窒息、颅内出血所致;6 个月~3 岁的婴幼儿以高热惊厥为多,因低血钙、低血镁、低血糖所致,或为中毒性脑病所致;儿童和青少年发生惊厥的常见原因有原发性癫痫、中毒、感染、脑外伤等;青壮年发生惊厥多为原发性癫痫、肿瘤、脑外伤等引起;老年人发生惊厥则多为脑动脉硬化、高血压、肿瘤等所致。

2.诱因 惊厥发生前有无发热、饮食过度、外界刺激、过度疲劳、情绪激动等诱因。

3.既往史 既往有无热惊厥、头部外伤、脑炎、脑膜炎以及寄生虫病病史,是否曾被狗咬伤。

4.家族史 有无癫痫家族史。

(二)临床特点

1.全身性抽搐 全身性抽搐主要表现为全身骨骼肌痉挛,典型表现即癫痫大发作,患者意识丧失,全身肌肉强直,呼吸暂停;继而四肢呈痉挛性抽搐,呼吸不规则,尿便失禁,口唇发绀,瞳孔散大,对光反射迟钝或消失,可出现病理反射。发作约半分钟自行停止,不久意识恢复,醒后头痛、乏力、肌肉酸痛。也可反复发作或呈癫痫持续状态。惊厥发作时可致跌伤、舌咬伤或因舌后坠阻塞呼吸道引起窒息。

2.局限性抽搐 主要表现为以身体某一局部连续性肌肉收缩为主,多见于手足、眼睑、口角等。低钙血症引起的手足抽搐,典型表现为腕和手的掌指关节屈曲,指间关节伸直,拇指强烈内收,呈"助产士手";双足踝关节则伸直,足趾下屈,足呈弓状,似"芭蕾舞足"。

(三)身心反应

1.身体反应 惊厥发生时容易导致跌伤、舌咬伤及大小便失禁。惊厥发作时呼吸道分泌物、呕吐物的吸入或因舌根后坠堵塞呼吸道可引起窒息。

2.心理反应 惊厥发生时所致的跌伤、舌咬伤及大小便失禁等,可造成患者在惊厥发作后产生自卑心理,久后造成社交孤立。

(四)伴随的症状和体征

(1)惊厥伴有发热的,应考虑感染性疾病。
(2)惊厥伴有脑膜刺激征的,可考虑颅内感染、蛛网膜下腔出血。
(3)惊厥伴有高血压的,要考虑原发性高血压、子痫、肾衰竭。
(4)惊厥伴有头痛、呕吐或意识障碍的,应考虑脑部器质性病变。
(5)惊厥有精神症状的,要考虑癔症或癫痫。

三、相关的护理诊断

1.有窒息的危险 与病人意识丧失、会厌反射减弱或消失有关。
2.有受伤的危险 与病人意识丧失、肢体抽搐等有关。

(毕清泉)

第十五节 意识障碍

意识障碍是指人体对外界环境刺激缺乏反应的一种精神状态。根据严重程度,意识障碍可表现为嗜睡、意识模糊、昏睡和昏迷。

一、病因与发生机制

(一)病因

1.颅内病变
①颅内感染:如脑炎、脑膜脑炎等。②颅脑外伤:如颅骨骨折、脑实质损伤等。③脑血管病:如脑出血、脑梗死、高血压脑病等。④颅内占位性病变:如脑肿瘤、脑脓肿等。⑤癫痫。

2.内分泌及代谢性疾病 尿毒症、肝性脑病、肺性脑病、糖尿病、低血糖、甲状腺危象、水电解质平衡失调等。

3.中毒 镇静安眠药、抗精神病药、麻醉镇痛药、有机磷农药、酒精、吗啡、一氧化碳中毒等。

4.全身性感染 败血症、中毒性菌痢、中毒性肺炎等。

5.缺血、缺氧性脑病 高山病、窒息、休克、阿-斯综合征、DIC等。

6.其他 体温调节功能紊乱,如中暑、高热、癌症、子痫等。

(二)发生机制

意识是人对自身及外界环境进行认识和作出适宜反应的基础,由意识内容和觉醒状态组成。意识内容即大脑皮层的功能活动,包括对自身及外界认识状态以及知觉、记忆、定向、情感等精神活动;觉醒状态则由脑干网状结构激活和维持。意识状态的正常有赖于大脑皮层和皮层下网状结构的功能正常,任何原因导致大脑皮层弥漫性损害或网状结构上行系统被阻断时,均可产生意识障碍。

二、护理评估要点

(一)健康史

1. 意识障碍发生的急缓 发生急骤且为疾病首发症状的常见于颅脑外伤、脑卒中、外源性中毒、中枢神经系统急性感染等;缓慢发生的则多见于脑肿瘤和代谢性疾病,如肝性脑病、尿毒症等。

2. 服药和毒物接触史 应注意了解病人服用药物的情况,有无化学毒物或煤气接触史。了解有无外伤等情况。

3. 既往史 有无癫痫、原发性高血压、糖尿病以及严重肝、肾、肺、心脏病等病史。过去是否发生过意识障碍。

(二)临床特点

意识障碍根据言语对答、疼痛刺激、反射情况等不同,一般分为嗜睡、意识模糊、昏睡、昏迷4种。

1. 嗜睡 嗜睡是最轻的意识障碍,表现为一种病理性倦睡。患者呈持续性睡眠状态,易被唤醒,醒后能正确回答问题和作出各种反应,但刺激去除后很快又再次入睡。

2. 意识模糊 意识模糊是比嗜睡深的意识障碍。患者保持简单的精神活动,但对时间、地点、人物的定向能力有障碍,思维和语言不连贯,可有错觉、幻觉、烦躁不安、谵语或精神错乱等表现。

3. 昏睡 患者处于沉睡状态,不易唤醒。在压迫眶上神经、摇晃身体等强烈刺激下可唤醒,但很快又入睡,醒时回答问题含糊或答非所问。

4. 昏迷 昏迷为最严重的意识障碍。按程度不同又可分为:

(1)浅昏迷。患者意识大部分丧失,无自主运动,对周围事物及声、光刺激全无反应,但对疼痛刺激有痛苦表情或肢体退缩等防御反应。角膜反射、瞳孔对光反射、吞咽反射和眼球运动可存在。

(2)中度昏迷。患者对周围事物及各种刺激全无反应,对强烈刺激可出现防御反应但较弱。角膜反射、瞳孔对光反射迟钝,无眼球运动。

(3)深昏迷。患者意识完全丧失,全身肌肉松弛,对任何刺激均无反应,深、浅反射均消失。

意识障碍程度可通过与病人交谈,了解其思维、反应、情感活动、定向力等予以评估,必要时可通过痛觉检查、角膜反射、瞳孔对光反射检查等,判断意识障碍的程度。也可按格拉斯哥昏迷评分表(Glasgow coma scale,Gcs)对意识障碍的程度进行测评。评分项目包括睁眼反应、运动反应和语言反应。Gcs 总分为 15 分,14～15 分为正常,8～13 分示意识障碍,小于 8 分为浅昏迷,小于 3 分为深昏迷。评估中应注意运动反应的刺激部位应以上肢为主,以最佳反应记分。

(三)身心反应

意识障碍者感知能力、对环境的识别能力以及生活自理能力均发生了改变,尤其是昏迷者。由于患者的咳嗽、吞咽等各种反射减弱或消失,无自主运动,患者不能控制排便、排尿以及留置导尿等多种因素,患者除生命体征常有改变外,可出现营养不良、肺部或泌尿系统感染、大小便失禁、口腔炎、结膜炎、角膜炎、角膜溃疡、压疮等,久卧者还可发生关节僵硬、肢体挛缩畸形等。严重的意识障碍会给亲属带来巨大的照顾压力。

(四)伴随的症状与体征

1. **皮肤与黏膜改变**　一氧化碳中毒时皮肤黏膜呈樱红色;感染与酒精中毒者皮肤潮红;肝胆疾病或溶血时皮肤黏膜黄染;心肺疾病导致机体缺氧则皮肤发绀。

2. **生命体征改变**　伴发热多见于脑炎、脑膜炎、肺炎或败血症等感染性疾病,脑出血、蛛网膜下腔出血等也可发热;体温过低可见于休克、革兰氏阴性菌败血症、巴比妥类中毒、低血糖症、一氧化碳中毒以及甲状腺、垂体、肾上腺皮质功能减退等。糖尿病酮症酸中毒、尿毒症、败血症等可出现深而快的呼吸;肺炎等缺氧性疾病呼吸浅而快,伴发绀和鼻翼扇动;吗啡、巴比妥类中毒时呼吸缓慢;中枢神经系统病变导致呼吸中枢抑制时,可有呼吸节律的改变,出现潮式呼吸和 Biot 呼吸。血压升高见于脑出血、高血压脑病、脑血栓形成、尿毒症或蛛网膜下腔出血等;血压降低见于休克、阿-斯综合征、甲状腺功能减退、糖尿病性昏迷、肾上腺皮质功能减退、镇静剂或安眠药中毒等。

3. **神经系统改变**　脑膜炎和蛛网膜下腔出血者有脑膜刺激征;脑卒中病人有局限性瘫痪;脑卒中、急性中毒、中枢神经系统病变等可有瞳孔和对光反射的改变。

三、相关的护理诊断

1. **急性意识障碍**　与疾病本身如脑出血、肝性脑病等有关。
2. **清理呼吸道无效**　与意识障碍所致咳嗽、吞咽减弱或消失有关。
3. **有窒息的危险**　与病人无意识、会厌反射减弱或消失有关。
4. **有感染的危险**　与久卧、导尿等有关。
5. **完全性尿失禁**　与意识丧失所致排尿失控有关。
6. **排便失禁**　与意识障碍所致排便失控有关。
7. **有皮肤完整性受损的危险**　与久卧使局部长期受压有关。
8. **有受伤的危险**　与病人无意识、躁动不安有关。

(毕清泉)

本章小结

症状是指患者的主观不适感和痛苦的感觉或病态改变,是诊断疾病或鉴别诊断的主要依据。常见症状有很多,本章列出了15种常见症状,每一种常见症状按病因和发病机制、护理评估要点及相关护理诊断3个部分介绍,其中护理评估要点为每一个症状的重点内容。

发热、水肿、呼吸困难、咯血、发绀、意识障碍是本章的主要内容,现简要总结如下。①发热按病因分为感染性发热和非感染性发热2类,根据体温变化的规律分为6种热型,即稽留热、弛张热、间歇热、波状热、回归热和不规则热。②全身性水肿,可分为心源性水肿(主要见于右心衰竭)、肾源性水肿、肝源性水肿、营养不良性水肿以及其他原因所致的全身性水肿,护理评估中要注意水肿出现的时间、部位、程度、伴随症状、身体反应等要素。③呼吸困难分为肺源性呼吸困难(主要由呼吸道梗阻、肺部疾病、胸膜及胸壁疾病及神经肌肉疾病引起)、心源性呼吸困难(主要由心力衰竭引起)、中毒性呼吸困难、血源性呼吸困难以及神经、精神性呼吸困难5种。肺源性呼吸困难临床表现类型有吸气性呼吸困难、呼气性呼吸困难、混合性呼吸困难3种,心源性呼吸困难的特点为劳力性呼吸困难、夜间阵发性呼吸困难和端坐呼吸。④咯血是喉以下的呼吸道出血造成的,常发生于支气管、肺部疾病,二尖瓣狭窄等,心血管疾病亦可引起。护理评估时需注意咯血量、咯血速度,其与呕血的鉴别以及是否有窒息、肺不张及失血性休克的存在。⑤发绀按病因可分为中心性发绀(因心、肺疾病导致动脉血氧饱和度降低而引起)、周围性发绀(周围循环血液障碍所致)及混合性发绀3种,护理评估时要注意中心性发绀和周围性发绀的鉴别要点及临床意义,同时还要评估发绀出现的时间、急缓、部位、皮肤的温度、严重程度及伴随症状等。⑥意识障碍原因很多,主要见于中枢神经系统疾病,如脑膜炎、脑炎、脑出血、蛛网膜下腔出血、脑缺血及各种原因引起的脑梗死、脑外伤、脑肿瘤和癫痫等。此外,其他疾病如内分泌与代谢疾病、心血管疾病、中毒等亦可引起。按程度不同分为嗜睡、意识模糊、昏睡、昏迷4种,护理评估中要注意意识障碍程度的评估,尽可能找出其病因,了解患者的身心反应。

本节关键词:发热;水肿;呼吸困难;咯血;发绀;黄疸;意识障碍

课后思考

1. 简述发热的概念、常见病因和临床分度。
2. 简述各典型热型的特点及临床意义。
3. 简述头痛、胸痛、腹痛的常见病因。
4. 何谓牵涉痛?如何根据腹痛的部位及牵涉部位判断其可能的病因?
5. 简述全身性水肿的病因及各类全身性水肿的临床特点。
6. 简述咳嗽与咳痰的护理评估要点。
8. 简述咯血的概念、咯血与呕血的鉴别要点。
9. 简述肺源性呼吸困难的临床类型及特点。
10. 简述心源性呼吸困难的临床特点。

11. 简述中心性发绀与周围性发绀的区别。
12. 简述恶心、呕吐的护理评估要点。
13. 简述呕血的常见病因及临床表现。
14. 试述呕血与便血的护理评估要点。
15. 简述消化道继续出血的征象。
16. 简述腹泻、便秘的病因及护理评估要点。
17. 何谓黄疸？试述各型黄疸的常见病因及临床特点。
18. 简述黄疸的护理评估要点。
19. 试述不同程度意识障碍的临床表现及护理评估要点。
20. 意识障碍相关的护理诊断有哪些？

(毕清泉)

第四章 身体评估

案例

患者,女性,75岁,农民。因反复咳嗽、咳痰10余年,加重伴气促、双脚浮肿10余天,以平车推入我院。入院诊断:慢性支气管炎、肺气肿。入院时体温38.7℃,脉搏100次/分钟,呼吸18次/分钟,血压105/75mmHg,体重38.5kg。浅表淋巴结未及,扁桃体Ⅱ度肿大,甲状腺不大。患者9年前确诊为慢性支气管炎,经治疗好转。无药物过敏史,无烟酒及其他不良嗜好。患者神志清醒,语言表达流畅,半流质饮食,食欲下降,大小便正常。卧床,生活部分自理,步态不稳,呼吸困难,气促,咳嗽,鼻导管低流量给氧,口唇、甲床轻度紫绀,双足轻度水肿,夜间入睡困难,未用过辅助睡眠药物,皮肤完整,卫生状况一般。

问题:
1. 评估患者的主要方法有哪些?
2. 该患者就诊时有哪些主要症状和体征?
3. 在评估过程中罗列主要评估内容及可能出现的各种情况。
4. 扁桃体和甲状腺肿大如何分度?

本章学习目标

1. 掌握肺与胸膜评估;心脏评估;腹部评估。
2. 熟悉一般状态评估;头部、面部、颈部的评估;脊柱与四肢评估;肛门、生殖器评估;神经反射评估。
3. 了解脑神经、感觉及运动功能评估。
4. 熟练规范运用身体评估操作技巧,同时要具备尊重患者、关爱患者的良好医德以及认真严谨的工作作风。

身体评估是指评估者运用自己的感官或借助听诊器、血压计、体温表等辅助工具,对评估对象进行细致地观察和系统地检查。它是获取机体正常或异常征象的评估方法,也是提供护理诊断依据的重要手段。身体评估主要阐述检查者如何运用视诊、触诊、叩诊、听诊和嗅诊的基本方法,对评估对象进行全面、有序、规范和系统的身体评估。这个过程既是基本技能的训练过程,也是护理经验的积累过程,更是与患者交流、沟通、建立良好护患关系的过程。学生必须熟悉相关理论知识,同时更要掌握操作技巧,力求获取护理对象准确的客观资料。

第一节 一般状态的评估

一般状态评估是对评估对象个人特征及全身状况的概括性观察和判断。评估方法以视诊为主,有时配合触诊或利用体温计、血压计、听诊器等辅助检查。内容包括性别、年龄、生命体征、发育与体型、营养、意识状态、面容与表情、体位、步态等。

一、性别、年龄与生命体征

(一)性别

性别通常以生殖器和第二性征的发育来作为判断依据。正常成人男女性征明显,性别不难判断。对性征不显著者评估时应注意:

1. 某些疾病发病率与性别有关 如甲状腺疾病和系统性红斑狼疮多发于女性;甲型血友病常见于男性。

2. 某些疾病对性征的影响 如肾上腺皮质肿瘤或长期使用肾上腺皮质激素,可导致男性患者乳房女性化;也可以导致女性发生男性化以及第二性征的改变。

3. 性染色体异常对性征的影响 染色体的数目和结构异常所致性发育和性征的两性畸形。

(二)年龄

年龄可通过问诊获知或通过观察皮肤黏膜的弹性与光泽、肌肉的状态、毛发的分布、面与颈部的皱纹和牙齿的状态等综合判断。随着年龄的增长,机体出现生长发育、成熟、衰老等一系列变化。某些疾病的发生及预后与年龄有着密切关系。如佝偻病、麻疹、百日咳等多发生于儿童;结核病、风湿热多发生于青少年;动脉硬化性疾病、恶性肿瘤多发生于老年人。青年人患病较易恢复,老年人则具有康复慢、并发症多、病程持续长的临床特点。

(三)生命体征

生命体征是评估生命活动存在与否及其质量如何的重要征象。是体格检查必不可少的项目之一。内容包括体温、脉搏、呼吸、血压。生命体征的测量方法及临床意义见《基础护理学》相关章节。

二、发育与体型

(一)发育

发育是在个体成熟前机体所发生的变化。发育是否正常通常以年龄、智力和体格成长状态(包括身高、体重及第二性征)之间的关系进行综合判断。正常发育受到种族、遗传、性别、年龄、内分泌、营养代谢、生活环境及体育锻炼等多因素的影响。判断成人发育正常的指标为:①头部的长度为身高的1/8~1/7;②胸围为身高的1/2;③双上肢展开后左右指端的距离与身高大致相等;④坐高等于下肢的长度。正常人各年龄组的身高与体重之间有一定的对应关系。

(二)体型

体型是身体各部发育的形体表现,包括骨骼、肌肉、脂肪分布的状态。随年龄的增长,体型不断地发生变化。临床上将成人体型分为3种类型。

1. 匀称型(正力型) 身体各部分结构匀称适中,腹上角(两侧肋骨之间形成的夹角)90°左右。一般正常人多为此体型。

2. 瘦长型(无力型) 身高体瘦,肌肉少,脖子细长。肩膀窄下垂,胸廓扁平,腹上角小于90°。瘦长型的人容易得内脏下垂的疾病。

3. 矮胖型(超力型) 与瘦长型相反。体格粗壮,颈粗短,面红,肩平,胸廓宽阔,腹上角大于90°。矮胖型人容易患高血压、高血脂症。

三、面容与表情、体位

(一)面容与表情

面容是面部呈现的状态;表情是面部情感的表现。面容与表情是评价个体情绪状态的重要指标。健康人表情自然,神态安怡。疾病导致人的面容与表情产生变化,表现出痛苦、忧虑或疲惫等。某些疾病发展到一定程度时,可出现特征性的面容与表情,对评估和诊断疾病具有重要意义。临床上常见的典型异常面容有以下几种(图4-1)。

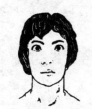 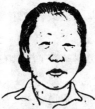 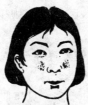 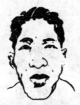 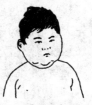

甲状腺功能亢进面容　黏液性水肿面容　二尖瓣面容　肢端肥大症面容　满月面容

图4-1　常见的异常面容

(1)急性面容:面色潮红、呼吸急促、鼻翼扇动、口唇疱疹、表情痛苦。见于急性感染性疾病,如大叶性肺炎、疟疾、流行性脑脊髓膜炎。

(2)慢性面容:面色灰暗或苍白、面容憔悴、目光暗淡、消瘦无力。见于慢性消耗性疾病如恶性肿瘤、肝硬化和严重肺结核。

(3)贫血面容:面色苍白、唇舌色淡、表情疲惫。见于各种原因所致的贫血。

(4)甲状腺功能亢进面容:面容惊愕、眼裂增宽、眼球突出、目光炯炯。见于甲状腺功能亢进症。

(5)二尖瓣面容:双颊紫红、口唇发绀。见于风湿性心脏病二尖瓣狭窄。

(6)肢端肥大症面容:头颅增大、面部变长、下颌增大前突、眉弓及两颧隆起、唇舌肥厚、耳鼻增大。见于肢端肥大症。

(7)满月面容:面圆如满月,皮肤发红,常伴痤疮和小须。见于Cushing综合征及长期使用肾上腺皮质激素者。

(8)面具面容:面部呆板无表情,似面具样。见于帕金森病、脑炎等。

(9)黏液性水肿面容:面色苍黄,颜面浮肿,睑厚面宽,目光呆滞,反应迟钝,眉毛、头发稀疏,舌色淡肥大。见于甲状腺功能减退症。

(10)脱水面容:眼眶凹陷、双目无神、口唇干燥、皮肤干燥松弛。见于血容量明显减少的患者,如严重腹泻、大出血及休克等。

(二)体 位

体位是指评估对象身体在卧位时所处的状态。健康人体位自主,疾病可使体位发生改变,因而对某些疾病的诊断具有一定的意义。常见的体位有以下几种。

1. 自主体位　身体活动自如,不受限制。见于健康人、轻症和疾病早期患者。

2. 被动体位　不能自己调整或变换身体的位置。见于瘫痪、意识丧失或极度衰弱者。

3. 强迫体位　为减轻疾病的痛苦而被迫采取的特殊体位。

(1)强迫仰卧位:患者仰卧,两腿屈曲,以减轻腹肌的紧张程度。见于急性腹膜炎等。

(2)强迫俯卧位:俯卧位可使脊背肌肉松弛。见于脊柱疾病。

(3)强迫侧卧位:胸膜病变患者多采取患侧卧位以减轻疼痛和有利于健侧代偿呼吸。见于一侧胸膜炎和大量胸腔积液患者。

(4)强迫坐位(端坐呼吸):坐于床沿上,双下肢下垂,以两手置于膝盖或扶持床边。以便于辅助呼吸肌参与呼吸运动,加大膈肌活动度,增加肺通气量,并减少回心血量和减轻心脏负担。见于心功能不全、支气管哮喘患者。

(5)强迫蹲位:患者在活动过程中,因心悸、呼吸困难而采取蹲踞位以缓解症状。见于发绀型先天性心脏病。

(6)强迫停立位:步行时因心前区突发疼痛而被迫立刻站住,并以右手按抚心前区,待症状稍缓解后,才继续行走。见于心绞痛患者。

(7)辗转体位:患者辗转反侧、坐卧不安。见于胆石症、胆道蛔虫、肾绞痛。

(8)角弓反张位:因颈和脊背肌肉强直,患者头向后仰,屈背挺胸呈弓形。见于破伤风和小儿脑膜炎。

四、意识障碍

意识是大脑功能活动的综合表现,即对环境和自身状态的认知和觉察能力。正常人意识清晰,反应敏锐精确,定向力正常,思维和情感活动正常,语言流畅、准确,表达能力良好。凡能影响大脑功能活动的疾病都可引起不同程度的意识改变,称为意识障碍。意识障碍的评估参见第三章第十五节。

五、姿势与步态

姿势是指举止的状态。健康成人躯干端正,肢体活动灵活适度。常态姿势靠骨骼结构和各部位肌肉的紧张度来维持。除此外,健康状况和精神状态对常态姿势的保持有着一定的影响。如情绪低落、疲惫不堪可以出现垂肩、弯背、拖拉的步态。受疾病的影响,常态姿势也可改变。如颈部动作受限时则提示颈椎发生异常病变,胃、十二指肠溃疡或胃痉挛性疼痛时,患者常捧腹处于活动状态中。

步态是指走动时所表现的姿态。健康人的步态受年龄、健康状态和所受训练的影响。如小儿喜好小跑,青年人步态稳健,老年人常为小步慢行。某些疾病可导致步态发生显著改变,并具有一定的特征。常见的典型异常步态有以下几种(图4-2)。

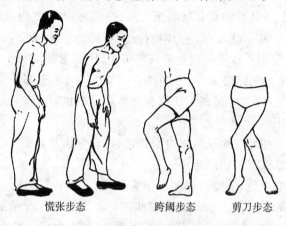

慌张步态　　跨阈步态　　剪刀步态

图 4-2　常见的异常步态

1. 蹒跚步态　行走时身体左右摇摆似鸭行。见于佝偻病、大骨节病、进行性肌营养不良或先天性双侧髋关节脱位。

2. 醉酒步态　行走时重心不稳、步态紊乱如醉酒状。见于小脑疾病、酒精中毒。

3. 共济失调步态　站立时两脚分开过宽,行走时一脚高抬,骤然垂落,且双目下视,闭目不能保持平衡。见于脊髓疾病。

4. 慌张步态　起步后小步急速前行,躯干前倾,有难于止步之势。见于帕金森病(图 4-2)。

5. 跨阈步态　踝部肌腱、肌肉弛缓,患足下垂,行走时高抬下肢才可起步。见于多发性神经炎腓总神经麻痹患者。

6. 剪刀步态　双下肢肌张力增高,特别是伸肌和内收肌张力增高明显,移步时下肢内收过度,两腿交叉前行呈剪刀状。见于脑瘫与截瘫患者。

7. 间歇性跛行　步行中,因下肢突发性酸痛乏力而被迫停止行进。见于动脉炎、动脉硬化患者。

六、营养状况的评估

营养状况指与营养摄取相关的健康状况,与食物的摄入、消化吸收、内分泌及代谢、遗传、生活方式等因素密切相关,是评估机体健康状态和疾病程度的标准之一。一般根据皮肤、毛发、皮下脂肪、肌肉的发育情况结合身高和体重进行综合判断。常用的评估指标为身高与体重之间的关系及皮下脂肪的厚度。

(一)营养状况的判断

1. 体重　体重是营养评估中最简单、直接、可靠的方法。测量时选择晨起空腹,排空大小便后,着内衣裤站立于体重计中心进行测量。粗略的标准体重估计公式为:

$$男(kg)=身高(cm)-105;女(kg)=身高(cm)-102$$

体重在标准体重±10%以内为正常,当体重减轻至低于正常的10%时称为消瘦;当超过标准体重的20%以上时称为肥胖。

2. 体重指数(BMI)　体重指数是反映蛋白质、热量、营养不良以及肥胖的可靠指标。

$$BMI(kg/m^2)=体重(kg)/身高的平方(m^2)$$

2002年国际肥胖特别工作组提出亚洲成年人BMI正常范围为18.5~22.9;小于18.5为体重过低;23~24.9为肥胖前期;25~29.9为Ⅰ度肥胖;大于等于30为Ⅱ度肥胖。2003年卫生部疾病控制司公布的"中国成人超重和肥胖症预防控制指南(试用)"以BMI值24为超重,28为肥胖的界限。

3. 皮下脂肪　皮下脂肪直接反映体内脂肪量,与营养状况关系密切,可作为评估营养状态的参考。测量部位以肱三头肌最常用。

测量时评估对象取立位,手臂自然放松下垂,评估者站在其背面,以拇指和示指在左侧肩峰至耻骨鹰嘴连线的中点上方2cm处将皮肤连同皮下脂肪捏起呈皱褶,捏起点两边的皮肤须对称,然后用重量压力为$10g/mm^2$的皮褶计测量,于夹住后3秒内读数。重复3次取平均值。

正常范围男性为13.1±6.6mm,女性为21.5±6.9mm。

(二)营养状况分级

临床上将营养状况分为良好、中等、不良3个等级来进行描述。

1. 良好　皮肤黏膜红润、皮肤有光泽、弹性良好,皮下脂肪丰满,肌肉结实,指甲、毛发润泽,肋间隙及锁骨上窝深浅适中,肩胛部及股部肌肉丰满。体重和体重指数在正常范围或略高。

2. 不良　皮肤黏膜干燥、弹性降低,皮下脂肪菲薄,肌肉松弛无力,指甲粗糙无光泽,毛发稀疏,肋间隙及锁骨上窝凹陷,肩胛骨和髂骨嶙峋突出。体重和体重指数明显低于正常。

3. 中等　介于以上两者之间。

(三)营养状况异常

临床上常见的营养状况异常包括营养不良和营养过度两个方面。

1. 营养不良　由于摄食不足或(和)消耗过多,使营养低于机体需要量引起。多见于长期或严重的疾病。极度消瘦者称为恶病质。引起营养不良的常见原因有以下几个方面:

(1)摄食障碍:多见于食管、胃肠道疾病,肝、肾及神经系统疾病引起的严重恶心、呕吐等。

(2)消化吸收障碍:见于胃、肠、胰腺、肝脏及胆管疾病引起消化液或酶的合成和分泌减少,影响消化和吸收。

(3) 消耗增多：见于慢性消耗性疾病和内分泌代谢性疾病,如长期活动性肺结核、恶性肿瘤、糖尿病、甲状腺功能亢进症等。

2. 营养过度　体内中性脂肪积聚过多,主要表现为超重和肥胖。肥胖最常见原因为热量摄入过多,超过消耗量,常与内分泌、遗传、生活方式、运动和精神因素有关。按其病因可将肥胖分为外源性和内源性两种。

(1) 外源性肥胖：为摄入热量过多,消耗减少,使营养高于机体需要量所致,表现为全身脂肪分布均匀,身体各个部位无异常改变,常有一定的遗传倾向。儿童期患者表现为生长较快,青少年患者可有外生殖器发育迟缓的现象。

(2) 内源性肥胖：多由某些内分泌疾病所致。其脂肪分布多为显著特征性,肾上腺皮质功能亢进表现为向心性肥胖,以面部、肩背部、腰腹部最为凸显。其他如肥胖性生殖无能综合征(Frohlich综合征)、肾上腺皮质功能亢进(Cushing综合征)、甲状腺功能减退症等可引起具有一定特征的肥胖和性功能障碍。

(荣　燕)

第二节　皮肤、浅表淋巴结评估

一、皮肤的评估

皮肤是身体与外界环境间的屏障,具有很多的生理功能,主要保护体内器官不受外界微生物、有害物质的侵入；能通过皮下脂肪、汗腺和丰富的血管分布调节体温；神经末梢感受器具有触觉、温觉及痛觉的感知觉功能。其结构和功能随着年龄增加而有一定的变化。外界环境改变、皮肤本身病变或全身疾病均可引发皮肤发生病变,具体为颜色、温度、湿度或弹性以及其他的皮肤损害。皮肤评估以视诊为主,有时需配合触诊才能获得准确的信息。

(一) 颜色

皮肤颜色与遗传和种族有关。因毛细血管分布、色素量、血液充盈度及皮下脂肪厚薄的不同,在同一种族中也会存在显著不同。评估皮肤颜色应在角质层较薄部位如指甲、口唇、口腔黏膜和睑黏膜。皮肤较深者应结合手掌和足底来观察。常见的异常皮肤颜色改变有以下几种。

1. 苍白　可由贫血、末梢毛细血管痉挛或充盈不足所致。见于惊恐、寒冷、休克、虚脱以及主动脉瓣关闭不全等。

2. 发红　由于毛细血管扩张充血、血流加速、血量增加或红细胞量增多所致。生理情况下见于运动、饮酒后；病理情况下见于发热性疾病、阿托品及一氧化碳中毒等。皮肤持久性发红见于Cushing综合征及真性红细胞增多症。

3. 发绀　皮肤黏膜呈青紫色,常出现于口唇、耳廓、面颊及肢端等部位。主要因单位容积血液中脱氧血红蛋白量增多所致。常见于心肺疾病、亚硝酸盐中毒。

4. 黄染　皮肤黏膜发黄称为黄染,常见的原因有：

(1) 黄疸：由于血清胆红素浓度增高而使皮肤黏膜甚至体液黄染的现象为黄疸。血清总胆红素超过34.2μmol/L时，可出现黄疸。常见于溶血性疾病、肝细胞损害或胆汁淤积。其特点为：①早期或轻症时仅见于巩膜及软腭黏膜，较明显时才见于皮肤；②巩膜近角膜缘处黄染轻，而远角膜缘处黄染重。

(2)胡萝卜素增高：过多食用胡萝卜、南瓜、柑橘等可引起血中胡萝卜素增高（2 500mg/L），皮肤也会出现黄染。其特点为：①黄染多在手掌、足底、前额及鼻部皮肤；②一般不出现巩膜和口腔黏膜黄染；③血中胆红素不高。

(3)药物：长期服用含有黄色素的药物，如阿的平、呋喃类药物也可引起皮肤黄染。其特点为：①首先出现于皮肤，严重者可出现巩膜黄染；②近角膜缘处黄染明显，离角膜缘越远，黄染越淡。这是与黄疸的重要区别。

5.色素沉着　由于表皮基底层的黑色素增多所致部分或全身皮肤色泽加深，称为色素沉着。健康人身体外露部分、乳头、腋窝、关节、外生殖器及肛门周围皮肤色素较深。妊娠女性面部、额部可出现色素沉着，称为妊娠斑。老年人全身或面部可有散在色素沉着，称为老年斑。

以上正常色素沉着部位出现颜色加深或口腔黏膜出现色素沉着，均为临床异常病变。全身性色素沉着见于慢性肾上腺皮质功能减退症，也可见于肝硬化、肝癌晚期、肢端肥大症、黑热病、疟疾等。

6.色素脱失　皮肤失去原有色素称色素脱失，是由于酪氨酸酶缺乏以致体内酪氨酸不能转化为多巴而形成黑色素。常见有白斑、白癜及白化病。①白癜：多形性大小不等的色素脱失斑片，逐渐扩大，进展缓慢。多出现于身体外露部位，无自觉症状。②白斑：多发生于口腔黏膜和女性外阴部，呈圆形或椭圆形，面积一般不大，可能为癌前病变。③白化病：全身皮肤和毛发色素脱失，头发呈浅黄色或金黄色，为遗传性疾病。

(二)湿度

皮肤湿度与汗腺分泌功能有关。正常人皮肤比较湿润并随周围环境的温湿度的变化而变化。在气温高、湿度大的环境中出汗增多是生理的调节功能。出汗过多、过少或无汗均为病理情况，具有一定的诊断价值。

1.出汗过多　见于风湿热、结核病、布氏杆菌病、甲状腺功能亢进、佝偻病及脑炎后遗症等。手足皮肤发凉而大汗淋漓称为冷汗，见于休克和虚脱患者；夜间睡后出汗称为盗汗，多见于结核病。

2.少汗及无汗　见于维生素A缺乏症、黏液性水肿、硬皮病、尿毒症和脱水。

(三)温度

温度通常用指背触摸皮肤来评估皮肤的温度。全身皮肤发热见于发热性疾病、甲状腺机能亢进；发冷见于休克、甲状腺功能低下者。局部皮肤发热见于疖、痈等炎症。肢端发冷见于雷诺病。

(四)弹性

皮肤弹性与年龄、营养状况、皮下脂肪及组织间隙水分含量有关。儿童及青年皮肤紧张富有弹性;中年以后皮肤弹性减弱;老年人皮肤组织萎缩,弹性较差。评估时用手背或上臂内侧部位,以拇指和示指将皮肤捏起,1~2s后松手,健康人皮肤皱褶平复迅速。平复缓慢为弹性减弱,见于长期消耗性疾病和严重脱水患者。

（五）毛发

毛发的颜色、分布、多少受种族、年龄、性别、遗传、营养和精神状况的影响。一般男性体毛较多,女性体毛较少。随年龄的增长,毛发根部供血和细胞代谢减退,头发可减少及色素减退形成秃顶或灰白色。毛发的多少及分布对临床疾病的诊断有着一定的意义。毛发增多见于某些内分泌疾病,如Cushing综合征、长期应用肾上腺皮质激素及性激素者,女性患者还可出现胡须;毛发脱落多见于脂溢性皮炎、黏液性水肿、垂体功能减退症及应用抗癌药物后。

（六）皮肤损伤

1. 皮疹　多为全身性疾病征象之一,常见于传染病、皮肤病、药物或其他物质过敏反应。评估皮疹时应注意其部位、出现与消失时间、发展顺序、形态大小、平坦或隆起、颜色、压之是否褪色及有无瘙痒脱屑。常见皮疹有以下几种。

(1)斑疹:局部皮肤发红,一般不隆起于皮肤表面,见于风湿性多形红斑、丹毒。

(2)玫瑰疹:鲜红色圆形斑疹,直径2~3mm,压之褪色,多出现胸、腹部,见于伤寒和副伤寒的特征性皮疹。

(3)丘疹:除局部皮肤发红外,一般隆起于皮肤表面,见于麻疹、湿疹及药物疹。

(4)斑丘疹:在斑疹的底盘上出现丘疹称为斑丘疹,见于风疹、药物疹和猩红热。

(5)荨麻疹:为隆起于皮肤表面的苍白色或红色的局限性水肿,大小不等、形态不一,常伴瘙痒,消退后不留痕迹,为速发性皮肤变态反应所致,见于异性蛋白食物或药物过敏反应,虫咬伤。

2. 皮下出血　皮下出血为血管性皮肤损害,表现为局部皮肤呈青紫或黄褐色,压之不褪色,除血肿外一般不突出于皮肤表面。根据其直径大小可分为:①淤点:小于2mm,压之不褪色,用来区别充血或皮疹。②紫癜:3~5mm。③淤斑:5mm以上。④血肿:片状出血伴皮肤显著隆起者。淤点及紫癜与皮肤充血性改变的鉴别要点是压之不褪色。

皮下出血常见于出血性疾病、重症感染、某些血管损害性疾病、毒物或药物中毒及外伤等。

3. 蜘蛛痣　蜘蛛痣为皮肤小动脉末端分支性扩张所形成的血管痣,形似蜘蛛。多出现于上腔静脉分布的区域,如面、颈、手背、上臂、前胸和肩背部等处。用火柴杆压迫血管痣中心,可见其辐射状小血管网消失,去除压力后又复出现。其发生一般认为与肝脏对雌激素的灭活作用减弱,体内雌激素水平升高有关。常见于慢性肝炎、肝硬化,也可见于健康的妊娠女性。此外,慢性肝病患者手掌大小鱼际肌处常发红,压之褪色称肝掌,其发生机制同蜘蛛痣。

4. 水肿　皮下组织间隙有过多的液体积聚使组织肿胀,称为水肿。轻度水肿视诊不易发现,应配合触诊。评估时,通常用手指按压胫骨前内侧皮肤3~5s,指压后出现凹陷,为凹陷性水肿;黏液性水肿及淋巴性水肿可见组织明显肿胀,伴皮肤苍白、干燥、粗糙,指压后无凹陷,为非凹陷性水肿。临床上根据水肿的轻重程度可分为轻、中、重三度。

(1)轻度水肿:仅见于眼睑、眶下软组织、胫骨前、踝部皮下组织,指压后有轻度凹陷,平复较快。

(2)中度水肿:全身疏松组织均见明显水肿,指压后组织有较深凹陷,平复缓慢。

(3)重度水肿:全身组织严重水肿,身体低垂部位皮肤紧张发亮,甚至有液体渗出,胸、腹腔等浆膜腔可有积液,外阴部也可有明显水肿。

5. 压疮　又称压力性溃疡,为局部组织长期受压,发生持续性缺血缺氧、营养不良所致的皮肤损害。易发生在身体受压较大的骨突部位如枕部、耳廓、肩胛部、脊柱、肘部、髋部、骶尾部、膝关节内外侧、内外踝、足跟等。根据组织损伤程度,可将压疮分为以下四期。

(1)第一期(淤血红润期):为压疮初期,局部软组织受压后,出现红、肿、热、麻木或触痛。此期为可逆性改变,只要及时去除诱因,就可恢复。

(2)第二期(炎性浸润期):红肿部位如继续受压,局部的血液循环得不到及时改善,局部红肿向外浸润、变硬,受压皮肤的表面呈紫红色,有小水泡形成,极易破溃。

(3)第三期(浅度溃疡期):水泡继续扩大,表皮破溃,露出创面,有黄色渗出液,感染后创面有脓性分泌物覆盖,致使浅层组织坏死,溃疡形成,疼痛加剧。

(4)第四期(坏死溃疡期):坏死组织侵入真皮下层和肌肉层,感染严重者,可向深部和周围组织扩展,脓性分泌物增多,有臭味,坏死组织呈黑色。如不及时控制感染,可引起脓毒败血症,危及病人生命。

二、淋巴结的评估

淋巴结以组群分布于全身,一般仅能评估身体各部表浅的淋巴结。正常表浅淋巴结呈豆状,直径多在0.2~0.5cm之间,质地柔软,表面光滑,与周围组织无粘连,无压痛,不易触及。淋巴结位于淋巴回流的通路上,局部炎症或肿瘤可引起相对应区域的淋巴结肿大。因而通过淋巴结评估对某些疾病的发生、发展和诊疗提供依据有着重要的意义。

(一)表浅淋巴结的分布

人体浅表淋巴结分以下几个组群,引流一定区域淋巴液,头颈部淋巴结的分布见图4-3。

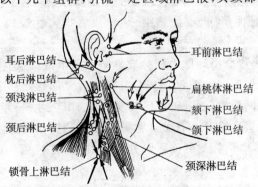

图4-3　头颈部浅表淋巴结的分布

1.耳前淋巴结 位于耳屏的前方,引流上面部、耳廓及外耳道淋巴液。

2.耳后淋巴结 位于耳后乳突表面,胸锁乳突肌止点处,引流耳及头皮后方淋巴液。

3.枕淋巴结 位于枕部皮下,斜方肌起点和胸锁乳突肌止点之间,引流枕部头皮与后颈深部组织的淋巴液。

4.颈前淋巴结 位于胸锁乳突肌表面及下颌角处,引流来自腮腺、头皮及面颈部的淋巴液。

5.颈后淋巴结 位于斜方肌前缘的颈后三角内,引流甲状腺、头皮后2/3的淋巴液。

6.颌下淋巴结 位于颈前三角顶端的下颌骨下缘,引流口底、颊黏膜、齿龈等处的淋巴液。

7.颏下淋巴结 位于颏下三角,引流颏下三角区内组织、唇和舌部的淋巴液。

8.锁骨上淋巴结 位于锁骨与胸锁乳突肌所形成的夹角,引流左侧收集食管、胃等器官的淋巴液,右侧收集气管、胸膜、肺等处的淋巴液。

9.腋窝淋巴结 引流躯干上部、乳腺、胸壁等处的淋巴液(图4-4)。

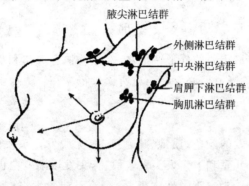

图 4-4 腋窝淋巴结的分布

10.腹股沟淋巴结 引流下肢及会阴部等处的淋巴液。

(二)评估方法

淋巴结检查主要用触诊法,评估者站在被评估者的对面,以四指并拢紧贴评估部位,由浅入深进行表浅滑动触诊。被评估者全身放松以方便检查。评估者依次对评估对象的耳前、耳后、乳突区、枕骨下区、颈后三角、颈前三角、锁骨上窝、腋窝、滑车上、腹股沟、腘窝淋巴结进行触摸。

淋巴结肿大要注意其部位、大小、数目、硬度、活动度、有无压痛及粘连,局部皮肤有无红肿、疤痕及瘘管。

(三)淋巴结肿大的表现

根据其分布可分为局限性和全身淋巴结肿大。

1.局限性淋巴结肿大

(1)非特异性淋巴结炎:由引流区器官或组织的急、慢性炎症所引起。急性炎症初期肿大的淋巴结柔软、压痛、表面光滑、无粘连,肿大至一定程度即停止。慢性炎症时,淋巴结较硬,最终淋巴结缩小或消退。如化脓性扁桃体炎、牙龈炎引起的颈部淋巴结肿大。

(2)淋巴结结核:常发生于颈部血管周围,多发性,质地稍硬,大小不等,可相互粘连或与周围组织粘连,如发生干酪性坏死,则可触及波动感。晚期破溃后形成瘘管,愈合后可形成瘢痕。

(3)恶性肿瘤淋巴结转移:淋巴结质地坚硬,表面可光滑或有突起,与周围组织粘连,不易推动,一般无压痛。如肺癌可向右侧锁骨上窝或腋窝淋巴结群转移;胃癌、食管癌多向左侧锁骨上窝淋巴结群转移,称为Virchow淋巴结,常为胃癌、食管癌转移的标志。

2.全身淋巴结肿大 淋巴结肿大的部位遍及全身,大小不等,无粘连。见于传染性单核细胞增多症、淋巴瘤、各型急性和慢性白血病等。

(荣 燕)

第三节 头部、颜面部与颈部评估

一、头部评估

头部及其器官是人体最重要的外形特征之一,是评估者最初和最容易见到的部分,但体检时仍需仔细、全面地视诊、触诊,必要时结合听诊进行。

(一)头发和头皮

1.头发 注意评估头发的颜色、质地、疏密度、有无脱发。头发的颜色、曲直、疏密度可因种族遗传因素而不同。儿童和老年人头发较稀疏,头发逐渐变白也是老年性改变。

伤寒、甲状腺功能减退、头皮脂溢性皮炎、发癣等引起脱发;物理和化学因素也可引起,如放射治疗和肿瘤化疗后。

2.头皮 观察有无头皮屑、头癣、炎症、外伤、血肿和瘢痕等。

(二)头颅

头颅评估要注意其大小、外形变化及有无异常运动。头颅的大小通常以头围来衡量,测量时以软尺自眉间绕到颅后通过枕骨粗隆。新生儿约34cm,出生后的前半年增加8cm,后半年增加3cm,第二年增加2cm,第三、四年内约增加1.5cm,4~10岁共增加约1.5cm,18岁可达53cm,以后几乎不再变化。

1.头颅畸形 头颅的大小异常和畸形可作为某些疾病的典型体征。临床常见有:

(1)小颅:小儿囟门多在12~18个月内闭合,如过早闭合,形成小头畸形,这种畸形同时伴智力发育障碍。

(2)尖颅:亦称塔颅,矢状缝与冠状缝过早闭合,导致头顶部尖突高起,造成与颜面的比例异常。见于先天性疾病尖颅并指(趾)畸形,即Apert综合征(图4-5)。

(3)方颅:头顶平坦呈方形,且前额左右突出。见于小儿佝偻病或先天性梅毒。

(4)巨颅:头颅增大,颜面很小,可见头、颈部静脉充盈。由于颅内压增高,压迫眼球,形成双目下视,巩膜外露的特殊表情,称为落日现象,见于脑积水(图4-6)。

(5)长颅:自颅顶至下颌部的长度明显增大,见于 Manfan 综合征及肢端肥大症。

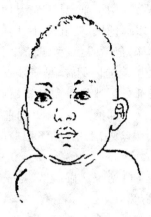

图 4-5 尖颅

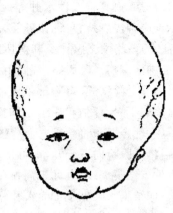

图 4-6 巨颅(脑积水)

(6)变形颅:发生于中年人,以颅骨增大变形为特征,同时伴有长骨的骨质增厚与弯曲,见于变形性骨炎。

2.头部异常运动　头部活动受限,见于颈椎疾患;头部不随意地颤动,见于震颤麻痹;与颈动脉搏动一致的点头运动,称 Musset 征,见于严重主动脉瓣关闭不全。

二、颜面部评估

颜面为头部前面不被头发遮盖的部分,其具有很强的特征性。面部肌群是构成表情的基础,有丰富的血管和神经分布。除面部器官本身的疾病外,颜面部评估对许多全身性疾病的诊断具有重要的意义。

(一)眼

眼的评估一般按从外向内的顺序进行,具体包括四部分:外眼、眼前节、内眼和视功能的检查。

1.眼的功能评估

(1)视力:视力分为远视力和近视力,后者通常指阅读能力。检查远视力用远距离视力表,病人距视力表 5m 远,分别检查两眼,以能看清"1.0"行视标者为正常视力。如在 1cm 处不能辨认 0.1 行视标者,改为"数手指",即辨认检查者所示的手指数。手指移近眼前 5cm 仍数不清者,改为指动检测。不能看到眼前手动者,检测其光感是否存在,如光感消失,即为失明。检查近视力用近距离视力表,在距视力表 33cm 处,能看清"1.0"行视标者为正常视力。视力检查可初步判断有无近视、远视、散光,或器质性病变如白内障、眼底病变等。

(2)色觉:色觉检查应在适宜的光线下进行,让病人在 50cm 距离处读出色盲表上的数字或图像。病人在 5～10s 内不能读出表上的彩色数字或图像,可按色盲表的说明判断为某种色盲或色弱。色盲是对某种颜色的识别能力丧失;色弱是对某种颜色的识别能力减低。

2.外眼评估

(1)眼眉:正常人的眉毛疏密不完全相同,一般内侧与中间部分比较浓密,外侧部分比较稀疏。眼眉外 1/3 过于稀疏或脱落,可见于黏液水肿、腺垂体功能减退症和麻风病。

(2)眼睑:①眼睑水肿:眼睑皮下组织疏松,轻度水肿即可表现出来。常见于肾炎、贫血、营养不良、慢性肝病、血管神经性水肿等。②眼睑下垂:双侧下垂,见于先天性重症肌无力;单侧下垂提示动眼神经麻痹;单侧眼睑下垂伴有同侧眼球凹陷、瞳孔缩小、同侧面部无汗称Horner综合征,为该侧颈交感神经麻痹所致。③眼睑闭合障碍:双侧见于甲状腺功能亢进症,单侧见于面神经麻痹。④眼睑内翻:由瘢痕形成使睑缘向内翻转,见于沙眼。

(3)结膜:结膜分睑结膜、穹隆部结膜和球结膜三部分。评估时需翻转眼睑。评估上眼睑时嘱评估对象向下看,评估者用示指和拇指捏起上睑中部的边缘,轻轻向前下方牵拉,然后示指轻向下压,配合拇指将睑缘向上捻转,即可将上眼睑外翻。评估下眼睑时嘱评估对象往上看,用示指将下眼睑向下分开,即可暴露下眼睑。

结膜充血见于结膜炎;出血见于高血压、败血症;苍白见于贫血;发黄见于黄疸;颗粒与滤泡见于沙眼;球结膜水肿见于重症水肿、颅内压增高等。

(4)泪囊:嘱患者向外上看,检查者用一手拇指轻压病人眼内眦下方,即骨性眶缘下内侧,挤压泪囊,同时观察有无分泌物或泪液自上、下泪点溢出。若有黏液脓性分泌物流出,应考虑慢性泪囊炎。有急性炎症时应避免作此检查。

(5)眼球:检查眼球运动的外形与运动。评估眼球运动时,将示指置于病人眼前30~40cm处,嘱病人头部固定,眼球随示指方向按左、左上、左下及右、右上、右下6个方向移动。每一方向代表双眼一对配偶肌的功能。①眼球突出:单侧眼球突出多见于局部炎症或眶内占位性病变。双侧眼球突出见于甲状腺功能亢进,患者除突眼外还有以下眼征:Stellwag综合征(瞬目减少);Graefe综合征(眼球下转时上睑不能相应下垂);Mobius综合征(表现为集合运动减弱,即目标由远处逐渐移近眼球时,两侧眼球不能适度内聚);Joffroy综合征(上视时无额纹出现)。②眼球下陷:双侧下陷见于严重脱水或慢性消耗性疾病;单侧下陷见于Horner综合征和眶尖骨折。③眼球运动异常:眼球运动受动眼、滑车、外展3对脑神经支配,当支配眼球运动的神经麻痹时,眼球运动障碍伴复视。由支配眼肌运动的神经麻痹引起的斜视称为麻痹性斜视,多见颅脑外伤、鼻咽癌、脑炎、脑膜炎、脑脓肿。眼球震颤指眼球有规律地快速往返运动,方向以水平方向多见,垂直和旋转少见。自发的眼球震颤见于耳源性眩晕、小脑疾患。

3. 眼前节评估

(1)角膜:角膜表面具有丰富的感觉神经末梢,因而感觉较为敏感。评估时用斜光照射观察其透明度、有无云翳、白斑、软化、溃疡和新生血管等。正常角膜透明、表面光滑、湿润、没有血管。角膜边缘及周围出现灰白色混浊环,为类脂质沉着所致,多见于老年人,无自觉症状,亦不妨碍视力,称为老年环。云翳、白斑发生在角膜的瞳孔部位可影响视力。角膜软化见于婴幼儿营养不良、维生素A缺乏等。Kayser-Fleischer环是角膜边缘出现黄色或棕褐色的色素环,由铜代谢障碍引起,见于肝豆状核变性(Wilson病)。角膜周围血管增生见于重症沙眼。

(2)巩膜:正常巩膜呈透明瓷白色。评估时用拇指向上轻压上睑,嘱评估对象向下看,再用拇指向下按压下睑,评估对象向上看,即观察到全部巩膜。巩膜黄染多见于黄疸。

(3)虹膜:是眼球葡萄膜的延伸部分,有环形色素沉着,呈放射状排列,中央圆形小孔即瞳孔,虹膜内有瞳孔括约肌与扩大肌,能调节瞳孔大小。纹理模糊或消失,见于炎症、水肿或萎缩。虹膜型态异常或有裂孔,见于虹膜前粘连、外伤、先天性虹膜缺损。

(4)瞳孔:是危重患者的重要监测项目之一,也可提供中枢神经一般功能状况。评估时要注意其大小、形状、双侧是否等大等圆、对光反射是否正常等。正常瞳孔圆形,两侧等大等圆,直径 3～4mm。

1)形状改变:青光眼或眼内肿瘤时瞳孔呈椭圆形;虹膜粘连时形状不规则。

2)大小改变:双侧瞳孔散大见于青光眼、视神经萎缩、濒死状态,或阿托品、可卡因药物反应;一侧瞳孔散大见于该侧动眼神经受损;双侧瞳孔缩小见于吗啡、巴比妥类和有机磷中毒,也可由某些药物作用(毛果芸香碱、氯丙嗪)所致。两侧瞳孔大小不等,常提示颅内病变,见于脑外伤、脑肿瘤、脑疝等。

3)对光反射:是判断瞳孔功能活动的方法,通常用手电筒直接照射瞳孔并观察其动态反应。正常人当眼受到光线刺激后瞳孔立即缩小,移开光线后瞳孔迅速复原。检查间接对光反射是用手隔开两眼观察对侧瞳孔缩小的情况。瞳孔对光反射迟钝或消失,见于昏迷病人。双侧瞳孔散大伴对光反射迟钝或消失为濒死状态表现。

4)调节反射:嘱评估对象注视 1m 以外的目标,然后将目标逐渐移近至距眼球 5～10cm 处,正常人双眼内聚,瞳孔缩小,为调节反射。由于视物由远至近,也同时伴有双侧眼球向内聚合,称为辐辏反射。甲状腺功能亢进,辐辏反射消失;动眼神经功能损害、睫状肌和双眼内直肌麻痹,调节反射和辐辏反射都消失。

4. 眼底检查　需借助眼底镜方可进行,主要观察视神经乳头、视网膜血管、黄斑区和视网膜,如视乳头的颜色、边缘、大小、视网膜有无出血、动脉有无硬化等。

(二)耳

耳是听觉和平衡器官,分外耳、中耳、内耳三部分。

1. 外耳　评估耳廓的外形、大小、位置和对称性,是否有发育畸形、外伤疤痕、红肿、结节等。外耳道皮肤是否正常,有无溢液。痛风患者耳廓上触及痛性小结,为尿酸钠沉着的结果;外耳道内有局部红肿疼痛,并有耳廓牵拉痛,则为疖肿;有黄色液体流出并痒痛者为外耳道炎;有脓液流出并伴全身症状,则为中耳炎;有血液或脑脊液流出,则提示颅底骨折。

2. 中耳　正常鼓膜平坦,颜色灰白,呈圆形。评估时注意有无穿孔。如鼓膜穿孔,有溢脓并恶臭,可能为胆脂瘤。

3. 乳突　外壳由骨密质组成,乳突内腔与中耳道相连,内腔为大小不等的骨松质小房。化脓性中耳炎引流不畅时可蔓延为乳突炎,评估时可发现耳廓后方皮肤有红肿,乳突有明显压痛有时可见瘘管或瘢痕等。严重时可继发耳源性脑脓肿或脑膜炎。

4. 听力　采用粗略的评估方法来测定,即在安静环境中嘱评估对象闭目坐于椅子上,用手指堵塞一侧耳道,评估者持手表自 1m 外逐渐移近耳部,直至听到手表的滴答声为止,测量距离。同法测定另一耳听力。一般在 1m 处可听到机械表的滴答声。精确测量须使用规定频率的音叉或电测听设备进行测试,可协助明确诊断。听力减退见于外耳道叮咛或异物、听神经损害、局部或全身血管硬化、中耳炎等。

（三）鼻

1. **鼻外形** 注意观察鼻部颜色与外形改变。鼻梁部皮肤出现红色水肿斑块，并向两侧面颊部扩展，见于系统性红斑狼疮。鼻尖和鼻翼的皮肤发红，伴有毛细血管扩张和组织肥厚，见于酒渣鼻。鼻腔完全堵塞、外鼻变形，鼻梁宽平如蛙状，称为蛙状鼻（图4-7），见于肥大的鼻息肉患者。鼻梁塌陷称马鞍鼻，见于鼻骨折、先天性梅毒和麻风病。

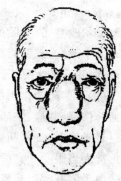

图4-7 蛙状鼻

2. **鼻翼煽动** 吸气时鼻孔开大，呼气时鼻孔回缩，见于严重呼吸困难如支气管哮喘、大叶性肺炎、急性左心衰竭等。

3. **鼻中隔** 正常成人的鼻中隔很少完全正中，多数稍有偏曲。评估者压住一则鼻孔，嘱评估对象用另一鼻孔呼吸，正常人空气畅通无阻。呼吸不畅多见于鼻中隔偏曲、鼻息肉、鼻炎及鼻黏膜肿胀；严重的高位偏曲可压迫鼻甲，引起神经性头痛；鼻中隔出现孔洞称为鼻中隔穿孔，多见于鼻腔慢性炎症、外伤等。

4. **鼻腔分泌物** 鼻腔黏膜受刺激可引起过多的分泌物。清稀无色为卡他性炎症，黏稠发黄或发绿的脓性分泌物为鼻或鼻窦的化脓性炎症。

5. **鼻出血** 多为单侧，见于鼻外伤、鼻腔感染、局部血管损伤、鼻咽癌。双侧出血多由于全身性疾病引起，如某些传染病（流行性出血热）、血液系统疾病（再生障碍性贫血、白血病等）、肝胆疾病、维生素C或维生素K缺乏等。发生周期性鼻出血的女性应考虑子宫内膜异位症。

6. **鼻窦** 为鼻腔周围含气的骨质空腔，共4对，均有窦口与鼻腔相通（图4-8）。

评估上颌窦时，评估者双手四指固定于患者脑后，将拇指分别置于左右颧部向后按压；评估额窦时，评估者双手固定头部，双手拇指置于眼眶上缘内侧向后、向上按压；评估筛窦时，评估者固定患者两侧耳后，双侧拇指分别置于鼻根部与眼内眦之间向后按压，其余四指固定在两侧耳后。

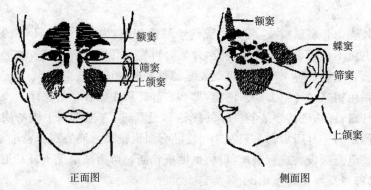

图4-8 鼻窦

当鼻窦引流不畅时易发生炎症，表现出鼻塞、流涕、头痛和鼻窦压痛。

(四)口腔

检查时从外向内按口唇、口腔黏膜、牙齿、牙龈、舌、咽及扁桃体、腮腺和口腔气味的顺序进行。

1.口唇

口唇的毛细血管十分丰富,健康人口唇红润光滑。评估时注意口唇颜色,有无疱疹、口角糜烂或歪斜。

(1)颜色变化:口唇苍白见于贫血、虚脱、主动脉关闭不全;口唇发绀见于心肺功能不全;口唇呈樱桃红见于一氧化碳中毒。

(2)口唇疱疹:为口腔黏膜与皮肤交界处发生的成簇小水泡,伴痛痒感,一周左右结痂不留瘢痕。为单纯病毒感染所致,伴发急性发热性疾病如大叶性肺炎、流行性感冒、疟疾。

(3)口角糜烂:见于核黄素缺乏。

(4)口角歪斜:见于面神经瘫痪或脑血管疾病。

2.口腔黏膜 评估应在自然光线下进行,也可利用手电筒。评估口底黏膜和舌底时,嘱患者舌头上翘触及硬腭。正常口腔黏膜光洁呈粉红色。

(1)黏膜色素沉着:肾上腺皮质功能减退患者可出现蓝黑色色素沉着。

(2)黏膜损害:在口腔黏膜下出现大小不等的出血点和淤斑,见于各种出血性疾病或维生素C缺乏。黏膜溃疡见于慢性复发性口疮。黏膜肿胀、充血伴有小的出血点,称为黏膜疹,多呈对称性,见于猩红热、风疹及某些药物中毒反应。黏膜上有白色凝乳块状物,称为鹅口疮,为白色念珠菌感染,多见于衰弱的儿童、老年人或长期使用广谱抗生素和抗肿瘤药物后。在第二磨牙的颊黏膜处出现针尖大小的灰白色斑点,周围有红晕,称为麻疹黏膜斑,是麻疹的早期特征。

3.牙齿 评估时注意颜色、有无龋齿、义齿或残根,如发现牙齿疾患,位置和名称按一定格式标明。正常牙齿呈瓷白色。黄褐色牙称斑釉牙,为长期饮用含氟量较高的水所致。单纯性齿间隙过宽见于肢端肥大症。

4.牙龈 正常牙龈呈粉红色。评估时注意颜色,有无肿胀、溢脓、溃疡及出血。齿龈肿胀、溢脓见于牙周炎。牙龈出血见于出血性疾病。齿龈游离缘出现蓝灰色线称铅线,是铅中毒的特征。

5.舌 评估时嘱患者伸出舌头,舌尖翘起,左右侧移,观察舌苔、舌质、舌的运动。健康人舌质淡红,表面湿润,覆有薄舌苔,伸出居中,自如活动无颤动。高热患者舌干燥呈暗红色;伤寒患者舌根及中央有厚苔而周围及舌头呈红色;核黄素缺乏时,舌上有不规则隆起上皮,称为地图舌;猩红热、长期发热患者舌乳头增大呈鲜红色,称草莓舌;贫血、营养不良时舌乳头萎缩,舌体变小,舌面光滑呈粉红色称为光滑舌,也称镜面舌。严重脱水、阿托品作用时舌面干燥、舌体缩小,称干燥舌。伸舌偏斜见于舌下神经麻痹。甲状腺功能亢进患者伸舌时可见细微震颤。

6.咽和扁桃体 评估时患者坐于椅上,面对光源,张口发"啊"音,评估者用压舌板迅速下压舌前2/3和舌后1/3交界处,此时软腭上抬,以评估软腭、腭垂、扁桃体、咽后壁。暗部颜色、对称性、有无充血、肿胀、分泌物及扁桃体大小。

急性咽炎时,咽部红肿,黏液腺分泌增多;慢性咽炎时黏膜充血、表面粗糙,咽后壁淋巴滤泡呈簇状增生。急性扁桃体炎时,腺体红肿,隐窝内有黄白色脓性分泌物或形成苔片状假膜,易于剥离,不留创面。扁桃体肿大分为三度(图4-9):未超过咽腭弓者为Ⅰ度;超出咽腭弓者为Ⅱ度;达到或超过咽后壁中线者为Ⅲ度。

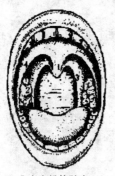 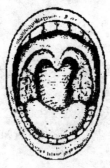 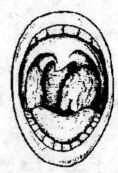

Ⅰ度扁桃体肿大　　Ⅱ度扁桃体肿大　　Ⅲ度扁桃体肿大

图4-9　扁桃体位置及肿大分度

7.喉　位于喉咽之下,喉下连接气管。喉为软骨、肌肉韧带、纤维组织及黏膜所组成的一个管腔结构,是发音的主要器官。声音的协调和语言的构成还需要肺、气管、咽部、鼻腔、鼻窦等多方面的配合。

急性嘶哑或失音见于急性炎症,慢性失音要考虑喉癌。喉的神经支配有喉上神经与喉返神经。上述神经受到损害,如纵隔或喉肿瘤时,可引起声带麻痹以至失音。

8.口腔的气味　健康人口腔无特殊气味。特殊难闻的气味称为口臭,可由口腔局部或全身性疾病引起。

(1)局部病变:齿龈炎、龋齿、牙周炎可产生臭味;齿槽脓肿为腥臭味;齿龈出血为血腥味。

(2)全身疾病:糖尿病酮症酸中毒患者可发出烂苹果味;尿毒症病人可发出尿味;肝坏死患者口腔中有肝臭味;肝脓肿患者呼吸时可发出组织坏死的臭味;有机磷中毒的患者口腔中能闻到大蒜味。

(五)腮腺

腮腺位于耳屏、下颌角、颧弓所构成的三角区内,正常腮腺体薄而软,触诊时摸不出腺体轮廓。腮腺导管位于颧骨下1.5cm处,横过嚼肌表面,开口相当于上颌第二磨牙对面的颊黏膜上(图4-10)。检查时注意导管口有无分泌物。

腮腺肿大见于以下3种情况。

1.急性流行性腮腺炎　腮腺迅速肿大,先为单侧,继而可累及对侧,检查时有压痛,腮腺导管可见红肿,急性期还可累及胰腺、睾丸或卵巢。

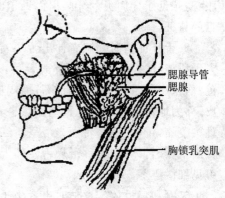

图4-10　腮腺及腮腺导管位置图

2. 急性化脓性腮腺炎　多见于抵抗力低下的重症患者和口腔卫生不良者。腮腺肿大多为单侧性,检查时腮腺导管口处加压后可见脓性分泌物溢出。

3. 腮腺肿瘤　混合瘤质韧呈结节状,边界清楚,可有移动性;恶性肿瘤质硬,有痛感,发展迅速,与周围组织粘连,可伴有面瘫。

三、颈部评估

颈部评估应注意颈部的姿势与运动、颈部血管、甲状腺和气管等情况。检查时让受检者取舒适坐位或仰卧位,充分暴露其颈部和肩部,在平静、自然的状态下进行。手法应轻柔,疑有颈椎疾患时更应细心。

(一)颈部外形与分区

正常人颈部直立时两侧对称。男性甲状软骨比较突出,形成喉头结节,女性则较平坦。转头时可见胸锁乳突肌突起。为了明确地标记颈部病变的部位,依据解剖结构,颈部每侧分为两大三角区域,即颈前三角(颈前区)和颈后三角(颈外侧区)。

1. 颈前三角　颈前三角为胸锁乳突肌前缘、下颌骨下缘与前正中线之间的区域。

2. 颈后三角　颈后三角为胸锁乳突肌的后缘、锁骨上缘与斜方肌前缘之间的区域。

(二)颈部姿势与运动

正常颈部伸屈、转动自如。男性甲状软骨比较突出,女性则平坦不显露。

1. 颈项强直　颈项强直为脑膜刺激征之一,见于脑膜炎、蛛网膜下腔出血等。

2. 颈部运动受限伴疼痛　颈部运动受限伴疼痛见于软组织炎症、颈椎病变、颈肌扭伤等。

3. 头部向一侧偏斜　头部向一侧偏斜又称斜颈,见于先天性颈肌挛缩或斜颈,也见于颈肌外伤。

4. 头不能抬起　头不能抬起,见于严重消耗疾病晚期、重症肌无力和进行性肌萎缩。

(三)颈部血管

1. 颈静脉　正常人坐位或站立时颈外静脉不显露,也看不到颈静脉搏动;平卧位时是充盈的,不超过锁骨上缘到下颌角距离的下 1/3 处。

(1)颈静脉怒张:若取 30°～40°的半卧位时静脉充盈超过正常水平,或立位、坐位时颈静脉充盈,称为颈静脉怒张,提示上腔静脉压力升高,见于右心衰竭、心包积液、缩窄性心包炎、上腔静脉阻塞综合征。

(2)颈静脉搏动:正常情况下不会出现颈静脉搏动,在三尖瓣关闭不全伴颈静脉怒张时可看到。一般静脉搏动柔和,范围弥散,触诊时无搏动感。

2. 颈动脉　正常人颈部动脉的搏动,只有在剧烈活动后心搏出量增加时才可见到。在静息状态下颈动脉搏动明显,提示脉压增大,见于主动脉瓣关闭不全、高血压、甲状腺功能亢进和严重贫血。

(四)颈部皮肤与包块

1. 颈部皮肤　评估时注意有无蜘蛛痣、感染及其他局限性或广泛性病变,如神经性皮炎、瘢痕、瘘管等。

2. 颈部包块　颈部包块是颈部最重要的体征之一。颈部包块产生的原因很多,应根据部位、大小、质地、活动性、发生和增长的特点以及全身的情况来判断。对颈部包块在体检不能获得明确印象时,需进行 X 线摄片或活体组织检查。

(五)甲状腺

甲状腺位于甲状软骨下方和两侧(图 4-11),表面光滑,柔软不易触及。健康人甲状腺外观不突出。做吞咽动作,甲状腺可随吞咽动作而上下移动。

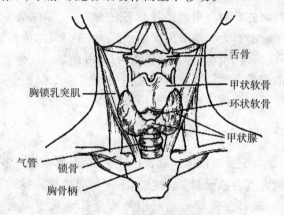

图 4-11　甲状腺位置图

1. 甲状腺评估方法　一般按视诊、触诊、听诊的顺序进行。

(1)视诊:评估对象取坐位,头稍后仰,做吞咽动作的同时,观察甲状腺有无肿大及是否对称。女性在青春期可略增大。

(2)触诊:能明确甲状腺的轮廓及病变的性质。最常采用的是后面触诊法(图 4-12),即评估者站在患者背后,一手示指、中指施压于一侧甲状软骨,将气管推向对侧,另一手拇指在对侧胸锁乳突肌后缘向前推挤甲状腺,示中指在其前缘触诊甲状腺,配合吞咽动作,重复检查。用同法检查另一侧。如触到肿大的甲状腺,要注意评估其大小、两侧是否对称、质地、表面情况、有无结节及囊性感、压痛、震颤等。

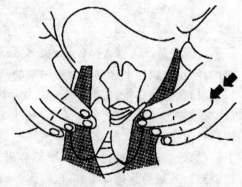

图 4-12　甲状腺后面触诊法示意图

甲状腺肿大分为三度:不能看出肿大但能触及者为Ⅰ度;能看到肿大又能触及,但位于胸锁乳突肌以内者为Ⅱ度;超过胸锁乳突肌外缘者为Ⅲ度。

(3)听诊:当触到肿大的甲状腺时,应以钟型听诊器置于肿大的甲状腺上进行听诊。甲状腺功能亢进时,可闻及低调的连续性静脉"嗡嗡"音。

2.甲状腺肿大的意义

(1)甲状腺功能亢进:肿大的甲状腺质地柔软,触诊时可有震颤,或能听到"鸣"样血管杂音,是血管增多、增粗、血流增速的结果。

(2)单纯性甲状腺肿:腺体肿大多为弥漫性,也可为结节性,不伴有甲状腺功能亢进体征。

(3)甲状腺癌:触诊时包块可有结节感,不规则、质硬。因发展较慢,体积有时不大,易与甲状腺瘤、颈前淋巴结肿大相混淆。

(4)甲状旁腺腺瘤:甲状旁腺位于甲状腺之后,发生腺瘤可使甲状腺突出,检查时也随吞咽移动,需结合甲状旁腺功能亢进的临床表现加以鉴别。

(5)慢性淋巴性甲状腺炎(桥本病):呈弥漫性或结节性肿大,易与甲状腺癌相混淆。

(六)气管

正常人气管位于颈前正中部。评估时嘱患者取坐位或仰卧位,使颈部处于自然正中位置,评估者将右手示指与无名指分别置于两侧胸锁关节上,中指置于胸骨上窝气管正中处,观察中指与示指和无名指间的距离。两侧距离相等提示气管居中。

两侧距离不等提示气管移位。不同偏移方向可判断病变的性质。大量胸腔积液、积气、纵隔肿瘤时,气管被推向健侧;肺不张、肺纤维化、胸膜粘连时,将气管拉向患侧。

(荣　燕)

第四节　胸部评估

胸部检查常用的方法有视诊、触诊、叩诊和听诊,检查内容包括体表标志、胸廓、乳房、胸壁、肺和胸膜、心脏与血管。检查时视患者病情或检查需要采取坐位或卧位,检查应在合适的温度和光线充足的环境中进行。尽可能暴露全部胸廓,全面系统地按视、触、叩、听顺序进行检查。一般先检查前胸部及两侧胸部,然后再检查背部,并注意两侧对比。这样可避免重要体征的遗漏。

一、胸部的体表标志

常用的胸部体表标志有骨骼标志、自然隐窝及垂直线标志。

(一)骨骼标志

1.胸骨柄　胸骨柄为胸骨上端略呈六角形的骨块,其两侧与锁骨的胸骨端相连(图4-13)。

2.胸骨角　胸骨角又称Louis角。由胸骨柄和胸骨体的连接处向前突起而成,其两侧分别与左右第2肋软骨相连接,背部相当于第5胸椎的水平。胸骨角还是支气管分叉、心房上缘和上下纵隔交界及前胸壁计数肋骨的重要标志(图4-13)。

3.剑突　剑突在为胸骨体下端,呈三角形,其底部与胸骨体相连接。

4.肋间隙 为两个肋骨之间的空隙剑突,用来标记胸部的水平位置。第1肋骨下面的间隙为第1肋间隙,第2肋骨下面的间隙为第2肋间隙,其余以此类推。

5.腹上角 腹上角为左右肋弓在胸骨下端会合处所形成的夹角,又称胸骨下角。体型瘦长者角度较小,矮胖者较大,深吸气时可稍增宽(图4-13)。

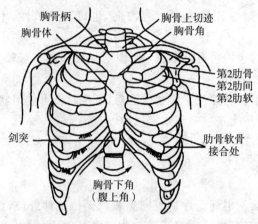

图4-13 前胸壁骨骼标志

6.肩胛骨 肩胛骨位于后胸壁脊柱两侧第2~8肋骨之间。肩胛骨的最下端称肩胛下角。肩胛下角可作为第7或第8肋骨水平的标志,也相当于第8胸椎的水平(图4-14)。

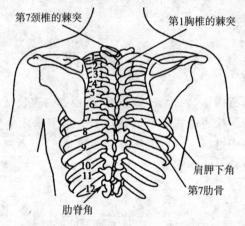

图4-14 后胸壁骨骼标志

7.脊柱棘突 脊柱棘突是后正中线的标志,以颈根部的第7颈椎棘突最为突出,常以此处作为计数胸椎的标志。

8.肋脊角 肋脊角为第12肋骨与脊柱构成的夹角。其前为肾脏和输尿管上端所在的区域。

(二)自然隐窝

1.胸骨上窝 胸骨上窝为胸骨柄上方的凹陷部,正常气管位于其后(图4-15)。

2.锁骨上窝 锁骨上窝为锁骨上方的凹陷部,相当于两肺尖的上部(图4-15)。

3.锁骨下窝 锁骨下窝为锁骨下方的凹陷部,下界为第3肋骨下缘。两侧肺尖下部位于此处。

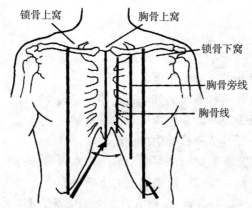

图 4-15 前胸壁自然陷窝和人工划线

4.腋窝 腋窝为上肢内侧与胸壁相连的凹陷部(图 4-16)。

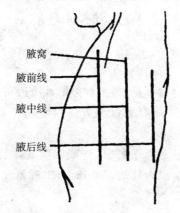

图 4-16 侧胸壁自然陷窝和人工划线

5.肩胛上区 肩胛上区为肩胛区以上的区域,相当于上叶肺尖的下部(图 4-17)。

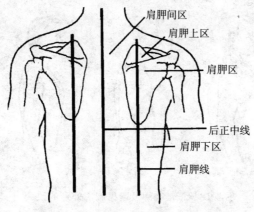

图 4-17 后胸壁的分区和人工划线

6.肩胛下区 肩胛下区为两肩胛下角的连线与第12胸椎水平线之间的区域。

7.肩胛间区 肩胛间区为两肩胛骨内缘之间的区域。后正中线将此区分为左右两部分。

(三)体表垂直标志线

1.前正中线 为通过胸骨正中的垂直线(图4-17)。
2.锁骨中线 通过锁骨肩峰端与胸骨端连线的中点的垂直线。
3.胸骨线 为沿胸骨边缘与前正中线平行的垂直线。
4.胸骨旁线 为通过胸骨线和锁骨中线中间的垂直线。
5.腋前线 为通过腋窝前皱襞沿前侧胸壁向下的垂直线(图4-16)。
6.腋后线 为通过腋窝后皱襞沿后侧胸壁向下的垂直线。
7.腋中线 为自腋窝顶端于腋前线和腋后线之间向下的垂直线。
8.肩胛线 为双臂下垂时通过肩胛下角与后正中线平行的垂直线。
9.后正中线 为通过椎骨棘突,或沿脊柱正中下行的垂直线。

二、胸壁、胸廓与乳房

(一)胸壁

1.静脉 正常胸壁无明显静脉可见,当上腔静脉或下腔静脉血流受阻建立侧支循环时,胸壁静脉可充盈或曲张。上腔静脉阻塞血流方向自上而下,下腔静脉阻塞血流方向自下而上。

2.皮下气肿 胸部皮下气肿多由于肺、气管或胸膜受损后,气体自病变部位逸出,积存于皮下所致。由于气体在皮下组织内移动,按压时可出现捻发感或握雪感。

(二)胸廓

正常胸廓呈椭圆形,成年人胸廓的前后径较左右径短,两者的比例约为1:1.5(图4-18A)。常见的胸廓外形改变有以下几种:

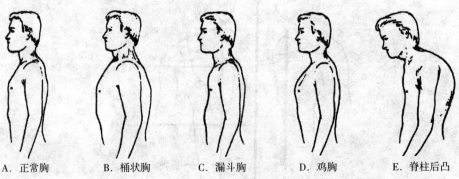

A. 正常胸　　B. 桶状胸　　C. 漏斗胸　　D. 鸡胸　　E. 脊柱后凸

图4-18 正常胸廓及常见胸廓外形的改变

1.扁平胸 胸廓呈扁平状,其前后径不及左右径的一半。见于瘦长体型者和慢性消耗性疾病患者。

2. 桶状胸　胸廓前后径增加,与横径相等或超过横径,使胸廓呈圆桶状。常见于严重肺气肿的患者(图4-18B)。

3. 佝偻病胸　因儿童期患有佝偻病所致的胸廓改变。常见有以下几种。

(1)佝偻病串珠:沿胸骨两侧各肋软骨与肋骨交界处常隆起,成串珠状。

(2)肋膈沟:下胸部前面的肋骨常外翻,沿膈附着的部位其胸壁向内凹陷形成的沟状带。

(3)漏斗胸:胸骨剑突处显著内陷,形似漏斗,谓之漏斗胸(图4-18C)。

(4)鸡胸:胸廓的前后径略长于左右径,其上下距离较短,胸骨下端常前突,胸廓前侧壁肋骨凹陷,称为鸡胸(图4-18D)。

4. 脊柱畸形　常见有脊柱前凸、后凸或侧凸,导致胸廓两侧不对称,肋间隙增宽或变窄。常见于脊柱结核等(图4-18E)。

(三)乳房

检查乳房应设有专门检查室,使被查者在祥和的气氛和宽松的环境中接受检查。检查者应态度温柔、礼貌,认真地做好检查,对其结果应注意保密。检查乳房应在光线明亮处,根据检查需要让被检者取卧位或坐位,两臂下垂,双侧乳房应完全暴露。检查乳房一般依据一定的程序,先视诊再触诊,以免发生漏诊。除检查乳房外,还应包括乳房部位的引流淋巴结。

1. 视诊　观察时注意双乳的大小、位置,外形的对称性,静脉血管分布,表面皮肤颜色,有无水肿、回缩或下陷。观察乳房回缩或下陷,最好让被检者取两手叉腰或两手在颈后交叉,背部后伸,使胸部筋膜绷紧。正常儿童及男子乳头位置大约位于锁骨中线第4肋间隙。

(1)对称性:正常女性坐位时两侧乳房基本对称。一侧乳房明显增大,见于先天畸形、炎症、囊肿或肿瘤等。一侧乳房明显缩小,多因发育不全所致。

(2)表观情况:乳房皮肤发红,提示局部炎症或乳癌累及浅表淋巴管引起的癌性淋巴管炎。前者常伴局部肿、热、痛,后者局部皮肤常呈深红色,不伴热痛。乳房肿瘤时常因血供增加,皮肤浅表血管可见。孕妇及哺乳期妇女乳房明显增大,向前突出或下垂,腋下丰满,乳房皮肤可见浅表静脉扩张。有时乳房组织可扩展至腋窝顶部。

癌肿引起的水肿为癌细胞浸润阻塞皮肤淋巴管所致,称之为淋巴水肿。此时,毛囊及毛囊孔明显下陷,故局部皮肤外观呈"橘皮"或"猪皮"样。炎症水肿由于炎症刺激使毛细血管通透性增加,血浆渗出至血管外,并进入细胞间隙,常伴有皮肤发红。

(3)乳头:观察乳头的大小、形状、颜色、隆起程度,注意乳头有无内陷、溢液。

乳头回缩,如系自幼发生,为发育异常;如为近期发生,可能为乳癌。乳头出现异常分泌物提示乳腺导管有病变。分泌物为血性,常见于导管内良性乳突状瘤,但亦见于乳癌的患者。乳头分泌物由清亮变为绿色或黄色,常见于慢性囊性乳腺炎。

(4)皮肤回缩:乳房皮肤回缩可由于外伤或炎症,造成受累区域乳房表层和深层之间悬韧带纤维缩短之故。但如无确切的乳房急性炎症的病史,皮肤回缩常提示恶性肿瘤的存在。轻度的皮肤回缩,常为早期乳癌的征象。

(5)腋窝和锁骨上窝:完整的乳房视诊还应包括乳房淋巴引流最重要的区域。如必须详细观察腋窝和锁骨上窝有无红肿、包块、溃疡、瘘管和瘢痕等。

2. 触诊 触诊乳房时,被检查者采取坐位,先两臂下垂,然后双臂高举超过头部或双手叉腰再行检查。当仰卧位检查时,可垫以小枕头抬高肩部,使乳房能较对称地位于胸壁上,以便进行详细的检查。为了便于描述病变部位,人为将乳腺以乳头为中心作一垂直线和水平线,将乳房分为4个象限(图4-19)。

触诊乳房时检查者的手指和手掌应平置在乳房上,应用指腹,轻施压力,以旋转或来回滑动进行触诊。检查左侧乳房时由外上象限开始,然后沿顺时针方向进行由浅入深触诊4个象限,最后触诊乳头。以同样方式检查右侧乳房,但沿逆时针方向进行。触诊乳房时应着重注意有无热痛和包块。乳头有无硬结、弹性消失及分泌物。不能用手指抓捏乳房组织,否则会把抓捏到的乳腺组织误认为肿块。

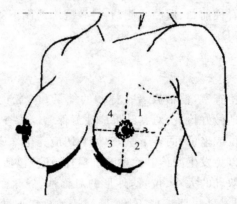

图4-19 乳房分区

(1)质地和弹性:正常乳房呈模糊的颗粒感和柔韧感,皮下脂肪组织的多寡可影响乳房触诊的感觉。月经期乳房小叶充血,乳房有紧张感,月经后充血迅即消退。

青年人乳房柔软,质地均匀一致,中年人可触及乳房小叶,而老年人则多呈纤维和结节感。当触及小叶时,切勿诊为肿块。

(2)压痛:乳房的某一区域压痛,常提示其下有炎症存在。月经期乳房亦较敏感,而恶性病变则较少出现压痛。

(3)包块:要注意包块的部位、大小、数目、硬度、压痛、活动度、外观等。乳房触诊后,还应仔细触诊腋窝、锁骨上窝及颈部的淋巴结有否肿大或其他异常。因为此处常为乳房炎症或恶性肿瘤扩展和转移的所在。检查双侧锁骨上和腋窝淋巴结时,最好取坐位或仰卧位。检查腋窝时,首先将被检查者的上臂托起呈外展位,松弛肩部肌肉,检查者将手指插入腋顶,再放下被检者的上臂。通常使用左手检查被检者的右侧腋窝,右手检查左侧腋窝。检查者的手指可以顺着腋窝正常脂肪垫从上向下滑动,到达胸廓肋骨表面和腋窝下部。需注意每侧腋窝内淋巴结的大小、质地、数目和活动度。触诊的重点是发现乳房有无肿块及肿块的性质。

3. 乳房的常见病变

(1)急性乳腺炎:乳房红、肿、热、痛,常局限于一侧乳房的某一象限,触诊有硬结包块,全身症状有寒战、发热、出汗。常在哺乳期发生,也见于青年女性和男子,如不及时治愈,可发展成为乳腺脓肿。

(2)乳腺肿瘤：应区别良性或恶性，良性肿瘤质地较韧，界限清楚，有一定的活动度，常见者有乳腺囊性增生、乳腺纤维瘤等。乳腺癌多发生在中年以后，常见单个无痛性包块，质地较硬，无炎症表现，与表面皮肤粘连，局部皮肤呈橘皮样，乳头常内陷或有血性分泌物，晚期可有腋窝淋巴结转移。男性乳房增生多见于内分泌紊乱，乳腺癌发生少见。

三、肺和胸膜

（一）视诊

1. 呼吸运动　正常情况下吸气为主动运动，呼气为被动运动。正常男性和儿童的呼吸以腹式呼吸为主，女性的呼吸则以胸式呼吸为主。

（1）胸腹式呼吸增强或减弱：胸部疾病如肺炎、胸膜炎、肋骨骨折时，胸式呼吸减弱腹式呼吸增强；大量腹水、妊娠、腹腔内有巨大肿块时，腹式呼吸减弱胸式呼吸增强。

（2）呼吸困难：①吸气性呼吸困难：上呼吸道部分阻塞患者，因气流不能顺利进入肺，当吸气时呼吸肌收缩，造成肺内负压极度增高，从而引起胸骨上窝、锁骨上窝及肋间隙向内凹陷，称为"三凹征"。②呼气性呼吸困难：下呼吸道阻塞患者，因气流呼出不畅，呼气需要用力，从而引起肋间隙膨隆。③混合性呼吸困难：由于广泛的肺部病变，呼吸面积减少而影响到换气功能时，吸气和呼气都感到费力，称为混合性呼吸困难。

2. 呼吸频率　正常成人静息状态下，呼吸次数为12～20次/分钟。新生儿呼吸约44次/分钟，随着年龄的增长而逐渐减慢。

（1）呼吸过速：指呼吸频率超过20次/分钟而言。见于发热、疼痛、贫血、甲状腺功能亢进及心力衰竭等。一般体温每升高1℃，呼吸大约增加4次/分钟。

（2）呼吸过缓：指呼吸频率低于12次/分钟而言。呼吸浅慢见于麻醉剂或镇静剂过量和颅内压增高等。

3. 呼吸深度的变化　呼吸浅快，见于呼吸肌麻痹、严重鼓肠、腹水和肥胖以及肺部疾病，如肺炎、胸膜炎、胸腔积液和气胸等；呼吸深快，见于剧烈运动时，情绪激动等；深而慢的呼吸见于严重代谢性酸中毒，如糖尿病酮症酸中毒和尿毒症酸中毒等，此种深长的呼吸又称库斯莫尔（Kusssmaul）呼吸。

4. 呼吸节律　正常人呼吸的节律基本上是均匀而整齐的。常见的病理性呼吸节律改变有：

（1）潮式呼吸：又称陈-施（Cheyne-stokes）呼吸。是一种由浅慢逐渐变为深快，然后再由深快转为浅慢，随之出现一段呼吸暂停后，又开始如上变化的周期性呼吸。

（2）间停呼吸：又称比奥（Biots）呼吸。表现为有规律呼吸几次后，突然停止一段时间，又开始呼吸，即周而复始的间停呼吸。

以上两种呼吸节律的变化多发生于中枢神经系统疾病，间停呼吸预后多不良，常在临终前发生。

（二）触诊

1. 胸廓扩张度　胸廓扩张度即呼吸时的胸廓动度，检查时护士两手置于胸廓下面的前侧部,左右拇指分别沿两侧肋缘指向剑突,拇指尖在前正中线两侧对称部位,手掌和伸展的手指置于前侧胸壁,让患者作深呼吸运动,同时比较两手的动度是否一致(图4-20)。

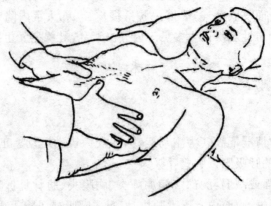

图 4-20　胸廓扩张度检查方法

2.语音震颤　语音震颤是由于发音时,声波起源于喉部,沿气管、支气管及肺泡,传到胸壁所引起的共鸣振动,可用手触及,又称触觉震颤。方法如下:检查者将左右手掌的尺侧缘或掌面放于两侧胸壁的对称部位,然后嘱被检查者用同等的强度重复发"一"长音,自上至下,从内到外,自前胸到后背比较两侧相应部位语音震颤,注意有无增强或减弱(图4-21)。(1)语音震颤增强,主要见于:①肺泡内有炎症浸润,因肺组织实变使语颤传导良好,如大叶性肺炎实变期、大片肺梗死等;②接近胸膜的肺内巨大空腔,声波在空洞内产生共鸣。(2)语音震颤减弱或消失,主要见于:①肺泡内含气量过多,如肺气肿;②支气管阻塞,如阻塞性肺不张;③大量胸腔积液或气胸;④胸膜高度增厚粘连;⑤胸壁皮下气肿。

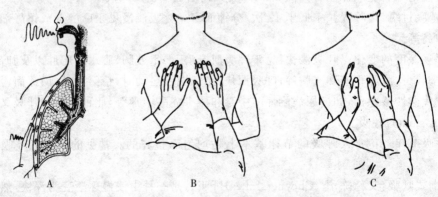

图 4-21　语音震颤示意图

3.胸膜摩擦感　急性胸膜炎时,因纤维蛋白沉着于两层胸膜,使其表面变得粗糙,呼吸时脏层和壁层胸膜相互摩擦,可用手感觉到,故称为胸膜摩擦感。于胸廓的下前侧部较易触及。

(三)叩诊

1.叩诊音的分类　胸部叩诊音可分为清音、过清音、鼓音、浊音和实音(图4-22)。

(1)清音:见于正常含气的肺部,音调低,音响强,持续时间长。

(2)过清音:见于肺气肿,音调较清音低,声音较响。

(3)鼓音:在正常人左侧腋前线下方有胃泡的存在,故叩诊呈鼓音。鼓音音调高,音响强,持续时间长,类似于击鼓声。

(4)浊音:正常人在肝脏和心脏被肺覆盖的区域可叩击到浊音。

(5)实音:见于不含气的实质性器官,如心脏、肝脏等。

2.肺界叩诊

(1)肺前界:右肺前界相当于胸骨线的位置;左肺前界相当于胸骨旁线第4～6肋间隙的位置。

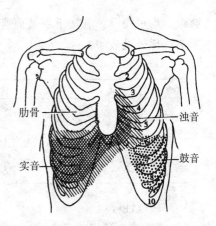

图4-22 正常前胸部叩诊音

(2)肺下界:正常人平静呼吸时两侧肺下界位于锁骨中线、腋中线和肩胛线上,分别为第6、第8和第10肋间隙。

(3)肺下界移动范围:检查时先于平静呼吸时在肩胛线上叩出肺下界的位置,然后分别在深吸气与深呼气后,屏住呼吸,重新叩击肺下界并做标记。划一标记,最高点和最低点之间的移动距离即为肺下界的移动范围。正常人为6~8cm(图4-23)。

3.异常胸部叩诊音 正常清音区范围内出现浊音、实音、过清音或鼓音即为异常叩诊音。肺炎、肺不张、肺结核、肺梗死、肺水肿及肺硬化、肺肿瘤、肺包虫或囊虫病、未液化的肺脓肿以及胸腔积液、胸膜

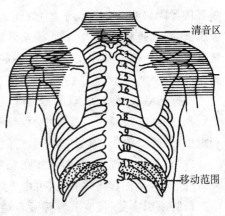

图4-23 正常肺下界移动

增厚等病变,叩诊为浊音或实音。肺气肿、肺内含气量过多叩诊为过清音。气胸和肺大泡可在相应部位叩出鼓音。

(四)听诊

被检查者取坐位或卧位。听诊的顺序一般从肺尖开始,自上而下分别检查前胸部、侧胸部和背部,注意上下、左右对称的部位应进行对比。

1.正常呼吸音 正常呼吸音有以下几种:

(1)支气管呼吸音:为吸入的空气在声门、气管或主支气管形成湍流所产生的声音,类似于"ha"的音响,该呼吸音强而高调。吸气相较呼气相短。正常人于喉部、胸骨上窝、背部第6、7颈椎及第1、2胸椎附近均可听到支气管呼吸音。

(2)支气管肺泡呼吸音:为兼有支气管呼吸音和肺泡呼吸音特点的混合性呼吸音。正常人于胸骨两侧第1、2肋间隙,肩胛间区第3、4胸椎水平以及肺尖前后部可闻及支气管肺泡呼吸音。当其他部位闻及支气管肺泡呼吸音时,均属异常情况,提示有病变存在。

(3)肺泡呼吸音:肺泡呼吸音为一种类似于上齿咬下唇吸气时发出的"fu"声,在大部分

肺野内均可闻及。乳房下部及肩胛下部肺泡呼吸音最强,其次为腋窝下部。以上三种呼吸音特征比较见表4-1。

表 4-1　三种正常呼吸音特征比较

特　征	支气管呼吸音	支气管肺泡呼吸音	肺泡呼吸音
强度	响亮	中等	柔和
音调	高	中等	低
吸:呼	1:3	1:1	3:1
性质	管样	沙沙声	柔和的沙沙声
正常听诊区	胸骨柄	主支气管	大部分肺野

2.病理性呼吸音

(1)病理性肺泡呼吸音:是肺部病变引起的肺泡呼吸音减弱、增强或性质改变。

1)肺泡呼吸音减弱或消失:与肺泡内的空气流量减少或进入肺内的空气流速减慢及呼吸音传导障碍有关。常见于:①胸廓活动受限:如胸痛、肋软骨骨折和肋间神经痛等。②呼吸肌疾病:如重症肌无力、膈肌瘫痪和膈肌痉挛等。③支气管阻塞:如阻塞性肺气肿、支气管狭窄等。④压迫性肺膨胀不全:如胸腔积液或气胸等。⑤腹部疾病:如大量腹水、腹部巨大肿瘤等。

2)肺泡呼吸音增强:双侧肺泡呼吸音增强,常见于:①机体需氧量增加,如运动、发热或代谢亢进等;②缺氧兴奋呼吸中枢,导致呼吸运动增强,如贫血等;③血液酸度增高,刺激呼吸中枢,使呼吸深长,如酸中毒等。

(2)病理性支气管呼吸音:如在正常肺泡呼吸音部位听到支气管呼吸音,则为异常的支气管呼吸音,又称管样呼吸音,可由下列因素引起。

1)肺组织实变:使支气管呼吸音通过较致密的肺实变部分,传至体表而易于听到。实变的范围越大、越浅,其声音越强;反之则较弱。常见于大叶性肺炎的实变期。

2)肺内大空腔:当肺内大空腔与支气管相通,且其周围肺组织又有实变存在时,音响在空腔内共鸣,并通过实变组织的良好传导,故可听及清晰的支气管呼吸音。

3)压迫性肺不张:胸腔积液时,压迫肺脏,发生压迫性肺不张,在积液区上方有时可听到支气管呼吸音。

(3)病理性支气管肺泡呼吸音:为在正常肺泡呼吸音的区域内听到的支气管肺泡呼吸音。常见于支气管肺炎、肺结核、大叶性肺炎初期或在胸腔积液上方肺膨胀不全的区域闻及。

3.啰音　啰音是呼吸音以外的附加音。按啰音性质不同可分为湿啰音和干啰音。

(1)湿啰音:系由于吸气时气体通过呼吸道内的分泌物如痰液、血液、黏液、渗出液和脓液等,形成的水泡破裂所产生的声音,又称水泡音。

1)湿啰音的特点:湿啰音常为连续多个出现,断续而短暂,在吸气时较明显,部位较恒定,性质不易变,咳嗽后可减轻或消失。

2)湿啰音的分类:按呼吸道腔径大小和腔内渗出物的多寡分粗、中、细湿啰音。①粗湿啰音:发生于气管、主支气管或空洞部位,多出现于吸气早期。有时不用听诊器也可以听到,又称为痰鸣音。②中湿啰音:发生于中等大小的支气管,发生在吸气晚期,音调高,稀疏不连续,不因咳嗽而消失。③细湿啰音:多在吸气后期出现。常见于细支气管炎、支气管弥漫性肺间质纤维化患者吸气后期出现的细湿啰音。

湿啰音在肺野的一侧或局部出现,提示该处有局限病变,如肺炎、肺结核或支气管扩张、肺脓肿等;湿啰音在两肺散在性分布,常见于慢性支气管炎合并感染、血行播散型肺结核等;两肺底湿啰音,多见于肺淤血、支气管肺炎;若两肺野布满湿啰音,则见于急性肺水肿和严重支气管肺炎。

(2)干啰音:系由于气管、支气管或细支气管狭窄或部分阻塞,空气吸入或呼出时发生湍流所产生的声音。见于支气管炎症引起的黏膜充血水肿和分泌物增加;支气管平滑肌痉挛;管腔内肿瘤或异物阻塞以及管壁被管外肿大的淋巴结或纵隔肿瘤压迫引起的管腔狭窄等。

干啰音的特点:干啰音持续时间较长,吸气及呼气时均可听及,但以呼气时为明显,干啰音的强度和性质易改变,部位易变换。气管或主支气管的病变可闻及低调的干啰音,又称为鼾音。较小的细支气管的病变可闻及高调的干啰音,这种音又称为哮鸣音。

干啰音是支气管有病变的表现。若干啰音发生于两侧肺部,见于慢性支气管炎、支气管哮喘和心源性哮喘等。局限性干啰音常由于局部支气管狭窄所致,见于支气管内膜结核、支气管肺癌等。

4. 语音共振(听觉语音) 当受检者按平时说话的声调说"一、二、三"时,用听诊器在胸壁上可听到柔软而模糊的声音,称为语音共振。检查时要在两侧对称部位比较其强弱和性质,以发现细微差异。语音共振的产生机制及临床意义与语音震颤相同,但更敏感。

5. 胸膜摩擦音 正常胸膜表面光滑,胸膜腔内还有少量液体起润滑作用,故呼吸时脏、壁两层胸膜运动不会发出声响。当胸膜有炎症时,其表面粗糙,呼吸时脏、壁两层胸膜相互摩擦产生震动,用听诊器在胸壁可以听到好似两手背在耳边互相摩擦的声音,称为胸膜摩擦音。胸膜摩擦音最易听到的部位是前下侧胸壁,吸气和呼气时均可听到,以吸气末或呼气初最明显,深呼吸或下压听诊器胸件摩擦音常更加清楚,而屏气则胸膜摩擦音消失,以此可与心包摩擦音相区别。当胸腔积液较多时,两层胸膜被液体分开,摩擦音可消失,积液吸收后又再次出现。胸膜摩擦音是干性胸膜炎的重要体征,常见于结核性胸膜炎、化脓性胸膜炎、尿毒症性胸膜炎、原发或继发性胸膜肿瘤、肺炎、肺梗死等病变累及胸膜,严重脱水导致胸膜高度干燥等。

四、心　脏

心脏评估是诊断心血管疾病的基本手段,既可初步判断有无心脏疾病及其病因、性质、部位和程度等,又可为进一步选择仪器检查提供参考。心脏评估一般采用坐位或仰卧位,环境安静,温度适宜。充分暴露胸部,不可隔着衣服听诊。

(一)视诊

1. 心前区隆起 常由于在儿童时期患有先天性心脏病,造成心脏肥大,从而影响胸廓正常发育而形成。见于法洛四联症、肺动脉瓣狭窄等所致的右心室肥大。大量心包积液时心前区胸壁被向外挤压而外观显得膨隆。

2. 心尖搏动 心尖搏动主要由于心室收缩时心尖向前冲击前胸壁相应部位而形成。正常成人心尖搏动位于第5肋间,左锁骨中线内侧0.5~1.0cm,搏动范围以直径计算为2.0

~2.5cm。左心室增大心尖搏动向左下移位；右心室增大心尖搏动向左或左上移位。心尖搏动增强见于左室增大、发热、贫血、甲亢等；心尖搏动减弱见于心肌病变、心包积液、肺气肿等。心脏收缩时心尖搏动内陷者，称为负性心尖搏动，见于粘连性心包炎。

（二）触诊

心脏触诊通常以全掌、手掌尺侧或指尖置于心前区触诊。触诊时压力要适当，否则会影响检查效果。与视诊同时进行，能起互补效果。

1. 心尖搏动及心前区搏动 用触诊法除可进一步确定心尖搏动的位置外，尚可判断心尖或心前区搏动的强弱。特别是当心尖搏动在视诊不能看出时，常需触诊才能确定。

心尖区抬举性搏动是指心尖区徐缓、有力的搏动，可使手指尖端抬起且持续至第二心音开始，同时心尖搏动范围也增大，为左心室肥厚的体征。胸骨左下缘收缩期抬举性搏动是右心室肥厚的指征。

2. 震颤 震颤为触诊时手掌感到的一种微细的震动感，这种感觉与猫呼吸时在其喉部触到的震动感相似，故又名猫喘。心脏各种震颤的临床意义见表4-2。

表4-2 心脏各种震颤的临床意义

时间	部位	疾病
收缩期	胸骨右缘第2肋间	主动脉瓣狭窄
	胸骨左缘第2肋间	肺动脉瓣狭窄
	胸骨左缘第3、4肋间	室间隔缺损
舒张期	心尖部	二尖瓣狭窄
连续性	胸骨左缘第2肋间及其附近	动脉导管未闭

3. 心包摩擦感 正常时心包腔内有少量液体，以润滑脏、壁两层心包膜。当心包膜发生炎症，纤维素渗出致表面粗糙，心脏跳动时，两层粗糙的心包膜互相摩擦产生振动，传至胸壁，可在心前区或胸骨左缘第3、4肋间触及一种连续性震动感，即心包摩擦感。以收缩期、前倾体位和呼气末（使心脏靠近胸壁）更为明显。

（三）叩诊

叩诊的目的在于确定心界大小及其形状。心浊音界包括相对浊音界及绝对浊音界两部分，心脏左右缘被肺遮盖的部分，叩诊呈相对浊音，而不被肺遮盖的部分则叩诊呈绝对浊音（图4-24）。

1. 叩诊方法和顺序 叩诊时病人取仰卧位或坐位，用指指叩诊法，沿肋间从外向内、自上而下的顺序进行叩诊；用力要均匀；坐位时板指最好与所测定的心脏边缘平行，仰卧时可与肋间平行，并注意两种体位时心浊音界的不同改变。由外向内逐渐移动板指，以听到声音由清变浊来确定心浊音界。

2. 正常心浊音界 以胸骨中线至心浊音界线的

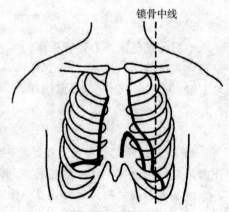

图4-24 心绝对浊音界和相对浊音界

垂直距离(cm)表示正常成人心相对浊音界(表4-3),并标出胸骨中线与左锁骨中线的间距。

表4-3 正常成人心脏相对浊音界

右(cm)	肋间	左(cm)
2～3	2	2～3
2～3	3	3.5～4.5
3～4	4	5～6
	5	7～9

注:左锁骨中线距胸骨中线为8～10cm。

3.心浊音界各部的组成 心脏左界第2肋间处相当于肺动脉段,第3肋间为左心耳,第4、5肋间为左心室,其中主动脉与左室交接处向内凹陷的部分,称心腰部(图4-25)。右界第2肋间相当于升主动脉和上腔静脉,自第3肋骨上缘呈钝角斜向外下,相当于右心房。心下界由右心室和左心室心尖部组成。

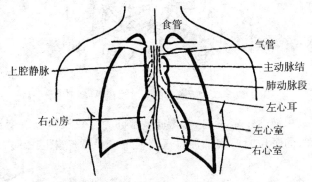

图4-25 心脏各部位在胸壁的投影

4.心浊音界改变及其临床意义 心脏浊音界的大小、形态、位置改变受心脏本身病变和心脏以外因素的影响。

(1)心脏以外因素:如一侧大量胸腔积液或气胸等可使心界移向健侧,一侧胸膜粘连、增厚与肺不张则使心界移向患侧。大量腹水或腹腔巨大肿瘤可使横膈抬高、心脏横位,以致心界向左增大等。肺气肿时心浊音界变小。

(2)心脏本身病变:

1)左心室增大:心浊音界向左下扩大,心腰部加深,使心界呈靴形。最常见于主动脉瓣关闭不全,又称主动脉型心(图4-26),也可见于高血压性心脏病。

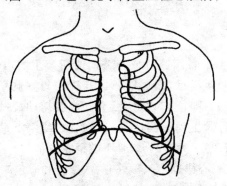

图4-26 主动脉关闭不全的心脏浊音界(靴形心)

2)右心室增大:轻度增大时,心绝对浊音界扩大,相对浊音界无明显变化;显著增大时,相对浊音界向左右扩大,以向左扩大明显。常见于肺心病。

3)左、右心室增大:心浊音界向两侧扩大,且左界向左下扩大,称普大型心。常见于扩张型心肌病、重症心肌炎和全心衰竭。

4)左心房与肺动脉扩大:胸骨左缘第2、3肋间心浊音界向外扩大。心腰部饱满或膨出,心界呈梨形。又称二尖瓣型心(图4-27),常见于二尖瓣狭窄。

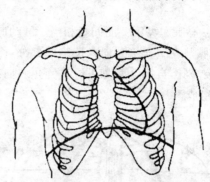

图4-27 二尖瓣狭窄的心脏浊音界(梨形心)

5)心包积液:心包积液达一定量时,心界向两侧扩大,并随体位改变而变化。坐位时浊音区呈三角形烧瓶样,仰卧位时心底部浊音区明显增宽呈球形(图4-28)。

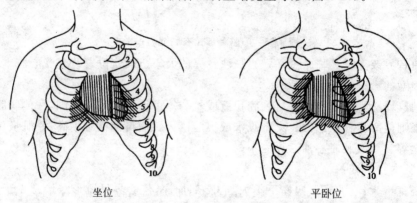

坐位　　　　　　　　　平卧位

图4-28 心包积液的心脏浊音界

(四)听诊

1. 心脏瓣膜听诊区　心脏各瓣膜开放与关闭时所产生的声音沿血流方向传导至体表最易听清的部位称心脏瓣膜听诊区,瓣膜听诊区与瓣膜口在胸壁的投影位置不完全一致。通常有5个听诊区(图4-29)。即:①二尖瓣区:位于心尖搏动最强点,又称心尖区;②肺动脉瓣区:在胸骨左缘第2肋间;③主动脉瓣区:位于胸骨右缘第2肋间;④主动脉瓣第二听诊区:在胸骨左缘第3、4肋间;⑤三尖瓣区:胸骨下端稍左或稍右。

2. 听诊内容　包括心率、心律、心音、额外心音、杂音和心包摩擦音。

(1)心率:指每分钟心搏次数。正常成人心率范围为60~100次/分钟,老年人偏慢,女性稍快,儿童较快,小于3岁的儿童多在100次/分钟以上。凡成人心率超过100次/分钟,婴幼儿心率超过150次/分钟称为心动过速。心率低于60次/分钟称为心动过缓。

(2)心律:指心脏跳动的节律。正常人心律基本规则,部分青年人可出现窦性心律不齐。常见的心律改变有期前收缩和心房颤动。

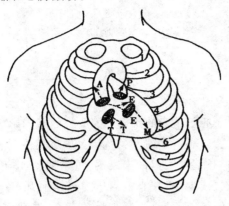

图4-29　心脏瓣膜解剖部位及瓣膜听诊区

1)期前收缩:指在规则心律基础上,突然提前出现一次心跳,其后有一较长间歇。期前收缩又称为过早搏动,简称早搏。如果早搏规律出现,可形成联律,例如连续每一次窦性搏动后出现一次期前收缩,称二联律;每两次窦性搏动后出现一次期前收缩则称为三联律,以此类推。

2)心房颤动:心房颤动简称房颤,其听诊主要为"三个不一致":①心室律快慢不一致;②第一心音强弱不一致;③心率与脉率不一致,表现为脉率少于心率。即听诊心脏时,同时测定心率和脉率,可发现脉率少于心率,这种脉搏脱落现象称为脉搏短绌或短绌脉。

(3)正常心音:按其出现的先后顺序称为第一心音(S_1)、第二心音(S_2)、第三心音(S_3)和第四心音(S_4)。通常听到的是第一和第二心音。有时亦可听到第三心音,第四心音一般不易听到。如听到多属病理性。

第一心音标志着心室收缩的开始,其产生主要是由二尖瓣和三尖瓣骤然关闭的振动所致,半月瓣开放也参与第一心音的形成。

第二心音标志着心室舒张的开始,其产生主要是由肺动脉瓣和主动脉瓣骤然关闭的振动所致,房室瓣开放亦参与第二心音的形成。

第三心音出现在心室舒张早期,有时在第二心音之后0.12s～0.18s,其产生与心房充盈有关。S_3在部分正常儿童及青少年可听到。

第四心音出现在舒张末期,约在第一心音开始前0.1s,一般认为S_4的产生与心房收缩使心肌振动有关。S_4通常在病理状态下听到。

第一和第二心音的鉴别见表4-4。

表4-4 第一心音和第二心音的听诊特点

	第一心音	第二心音
音 调	较低	较高
强 度	较响	较弱
性 质	较钝	较清脆
所占时间	较长,持续约0.1s	较短,约持续0.08s
与心尖搏动的关系	同时出现	之后出现

(4)心音改变及临床意义

1)心音强度的改变:由于心脏本身的疾病或因心外因素的影响,可使心音增强或减弱。

第一心音改变:第一心音与心室收缩力、心室充盈、瓣膜位置和活动性有关。①S_1增强:见于高热、甲状腺功能亢进、心室肥大但尚未衰竭、过早搏动或应用加快心率的药物。在二尖瓣狭窄时,由于左心室充盈减少,当左心室内压力迅速上升,致低位的二尖瓣突然紧张并关闭,因而产生高调而清脆的第一心音,听起来呈拍击声,通常称为"拍击性"第一心音。在完全性房室传导阻滞时,当心房与心室偶然同时发生收缩,则第一心音格外响亮,通常形象地称其为"大炮音"。②S_1减弱:由于心肌收缩力减弱而使第一心音低钝,见于心肌炎、心肌梗塞等。当二尖瓣关闭不全时,因左心室舒张期过度充盈及瓣膜损害而不能完全关闭房室口,使第一心音减弱。主动脉瓣关闭不全时,左心室过度充盈,心室收缩前房室瓣的游离缘已接近房室瓣口,当其关闭时引起的振动减小,使第一心音减弱。

第二心音的改变:影响第二心音强度改变的因素主要有主动脉与肺动脉内压力及半月瓣的完整性和弹性。①主动脉瓣区第二心音(A_2)增强:由于主动脉内压力增高所致。见于高血压、主动脉粥样硬化。②肺动脉瓣区第二心音(P_2)增强:由于肺动脉高压所致,见于二尖瓣狭窄、左心功能不全,左至右分流的先天性心脏病及肺气肿。③主动脉瓣区第二心音(A_2)减弱:因主动脉内压力降低所致。见于主动脉瓣狭窄或关闭不全。④肺动脉瓣区第二心音(P_2)减弱:由于肺动脉内压力降低所致。可见于肺动脉瓣狭窄或关闭不全,右心功能不全等。

S_1、S_2同时增强者可见于心脏活动增强时或胸壁薄者。S_1、S_2同时减弱者见于肥胖、左侧胸腔大量积液、肺气肿、心肌炎、心肌病、心包积液、胸壁水肿、心功能不全及休克等。

2)心音性质改变:以钟摆律最常见。在心尖区听诊时,S_1因心肌严重病变失去原有低钝特征而与S_2相似,听诊犹如钟摆"di da"声,故称钟摆律或胎心率,是大面积急性心肌梗死和重症心肌炎的体征。

(5)额外心音:指在S_1、S_2之外闻及的附加心音,多属病理性。大部分出现在舒张期,也可出现于收缩期。①舒张早期奔马律:又称室性奔马律,实为病理性S_3,发生在S_2之后,与原有的S_1和S_2组成的节律,在心率>100次/分钟时,犹如马奔跑的蹄声而得名。舒张早期奔马律心室舒张期负荷过重,心肌张力减低与顺应性减退。②开瓣音:又称二尖瓣开放拍击音,位于第二心音之后0.07s,见于二尖瓣狭窄而瓣膜弹性尚好时,是二尖瓣分离术适应证的参考指标。

(6)心脏杂音:心脏杂音是指除心音和额外心音以外的异常声音,其特点为持续时间较长,强度、频率不同,可与心音完全分开或连续,甚至完全遮盖心音。

1)杂音产生的机制:杂音是由于血流速度加快或血流紊乱进而形成漩涡,撞击心壁、瓣膜、腱索或大血管壁,使之产生振动,从而在相应部位产生的声音(图4-30)。

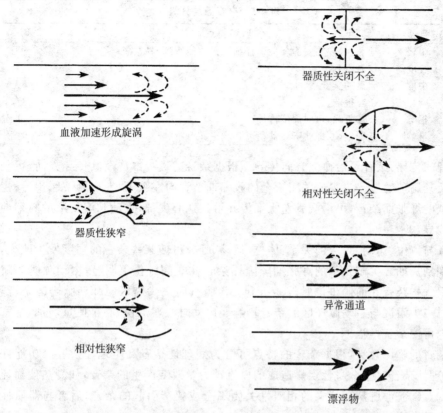

图4-30 心脏杂音产生机制示意图

产生杂音的常见原因有:①血流加速:见于正常人剧烈运动后、发热、贫血、甲状腺功能亢进症等。②瓣膜口狭窄或关闭不全(器质性或相对性):是产生杂音的常见原因,如二尖瓣狭窄或关闭不全、主动脉瓣狭窄或关闭不全等。③异常血流通道:见于室间隔缺损、动脉导管未闭等。④心腔异常结构:心室内乳头肌、腱索断裂的残端漂浮可扰乱血液层流而出现杂音。⑤大血管瘤样扩张:如动脉瘤。

2)杂音听诊要点:杂音的听诊有一定的难度,应根据以下要点仔细分析。

最响部位:杂音的最响部位常提示病变所在的部位。杂音在心尖部最响,提示病变在二尖瓣;主动脉瓣听诊区最响,提示有主动脉瓣病变;胸骨左缘第3、第4肋间最响,则可能为室间隔缺损。

出现时期:在S_1和S_2之间出现的杂音称收缩期杂音;在S_2与下一次S_1之间出现的杂音称舒张期杂音;连续出现在收缩期和舒张期的杂音称连续性杂音。杂音出现的时期有助于诊断瓣膜病变的性质。

杂音的性质:指由于杂音的不同频率而表现出不同的音调与音色。临床上常见吹风样、隆隆样、叹气样、机器样、乐音样杂音。音调可分为柔和、粗糙2种,器质性杂音多粗糙,功能性杂音多柔和。

杂音的强度:即杂音的响度。收缩期杂音强度通常采用Levine 6级分级法(表4-5)。对舒张期杂音的分级也可参照此标准,但亦可分为轻、中、重度3级。

表 4-5 杂音强度分级

级别	响度	听诊特点	震颤
1	很轻	很弱,必须在安静环境下仔细听诊才能听到,易被忽略	无
2	轻度	较易听到	无
3	中度	明显的杂音	无
4	响亮	杂音很响	有
5	很响	杂音很强,可向周围传导	明显
6	最响	杂音很响,即使听诊器稍离开胸壁亦可听到	明显

杂音的传导:杂音可沿血流方向传导。根据杂音的最响部位及其传导方向,可判断杂音的来源及其病理性质。二尖瓣关闭不全的收缩期杂音向左腋下、左肩胛下区传导;主动脉瓣关闭不全的舒张期杂音,可沿胸骨左缘下传并可到达心尖部;主动脉瓣狭窄的收缩期杂音可向颈部传导。

杂音与体位、运动、呼吸的关系:体位、运动、呼吸可使某些杂音的强度发生改变,有助于杂音的判别。如二尖瓣狭窄的舒张期隆隆样杂音在左侧卧位更明显;主动脉瓣关闭不全的舒张期叹气样杂音在前倾坐位时较易听到。深吸气时三尖瓣区与肺动脉瓣区杂音较响;而深呼气时二尖瓣区与主动脉瓣区的杂音较响。运动时心率加快,心排血量增加,在一定的心率范围内可使杂音增强。

3)杂音的临床意义:根据杂音的特点可分为病理性杂音和生理性杂音。功能性杂音包括:①生理性杂音。②全身性疾病造成的血流动力学改变产生的杂音,如高热使血流加速产生的杂音。③有心脏病理意义的相对性关闭不全或狭窄引起的杂音,后者与器质性杂音均属于病理性杂音。

各瓣膜区杂音的临床意义:

收缩期杂音:①二尖瓣区:心尖部收缩期杂音可由器质性或相对性二尖瓣关闭不全引起。相对性二尖瓣关闭不全是由左心室扩张所引起,见于高血压性心脏病、急性风湿热、扩张型心肌病及严重贫血等,杂音呈柔和的吹风样,传导范围不大。功能性的心尖部收缩期杂音,多在3~6级以下,呈柔和的吹风样杂音,较局限,不向别处传导,可见于发热、中等度贫血、甲状腺功能亢进。②主动脉瓣区:主动脉瓣狭窄时,可在此区听到粗糙的收缩期杂音,沿大血管向颈部传导,常伴有收缩期震颤,同时主动脉瓣区第二音减弱。③肺动脉瓣区:在此区出现的收缩期杂音,多为功能性的,尤以健康儿童和青少年多见。肺动脉高压引起的肺动脉扩张,可致肺动脉口相对狭窄而出现收缩期杂音,见于二尖瓣狭窄、房间隔缺损等。先天性肺动脉瓣狭窄时,可在此区听到响亮而粗糙的收缩期杂音,常伴有收缩期震颤。④三尖瓣区:三尖瓣关闭不全时,可在此区听到收缩期杂音,为吹风样,吸气时增强。多为由右心室扩大所引起的相对性关闭不全,仅极少数为器质性者。⑤其他部位:室间隔缺损时,在胸骨左缘第3、4肋间可听到响亮而粗糙的全收缩期杂音,传导较广,多伴有震颤。房间隔缺损时,可在胸骨左缘第2肋间听到响亮的收缩期吹风样杂音。动脉导管未闭时,在胸骨左缘第2肋间或左锁骨下方听到响亮的连续性机器声样杂音,占据全收缩期和舒张期,收缩末期最响并多伴有震颤。

舒张期杂音:大多数舒张期杂音是由瓣膜器质性损害所引起,少数为相对性。①二尖瓣区;风湿性二尖瓣狭窄时,可在心尖部听到隆隆样舒张中、晚期杂音,左侧卧位呼气末时较清楚,有时可触及震颤,常伴有 S_1 亢进,二尖瓣开瓣拍击音及肺动脉瓣区第二音增强。相对性二尖瓣狭窄的舒张期杂音,可发生于主动脉瓣关闭不全时,此音称为 Austin-Flint 杂音,不伴有第一心音亢进或开瓣音。②主动脉瓣区:主动脉瓣关闭不全的舒张期杂音,为叹气样、递减型,可传至胸骨下端左侧或心尖部。在主动脉瓣第二听诊区听诊较清楚,前倾坐位,呼气末屏住呼吸时更易听到。③肺动脉瓣听诊区:此区的舒张期杂音,多由于相对性肺动脉瓣关闭不全所引起,常见于二尖瓣狭窄。此种由于肺动脉扩张导致瓣膜相对性关闭不全而引起的舒张期杂音,称为 Graham-Steell 杂音,此杂音为柔和吹风样,在卧位及吸气时较清楚。④三尖瓣区:三尖瓣狭窄时,在胸骨下端可出现隆隆样舒张期杂音。临床上少见。

连续性杂音:杂音开始于收缩期,越过并遮蔽第二心音,延续至部分或整个舒张期,称为连续性杂音。此种杂音多见于大血管疾患,如动-静脉瘘,动脉导管未闭时。

(7) 心包摩擦音:心包炎时,当其病理变化处于纤维蛋白渗出阶段或渗液被吸收阶段心包壁层与脏层变得粗糙,在心脏舒缩过程中两层发炎的心包膜互相摩擦而产生声音,称为心包摩擦音。收缩期与舒张期均可听到,通常在胸骨左缘第 3、4 肋间处较易听到。

五、血管检查

血管检查是心血管检查的重要组成部分。本节重点阐述周围血管检查,包括脉搏、血压、血管杂音和周围血管征。

(一)脉搏

检查脉搏主要用触诊。通常选择桡动脉、肱动脉、股动脉、颈动脉及足背动脉等。检查时需左右两侧对比,正常人两侧脉搏差异很小。检查内容包括脉率、节律、动脉壁弹性和紧张度、强弱和波形变化。

1. 脉率　正常成人脉率在安静、清醒的情况下为 60~100 次/分钟,老年人偏慢,女性稍快,儿童较快,3 岁以下的儿童多在 100 次/分钟以上。各种生理、病理情况或药物影响也可使脉率增快或减慢。此外,除脉率快慢外,还应观察脉率与心率是否一致。

2. 脉律　正常人脉律规则,与心率一致。窦性心律不齐者的脉律可随呼吸改变,吸气时增快,呼气时减慢。各种心律失常患者均可影响脉律,如心房颤动、期前收缩、二度房室传导阻滞等。

3. 强弱　脉搏的强弱与心搏出量、脉压和外周血管阻力相关。脉搏增强且振幅大,是由于心搏量大、脉压宽和外周阻力低所致,见于高热、甲状腺功能亢进、主动脉瓣关闭不全等。脉搏减弱而振幅低是由于心搏量少、脉压小和外周阻力增高所致,见于心力衰竭、主动脉瓣狭窄与休克等。

4. 脉搏波形　评估时可根据脉搏触诊粗略地估计脉搏波形。常见异常脉搏波形的特征和临床意义如下。

(1) 水冲脉:脉搏骤起骤降,急促而有力,有如潮水冲涌。评估者左手紧握病人右手腕掌面桡动脉处,将病人前臂抬举过头,感受桡动脉的搏动。如感知明显的水冲脉,表明脉压差增大,主要见于主动脉瓣关闭不全,也可见于严重贫血、甲状腺功能亢进症、动脉导管未闭等。

(2) 交替脉:指节律规则而强弱交替出现的脉搏。其产生与心肌收缩力强弱交替有关,为左心衰竭的重要体征之一。

(3) 奇脉:指平静吸气时脉搏明显减弱或消失的现象。其产生与左心室排血量减少有关,见于大量心包积液、缩窄性心包炎等。

(二) 血压

1. 血压标准　中国高血压联盟参照世界卫生组织和国际高血压联盟指南(1999),公布了中国高血压防治指南的标准,见表4-6。

表4-6　成人血压水平的定义和分类

类　型	收缩压(mmHg)	舒张压(mmHg)
理想血压	<120	<80
正常血压	<130	<85
正常高值	<130	85～89
1级高血压(轻度)	140～159	90～99
亚组:临界高血压	140～149	90～94
2级高血压(中度)	160～179	100～109
3级高血压(重度)	≥180	≥110
单纯收缩期高血压	≥140	<90
亚组:临界收缩期高血压	140～149	<90

2. 血压变动的临床意义

(1) 高血压:血压高于正常标准称为高血压。高血压原因不明者称为原发性高血压,此型临床多见。有明确疾病所致的高血压,称为继发性高血压或症状性高血压,如肾动脉狭窄、肾实质病变、嗜铬细胞瘤、原发性醛固酮增多症、皮质醇增多症、妊娠中毒症等。

(2) 低血压:指血压低于90/60mmHg。常见于休克、心力衰竭、急性心肌梗死、心包压塞、肺梗死、肾上腺皮质功能减退及极度衰弱者。

(3) 脉压增大或减小:脉压大于40mmHg为脉压增大,多见于主动脉瓣关闭不全、动脉导管未闭、主动脉硬化、严重贫血、甲状腺功能亢进和动静脉瘘等。脉压小于30mmHg称为脉压减小。见于主动脉瓣狭窄、心力衰竭、低血压、心包积液、缩窄性心包炎等。

(三) 周围血管征

1. 枪击音　是指在四肢动脉处听到的一种短促的如同开枪的声音。常选择股动脉,部分病人在肱动脉、足背动脉处也可闻及。

2. 杜柔双重音　将听诊器体件置于股动脉上,稍施加压力,在收缩期与舒张期皆可闻及的吹风样杂音,呈连续性。

3. 毛细血管搏动征　用手指轻压指甲末端,或以清洁的玻片轻压口唇黏膜,若见红、白交替的节律性微血管搏动现象,称毛细血管搏动征。

水冲脉、毛细血管搏动征、颈动脉搏动、枪击音和杜柔双重音等体征,可统称为周围血管征阳性,常见于脉压增大的疾病。

(胡友莹)

第五节　腹部评估

腹部的范围上起横膈,下至骨盆,前侧面为腹壁,后面为脊柱、腰肌,中间为腹腔。腹腔内脏器很多,包含有消化、泌尿、内分泌和血液系统等。

一、腹部的体表标志与分区

腹部检查必须首先熟悉腹腔脏器的部位及其体表投影。为准确描述和记录腹腔脏器及病变的位置,需要借助某些体表标志及对腹部进行适当分区。

(一)体表标志

常用的体表标志有:肋弓下缘、胸骨剑突、腹中线、脐、髂前上棘、腹直肌外缘、腹股沟韧带、肋脊角、腰肋角等(图 4-31),其部位及意义见表 4-7。

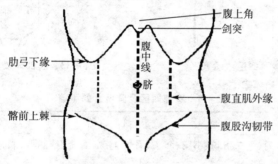

图 4-31　腹部前面体表标志示意图

表 4-7　腹部体表标志的部位及意义

标志	部　位	意　义
肋弓下缘	第 8~10 肋软骨连接形成的肋弓	常用于腹部分区、肝脾测量及胆囊的定位
剑突	胸骨下端的软骨	常作为肝脏测量的标志
腹上角	两侧肋弓的夹角	常用于体型判断和肝脏的测量
脐	腹部中心,平第 3、4 腰椎之间	腹部四分区法的标志和腰椎穿刺的定位标志
髂前上棘	髂峰前方突出点	腹部九分区法的标志和骨髓穿刺的部位
腹直肌外缘	相当于锁骨中线的延续	常为手术切口的位置和用于胆囊点的定位
腹中线	前正中线的延续	为腹部四分区法的垂直线
肋脊角	第 12 肋骨与脊柱的夹角	为评估肾区叩击痛的位置
腹股沟韧带	髂前上棘与耻骨结节之间的腹股沟的深面	寻找股动脉和股静脉的标志
耻骨联合	两耻骨间的纤维软骨连接	腹部体表下界

(二)腹部分区

借助腹部体表标志和人为的划线将腹部进行分区,其目的是了解脏器的位置及其在体表的投影,对描述病变、病理体征所在的位置及确定临床穿刺部位有重要意义。

1. 四分区法 通过脐作水平线和垂直线,两条线相交后将腹部分为四区(图 4-32),各区所含脏器见表 4-8。

2. 九分区法 两肋弓下缘的连线、两髂前上棘的连线与左右髂前上棘至腹中线连线中点的垂直线相交后,将腹部分为九区(图 4-33),各区脏器分布情况见表 4-8。

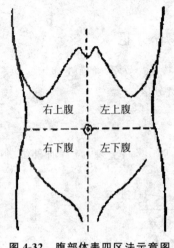

图 4-32 腹部体表四区法示意图

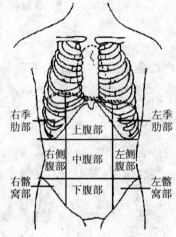

图 4-33 腹部体表九区法示意图

表 4-8 腹部四区及其所含的脏器

分 区	脏 器
右上腹部	肝、胆囊、幽门、十二指肠、小肠、胰头、右肾上腺、右肾、结肠肝曲、部分横结肠、腹主动脉、大网膜
左上腹部	肝左叶、脾、胃、小肠、胰体、胰尾、左肾上腺、左肾、结肠脾曲、部分横结肠、腹主动脉、大网膜
右下腹部	盲肠、阑尾、部分升结肠、小肠、右输尿管、胀大的膀胱、淋巴结、女性右侧卵巢和输卵管、增大的子宫、男性右侧精索
左下腹部	乙状结肠、部分降结肠、小肠、左输尿管、胀大的膀胱、淋巴结、女性左侧卵巢和输卵管、增大的子宫、男性左侧精索

表 4-9 腹部九区及其所含的脏器

分 区	脏 器
右上腹部(右季肋部)	肝右叶、胆囊、结肠肝曲、右肾、右肾上腺
右侧腹部(右腰部)	升结肠、空肠、右肾
右下腹部(右髂部)	盲肠、阑尾、回肠下端、淋巴结、女性右侧卵巢和输卵管、男性右侧精索
上腹部	胃、肝左叶、十二指肠、胰头、胰体、横结肠、腹主动脉、大网膜
中腹部(脐部)	十二指肠、空肠、回肠、下垂的肾或横结肠、肠系膜、淋巴结、输尿管、腹主动脉、大网膜
下腹部(耻骨上部)	回肠、乙状结肠、输尿管、胀大的膀胱、增大的子宫
左上腹部(左季肋部)	脾、胃、结肠脾曲、胰尾、左肾、左肾上腺
左侧腹部(左腰部)	降结肠、空肠、回肠、左肾
左下腹部(左髂部)	乙状结肠、淋巴结、女性左侧卵巢和输卵管、男性左侧精索

二、腹部评估的内容

(一)视诊

腹部视诊时,患者取仰卧位,充分暴露腹部。检查环境温暖,光线充足、柔和,从前侧方射入视野有利于观察腹部表面的器官轮廓、包块、肠型和蠕动波等。评估者站在病人的右侧,自上而下按一定的顺序视诊腹部,有时可自腹部侧面呈切线方向观察腹部,以发现细小的隆起或蠕动波。

腹部视诊包括腹部外形、呼吸运动、腹壁静脉、胃肠型和蠕动波以及腹部皮肤等。

1.腹部外形　正常人腹部外形可表现为:①腹部平坦:其腹壁大致处于肋缘至耻骨联合同一平面或略微低凹,多见于正常成人平卧时。②腹部饱满:前腹壁稍高于肋缘与耻骨联合的平面,多见于肥胖者或小儿。③腹部低平:前腹壁稍低于肋缘于耻骨联合的平面,多见于消瘦者及老年人。

(1)腹部膨隆:仰卧时前腹壁明显高于肋缘与耻骨联合的平面,外观呈凸起状,称为腹部膨隆,可因生理状况如肥胖、妊娠,或病理状况如腹水、巨大肿瘤等引起。由于病因不同可表现为全腹膨隆或局部膨隆。

1)全腹膨隆:全腹隆起呈球形或椭圆形,除了见于生理情况,如肥胖、足月妊娠外,还可见于下列病理情况。①腹腔积液:当腹腔内有大量积液时,平卧时腹壁松弛,液体下沉于腹腔两侧,致使腹部扁平而宽,称为蛙腹,且腹部外形随着体位变化而改变。腹腔积液常见于肝硬化门脉高压症、结核性腹膜炎、肾病综合征、心力衰竭等。腹膜有炎症或肿瘤浸润时,腹部呈尖凸型,称为尖腹。②腹内巨大包块:巨大的卵巢囊肿、畸胎瘤等。③腹内积气:腹内积气多在胃肠道内,移动体位时其形状无明显改变,见于各种原因引起的肠梗阻或肠麻痹。④气腹:胃肠穿孔、治疗性人工气腹等。

全腹膨隆时应注意观察其膨隆的程度、变化以及测量腹围。病人排空尿液后平卧,用软尺经脐绕腹一周,测得的周长即为腹围,以厘米计算。定期测量腹围有利于观察腹部内容物的变化。

2)局部膨隆:腹部局部膨隆常为脏器肿大、腹内肿瘤或炎性肿块、胃或肠胀气以及腹壁肿物或疝等所致。视诊时应注意其膨隆的部位、外形、有无搏动以及与呼吸、体位变化的关系。

为鉴别局部肿块是位于腹壁上还是腹腔内,可嘱病人取仰卧位,双手托于枕部,做起坐动作,使腹壁肌肉紧张,如肿块更为明显,提示肿块在腹壁上,被紧张的腹肌所托起;反之若不清楚或消失,提示肿块在腹腔内。

(2)腹部凹陷:仰卧位时前腹壁明显低于肋缘与耻骨联合的平面,称为腹部凹陷。根据凹陷的范围可分为全腹凹陷和局部凹陷。

1)全腹凹陷:常见于消瘦和脱水者。严重时前腹壁凹陷几乎贴近脊柱,肋弓、髂嵴和耻骨联合显露,使腹外形如舟状,称为舟状腹,常见于结核病、恶性肿瘤等慢性消耗性疾病。

2)局部凹陷:较少见。多由于手术后腹壁瘢痕收缩所致,病人立位或加大腹压时可使凹陷更明显。白线疝、切口疝于卧位时可见凹陷,但当患者立位或加大腹压时,局部反而膨出。

2.呼吸运动 正常人呼吸时腹壁上下起伏,吸气时上抬,呼气时下陷,即为腹式呼吸运动,男性及儿童以腹式呼吸为主,成年女性则以胸式呼吸为主,呼吸时腹壁起伏不明显。腹式呼吸减弱见于腹膜炎症、腹水、急性腹痛、腹腔内巨大肿物或妊娠。腹式呼吸消失常见于胃肠穿孔所致的急性腹膜炎或膈肌麻痹。腹式呼吸增强少见,常为癔病或胸腔疾病所致。

3.腹壁静脉 正常人腹壁皮下静脉一般不显露,皮肤白皙或消瘦者隐约可见。较瘦者或皮肤较薄而松弛的老年人,有时隐约可见,但不迂曲,多呈较直的条纹。

腹壁静脉可显而易见或迂曲变粗,称为腹壁静脉曲张。常见于门脉高压或上、下腔静脉回流受阻而有侧支循环形成者。

检查腹壁曲张静脉的血流方向,有利于鉴别静脉曲张的来源。其方法为选择一段没有分支的腹壁静脉,护士将右手示指和中指并拢压在该段静脉上,然后用一手指紧压并向外移动,挤出静脉中的血液,至一定距离时放松该手指,另一手指仍紧压不动,观察挤空的静脉是否快速充盈;如迅速充盈,则血流方向是从放松手指端流向紧压的手指端。再用同法放松另一手指,观察血流的方向(图4-34)。

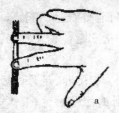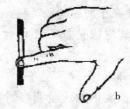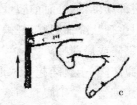

图4-34 检查静脉血流方向手法示意图

正常人腹壁静脉血流方向在脐水平线以上,自下而上经胸壁静脉和腋静脉流入上腔静脉,脐水平线以下自上而下经大隐静脉流入下腔静脉。①门静脉高压时,腹壁曲张的静脉常以脐为中心向四周放射,血流经脐静脉而流入腹壁浅静脉流向四方(图4-35)。②下腔静脉阻塞时,曲张的静脉大多分布在腹壁两侧,脐水平以下腹部浅静脉血流方向由下而上(图4-36)。③上腔静脉阻塞时,脐水平以上的曲张静脉的血流方向由上而下。

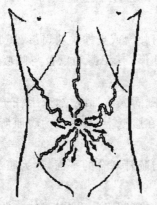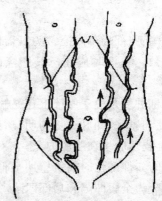

图4-35 门静脉高压时腹壁浅静脉图　　图4-36 下腔静脉梗阻时腹壁浅静脉
　　　　　血流分布和方向　　　　　　　　　　　　　血流分布和方向

4.胃肠型和蠕动波 正常人腹壁一般看不到胃肠的轮廓及蠕动波,但在腹壁菲薄或松弛的老年人、经产妇或极度消瘦者可以看到。异常发现：胃肠道发生梗阻时，梗阻近端的胃或肠段饱满而隆起，可显示出明显的轮廓，称为胃型或肠型，并伴有该部位的蠕动加强，并可看到蠕动波。胃蠕动呈波浪状，自左上腹部缓慢向右下推进至右侧腹直肌旁消失，此为正蠕动波，也可以看到自右下向左上的逆蠕动波。小肠梗阻的肠型、蠕动波多在脐部，结肠梗阻时的肠型多在脐部周围，同时伴有肠鸣音增强。肠麻痹时，则蠕动波消失。观察蠕动波时，需选择适当角度，也可用手轻拍击腹壁诱发后观察。

5. 腹部皮肤 除观察有无苍白、发红、水肿等变化外，还应注意一下情况。

(1) 皮疹：不同种类的皮疹提示不同的疾病，充血性或出血性皮疹常出现于发疹性高热疾病或某些传染病（如麻疹、猩红热、斑疹伤寒）及药物过敏等。紫癜或荨麻疹可同时伴有腹痛；一侧腹部或腰部的疱疹常沿脊神经走行分布。

(2) 色素：腹部色素沉着的原因及特点见表4-10。

表 4-10 腹部色素沉着的原因及特点

原 因	特 点
血色病	腹部皮肤颜色较暴露部位稍淡，散在点状深褐色色素沉着
Addison 病	皮肤皱褶处（腹股沟、系腰带部位）有褐色色素沉着
急性坏死型胰腺炎	左腰部皮肤呈蓝色（皮肤自腹膜后间隙渗到侧腹壁皮下，称为 Grey-Turner 综合征）
腹腔内大出血	脐周或下腹部皮肤发蓝（Cullen 综合征），见于宫外孕破裂或急性坏死型胰腺炎
多发性神经纤维瘤	腹部和腰部不规则的斑片状色素沉着

(3) 腹纹：银白色条纹是腹壁真皮裂开的标志，可见于肥胖者。下腹部或髂部的银白色条纹多为妊娠纹（产后）。粉红色紫纹为皮质醇增多症的典型征象。

(4) 瘢痕：腹部瘢痕多为外伤、手术或皮肤感染的遗迹所致，有时对诊断很有帮助。某些特定部位的手术瘢痕，常提示病人手术史。

6. 脐部 脐部凸出或凹陷的意义已如前述，脐凹内的分泌物呈浆液性或脓性，有臭味，多为炎性所致；分泌物呈水样，有尿味，为脐尿管未闭的征象。脐部溃烂可能为化脓性或结核性病变，脐部溃疡坚硬、固定而突出，多为肿瘤所致。

7. 疝 腹部疝可分为腹内疝和腹外疝两大类，前者少见，后者较多见。腹部疝多为腹腔内容物经腹壁或骨盆壁的间隙或薄弱部分向体表突出而形成，以腹外疝多见。脐疝见于婴幼儿、经产妇或大量腹水病人；白线疝见于先天性腹直肌两侧闭合不良者；切口疝见于手术瘢痕愈合不良；股疝多见于女性，男性腹股沟斜疝可下降至阴囊。

8. 上腹部搏动 上腹部搏动大多由腹主动脉的搏动传导而来，可见于消瘦的正常人。腹主动脉瘤和肝血管瘤者的上腹部搏动明显。三尖瓣关闭不全和二尖瓣狭窄所致的右心室增大，上腹部于吸气时可见明显搏动。鉴别方法可用拇指指腹贴于剑突下部，于吸气时指尖部感到搏动为右心室增大，于呼气时指腹感到搏动明显，则为腹主动脉搏动。

(二) 触诊

触诊是腹部评估的主要方法。腹部评估常用的方法有浅部触诊法、深部触诊法和钩指触诊法。

触诊时病人取仰卧位,头垫低枕,两上肢自然放于躯体两侧,两髋关节及膝关节屈曲并稍分开,以使腹肌放松。嘱病人略张口做平静深腹式呼吸。评估者站在病人右侧,面对病人,其前臂与腹部表面在同一水平。检查时,手要温暖,动作要轻柔。通常自左下腹开始逆时针方向依次评估全腹。原则是先触诊未诉病痛部位,再逐渐移向病痛部位,并进行比较。边触诊边观察病人的反应与表情,对精神紧张者可边触诊边与病人交谈以转移其注意力,减少腹肌紧张。

1. 腹壁紧张度 正常人腹壁有一定的张力,但触之柔软,较易压陷,称为腹壁柔软。有些人(特别是儿童)因怕痒或不习惯触摸而发笑致腹肌自主性痉挛,称为肌卫增强。在适当的诱导或转移注意力后可消失。某些病理情况可使全腹或局部腹肌紧张度增加或减弱。

(1)腹壁紧张度增加:局部腹壁紧张度增加多由于脏器炎症波及腹膜所致,而全腹壁紧张度增加多由弥漫性腹膜受刺激所致。全腹壁紧张度增加见于:①由于肠胀气、气腹或大量腹水时,腹壁紧张度可增加,但无腹肌痉挛,也无压痛。②因急性胃肠穿孔或脏器破裂所致的急性弥漫性腹膜炎,腹膜受刺激而导致腹肌痉挛,腹壁紧张度明显增加,甚至强直如木板,称为板状腹。③结核性腹膜炎、癌性腹膜炎或其他慢性病变,由于其发展缓慢,对腹膜的刺激较缓和,且有腹膜增厚和肠管、肠系膜粘连,使腹壁柔软但有抵抗力,不易压陷,称为揉面感或柔韧感。

(2)腹壁紧张度减低:腹壁松软无力,失去弹性,多因腹肌张力降低或消失所致。全腹紧张度减低见于慢性消耗性疾病、大量放腹水之后、经产妇、老年体弱者。腹壁紧张度消失见于脊髓损伤、重症肌无力。局部腹壁紧张度减低较少见。

2. 压痛及反跳痛 (1)压痛:正常腹部触诊时不会引起疼痛,重按时仅有一种压迫感。真正的压痛多来自腹壁或腹腔内的病变。腹部有压痛提示腹壁或腹腔内有病变或其他疾病牵扯腹膜。腹壁病变比较表浅,当抓捏腹壁或仰卧位抬头屈颈时可使腹肌紧张而压痛明显;腹腔内的病变如脏器的炎症、淤血、肿瘤、破裂、扭转以及腹膜的刺激等均可起压痛。出现压痛的部位,常为病变所在部位。压痛局限于一点,称为压痛点。常见的压痛点有:①溃疡病压痛点:位于上腹部剑突下正中线稍偏左或稍偏右处。②胆囊压痛点:位于右腹直肌外缘与肋缘交界处。③阑尾压痛点:位于脐与右髂前上棘连线中 1/3 与外 1/3 交界处,又称 McBurney 点。

此外,胸部病变如胸膜炎、心肌梗死等也常在上腹部或季肋部出现压痛,阑尾炎可先有上腹部压痛,而后转移至右下腹 McBurney 点压痛。

(2)反跳痛:当评估者触诊腹部出现压痛后,用并拢的 2~3 个手指压于原处稍停片刻,使压痛感觉趋于稳定,然后突然将手抬起,如此时病人感觉疼痛加重,并伴有痛苦表情或呻吟,称为反跳痛。反跳痛是腹膜壁层已受炎症累及的征象,提示局部或弥漫性腹膜炎。腹膜炎病人常有腹肌紧张、压痛与反跳痛,称为腹膜刺激征。当炎症未累及腹膜壁层时,可仅有压痛而无反跳痛。

3. 腹腔内脏器触诊 腹腔内重要脏器较多,如肝、脾、肾、胆囊、胰腺、膀胱及胃肠等,在其发生病变时,常可触到脏器增大或限局性肿块,对诊断有重要意义。

(1)肝脏触诊:触诊时,受检者取仰卧位,两膝、髋关节屈曲使腹壁放松,有时亦可采取左侧卧位。嘱受检者做深而慢的腹式呼吸动作。

1)肝脏触诊的方法:可采用单手触诊法、双手触诊法和钩指触诊法。①单手触诊法:较为常用,检查者将右手四指并拢,掌指关节伸直,与肋缘大致平行地放在右上腹部,估计肝下缘的下方。随患者呼气时,手指压向腹深部,再次呼气时,手指向前上迎触下移的肝缘。如此反复进行中手指逐渐向肋缘移动,直到触到肝缘或肋缘为止。需在右锁骨中线上及前正中线上,分别触诊肝缘并测量其与肋缘或剑突根部的距离,以厘米表示。②双手触诊法:检查者右手位置同单手法,而用左手托住被检查者右腰部,拇指张开置于肋部,触诊时左手向上推,使肝下缘紧贴前腹壁下移,并限制右下胸扩张,以增加膈下移的幅度,这样吸气时下移的肝脏就更易碰到右手指,可提高触诊的效果。③钩指触诊法:适用于儿童和腹壁薄软者,触诊时,检查者位于被检查者右肩旁,面向其足部,将右手掌搭在其右前胸下部,右手第2~5指弯成钩状,嘱被检查者做深呼吸动作,检查者随吸气而更进一步屈曲指关节,这样指腹容易触到下移的肝下缘。

2)触诊注意事项:①以示指前端桡侧指腹触诊肝脏。②右手宜置于腹直肌外缘稍外触诊肝脏。③配合呼吸动作,且于吸气时手指的抬起速度一定要慢于腹壁抬起的速度。④对大量腹水的病人可采用浮沉触诊法。⑤从髂前上棘水平开始触诊。⑥横结肠、腹直肌腱划、右肾下极易误为肝下缘。⑦肝肿大者应与肝下移鉴别。肝下移是指肝下缘超出正常范围,但同时伴有肝上界的下移,而且在右锁骨中线上肝的上下径为12cm左右。常见的原因有肺气肿、右胸腔大量积液、膈下脓肿和内脏下垂等。

3)触诊内容:在触及肝脏肿大时,应详细描述其大小、质地、表面情况及边缘、压痛等见(表4-11)。

表4-11 肝脏触诊的内容

项 目	内 容
大小	肝是否肿大及程度,是否是肝下移。正常人肝脏触不到,但腹壁松软的瘦长体型者可在深吸气时于肋弓下触及肝下缘,但小于1cm;剑突下也可触及,但小于3cm(腹上角较锐者,小于5cm)
质地	肝脏质地可分为3种:①质软:触之如口唇。②质韧:触之如鼻尖。③质硬:触之如前额。正常肝脏质地柔软,不同肝脏疾病的质地可有变化
表面及边缘	表面是否光滑、有无结节,边缘是否整齐及厚薄。正常肝脏表面光滑、边缘整齐、厚薄一致
压痛	正常肝脏无压痛,肝肿大时因包膜受到牵拉或肝包膜因炎症反应,肝脏有压痛或触痛
搏动	正常肝脏及因炎症、肿瘤等引起的肝肿大不伴有搏动。当肝肿大压迫腹主动脉或右心室增大到向下挤压肝脏时,可出现肝脏搏动
肝区摩擦感	正常肝脏无摩擦感。肝周围炎时,肝表面和邻近的腹膜可因纤维素性渗出物而变粗糙,二者相互摩擦所产生的振动可用手感知

(2)胆囊触诊:正常胆囊隐存于肝脏之后,不能触及,当胆囊肿大超过肝缘及肋缘时,可在右肋缘下、腹直肌外缘触及一个梨形、卵圆形张力较高的包块,并随呼吸上下移动的肿大胆囊。常用的触诊方法有单手滑行触诊法和钩指触诊法。当胆囊肿大未超过肋缘下,不能触及时,可采用Murphy征评估胆囊触痛。评估者左手掌平放于病人右肋下部,以拇指指腹

钩压胆囊点(图 4-37),嘱病人缓慢深吸气,在吸气过程中发炎的胆囊下移时碰到用力按压的拇指,即可引起疼痛,此为胆囊触痛。如因剧烈疼痛而致吸气终止,称为 Murphy 征阳性,提示胆囊有炎症。

急性胆囊炎:肿大的胆囊呈囊性感,有明显压痛;胆囊结石、胆囊炎:肿大的胆囊呈实性感,有或无压痛;胆总管结石:胆囊常不肿大(多因胆囊有慢性炎症、囊壁纤维化而皱缩),可有明显黄疸;Courvoisier 征:由于胰头癌压迫胆总管导致胆管阻塞,黄疸进行性加重,胆囊显著肿大,但无压痛,无发热,称为 Courvoisier 征。

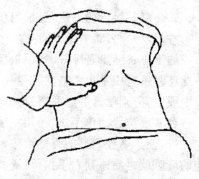

图 4-37 Murphy 征检查法

(3)脾脏触诊:脾触诊检查手法、内容与触肝基本相同。

1)脾脏触诊方法:触诊脾脏常采用双手触诊法(图 4-38),也可采用钩指触诊法。脾脏明显肿大时,单手触诊稍用力即可触到。正常脾脏不能触及,周围脏器病变(如内脏下垂、左侧胸腔积液、气胸)可使脾向下移位。除此以外如能触及脾脏则为脾肿大。如果肿大的脾位置较深,应用双手触诊法进行检查。患者仰卧,两腿稍屈曲,医生左手绕过患者腹前方,手掌置于其左腰部第 7~10 肋处,试将其脾从后向前托起。右手掌平放于上腹部,与肋弓大致成垂直方向,配合呼吸,以手指弯曲的力量下压腹壁,直至触到脾缘或左肋缘。

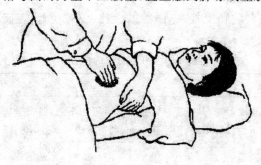

图 4-38 脾触诊

2)触诊内容:脾肿大应与腹部其他脏器或包块相鉴别,如增大的左肾、肿大的肝左叶、结肠肝曲肿物、胰尾部囊肿等。触到脾脏应注意其大小、质地、边缘、表面、有无压痛、摩擦感、有无切迹等。脾切迹为其特征,有鉴别诊断价值。脾肿大的测量法:多采用三线测量法以厘米为单位进行测量(图 4-39)。①Ⅰ线(甲乙线):指左锁骨中线与左肋缘交点至脾下缘的距离。脾轻度大时只作Ⅰ线测量。②Ⅱ线(甲丙线):指左锁骨中线与左肋缘交点至脾尖最远点的距离。③Ⅲ线(丁戊线):脾右缘与前正中线的距离。如脾高度增大至向右越过正中线,则测量脾右缘至正中线的最大距离,以"+"表示;未超过前正中线则测量脾右缘与前正中线的最短距离,以"-"表示。

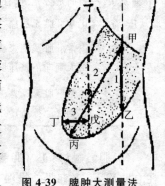

图 4-39 脾肿大测量法

触到肿大的脾时有以下特点:①位于左季肋部,其下缘可随呼吸上下移动。②有明显的边缘,中等以上脾肿大者,可触到有特征性的 1~2 个脾切迹及脾的表面。③增大的脾位置较浅,贴近前腹壁,手指亦难插入左肋缘下,在其上叩诊呈浊音,并与横膈下左季肋部浊音区相连。

临床常将脾大分为轻度、中度和重度。①轻度:深吸气时,脾缘不超过肋下 2cm,常见于急慢性肝炎、伤寒、急性疟疾、感染性心内膜炎等。②中度:超过 2cm 至脐水平线以上,见于肝硬化、淋巴瘤、系统性红斑狼疮等。③重度:即巨脾,超过脐水平线或前正中线,表面光滑者常见于慢性粒细胞性白血病、慢性疟疾等,表面不光滑而有结节者见于淋巴肉瘤和恶性组织细胞病。

(4)胰腺触诊:胰腺位于腹膜后,位置深且柔软,故正常胰腺不能触及。当胰有病变时,则可在上腹部出现体征。①急性胰腺炎:上腹中部或左上腹部呈带状压痛及腹肌紧张,并且左腰部有压痛。若同时左腹部皮下淤血而发蓝,提示出血性胰腺炎。②慢性胰腺炎:上腹部触及质硬、无移动性的横行条索状肿物。③胰腺假性囊肿:左上腹部触到囊性肿物。④胰腺癌:上腹部触及坚硬块状、表面不平呈结节感的肿物。

(5)肾脏触诊:一般用双手触诊法。患者可采取平卧位或立位。卧位触诊右肾时,检查者站立于患者右侧,用左手掌托住其右后腰部,指尖放在右肋脊角处,右手掌平放在右季肋部,手指方向大致平行于右肋缘而稍横向。嘱患者两腿屈曲并做较深呼吸,于患者吸气时双手夹触肾。如触到光滑钝圆的脏器,可能为肾下极。如能在双手间握住更大部分,略能感知其蚕豆状外形,握住时患者常有酸痛或类似恶心的不适感,可从触诊的两手间滑出,即为肾脏。触诊左肾时,左手越过患者前方而托住左后腰部,右手掌横置于患者左季肋部,在吸气时双手触诊左肾。如患者腹壁较厚或配合动作不协调,以致右手难以压向后腹壁时,可在患者吸气时,用左手向前冲击后腰部,如肾下移至两手之间时,则右手有被顶推的感觉;同样也可用右手推向左手方向做冲击动作,左手也可有同样的感觉而触及肾。如卧位未触及肾,还可让患者站立床旁,检查者于患者侧面用两手前后联合触诊肾。

正常人的肾脏一般不能触及,有时可触到右肾下极,瘦弱者、肾下垂、游走肾及肾脏代偿性肥大常可被触及。呈蚕豆形,有浮沉感,移动大,极易滑动,表面光滑,边缘钝圆,质地结实有弹性,可随呼吸上下移动。当触及肾脏时,可有类似恶心感。肾脏被触及时,应注意其大小、形状、硬度、表面及移动度等。注意应与肝肿大、脾肿大相鉴别。

肾脏病理性增大半倍至一倍时,即使没有向下移位也能被触知。肾脏肿大见于肾盂积水或积脓、肾肿瘤、多囊肾等。当肾盂积水或积脓时,肾的质地柔软而富有弹性,有时有波动感。多囊肾时,一侧或两侧肾脏为不规则形增大,有囊性感。肾肿瘤则表面不平,质地坚硬。

当肾和输尿管有炎症或其他疾病时,可在某些部位出现压痛点。腹面的压痛点有季肋点(第 10 肋骨前端,右侧位置稍低,相当于肾盂位置)、上输尿管点(在脐水平线上腹直肌外缘)和中输尿管点(在髂前上棘水平腹直肌外缘,相当于输尿管第二狭窄处);背面的压痛点有肋脊点(背部第 12 肋骨与脊柱的交角的顶点)和肋腰点(第 12 肋骨与腰肌外缘的交角顶点)。

肋脊点和肋腰点是肾脏一些炎症性疾患的压痛部位,如肾盂肾炎、肾脓肿和肾结核等。如炎症深隐于肾实质内,可无压痛而仅有叩击痛。季肋点压痛亦提示肾脏病变。上输尿管点或中输尿管点出现压痛,提示输尿管结石、结核或化脓性炎症。

(6)膀胱触诊:一般采用单手滑行法。在仰卧屈膝情况下检查者以右手自脐开始向耻骨方向触摸,触及肿块后应详察其性质,以便鉴别其为膀胱、子宫或其他肿物。正常膀胱空虚时隐存于盆腔内,不易触到。只有当膀胱积尿充盈胀大,越出耻骨上缘时,才可在下腹中部触及呈球形或横置的椭圆形、按压有尿意的囊性肿物,其底部可膨大平脐,不能用手推移,多见于脊髓病(如截瘫)、尿路梗阻(如前列腺肥大或癌)所致的尿潴留,亦可见于昏迷、腰椎或骶椎麻醉后病人以及手术后局部疼痛患者。排尿或导尿后肿物缩小或消失,即可确定为膀胱胀大,借此可与妊娠子宫、卵巢囊肿及直肠肿物等鉴别。

4.腹部包块　腹部包块包括肿大或异位的脏器、炎症肿块、囊肿、肿大的淋巴结,以及良性和恶性肿瘤,胃内结石和肠内粪块等。正常腹部可触及到的包块有腹直肌肌腹和腱划、腰椎椎体、骶骨岬、乙状结肠粪块、横结肠及盲肠,需要与病理性包块进行区别。触诊到腹部包块应注意的内容见表4-12。

表4-12　触诊腹部包块的内容

内容	评价
部位	某些部位的包块常来源于该部位的脏器,但有些包块可在腹腔内游走,部位不定
大小	凡触及包块均应测量其大小(上下径、左右径、前后径)。为了简便和形象,也可以用公认大小的实物做比喻
形态	应注意包块的形状、轮廓、边缘和表面状态。规则圆形、表面光滑的包块多为良性,以囊肿、淋巴结居多;不规则、表面凹凸不平且坚硬者多为恶性肿瘤、炎性肿物或结核性包块
质地	实质性:质地柔软、中等硬度或坚硬多见于肿瘤、炎症或结核。囊性:质地柔软,多为囊肿或脓肿
压痛	有明显压痛的包块多为炎性包块,无痛性包块多为肿瘤性
移动度	随呼吸而上下移动的包块多为肝、脾、肾、胃或其肿物;移动度大的包块多为带蒂肿物或游走的脏器;局部炎性包块、脓肿及腹膜后壁的肿瘤一般不能移动

5.液波震颤　当腹腔内有大量游离液体时,如用手叩击腹部,可感到液波震颤,或称为波动感。病人平卧,评估者以左手掌面贴于病人一侧腹壁,右手四指并拢屈曲,用指端叩击对侧腹壁(或以指端冲击触诊),如有大量液体,则贴于腹壁的手掌有被液体波动冲击的感觉,即波动感。为防止腹壁本身的震动传至对侧,可让另一人将手掌尺侧缘压于脐部腹中线上,可阻止腹壁震动的传导(图4-40)。液波震颤不如移动性浊音灵敏,腹腔游离液体超过3 000~4 000ml时才能评估出液波震颤。

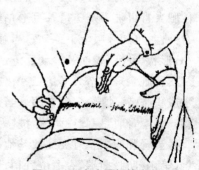

图4-40　液波震颤检查法

(三)叩诊

腹部叩诊采用直接叩诊法和间接叩诊法,临床上多采用间接叩诊法。腹部叩诊的主要作用是叩出某些脏器的大小和叩击痛、胃肠道充气情况及评估腹腔有无积气、积液和包块等。

1.腹部叩诊音　正常情况下,由于胃、小肠、结肠中有气体存在,所以腹部大部分区域叩诊为鼓音,只有肝、脾所在的部位叩诊为浊音或实音。当肝、脾等脏器极度肿大、腹腔内有肿瘤或大量腹水时,腹部鼓音区缩小,病变部位可出现浊音或实音。当胃肠道高度胀气或胃肠道穿孔导致气腹时,则鼓音范围明显扩大。

2. 肝脏叩诊 主要用来确定肝的位置、浊音界大小及有无叩击痛。

(1)肝界的叩诊:①肝上界叩诊:沿右锁骨中线、右腋中线和右肩胛线,由肺区向腹部叩诊。当由清音转为浊音时,即为肝上界(肺肝相对浊音界),再向下叩诊1~2肋间,则浊音变实音,则为肺肝绝对浊音界(肺下界)。②肝下界叩诊:由腹部鼓音区沿右锁骨中线或前正中线向上叩诊,由鼓音变浊音时,即为肝下界。一般情况下,叩诊法确定的肝下界较触诊法高1~2cm。均匀体型者肝上下界分别在右锁骨中线第5肋间和右季肋下缘,肝上下径为9~11cm;在右腋中线分别为第7肋间、第10肋间水平;在右肩胛线肝上界为第10肋间。矮胖体型者肝上下界均可高一肋间,瘦长体型者肝上下界均可低一肋间。

(2)肝浊音界的变化:肝浊音界向上移位见于右下肺不张、右肺纤维化及鼓肠等;肝浊音界向下移位见于肺气肿、右侧张力性气胸等。肝浊音界扩大见于肝癌、肝脓肿、肝炎、肝淤血和多囊肝等;肝浊音界缩小见于急性重型肝炎、肝硬化和胃肠胀气等;肝浊音界消失代之以鼓音者,多由于肝表面覆有气体所致,是急性胃肠穿孔的重要体征之一。

(3)肝区叩击痛:左手掌置于右前胸下部,右手握拳叩击左手背。正常肝脏无叩击痛,肝脓肿、急性肝炎或肝癌时可有叩击痛。

3. 胆囊叩诊 胆囊位于深处,且被肝脏遮盖,临床上不能用叩诊方法评估其大小,仅能评估胆囊区有无叩击痛。胆囊区叩击痛为胆囊炎的重要体征。

4. 胃泡鼓音区和脾脏叩诊

(1)胃泡鼓音区叩诊:胃泡鼓音区(Traube区)位于左前胸下部肋缘以上,约呈半圆形,为胃底穹隆含气而形成。其上界为横膈、肺下缘,下界为肋弓,左界为脾脏,右界为肝左缘。正常情况下有胃泡鼓音区,其大小则受胃内含气量和周围器官病变的影响。胃泡鼓音区明显缩小或消失,见于中度及重度脾肿大、左侧胸腔积液、心包积液、肝左叶肿大。

(2)脾脏叩诊:当脾脏触诊不满意或在左肋下触到很小脾缘时,宜用脾叩诊进一步检查脾大小。脾脏叩诊宜采用轻叩法,并在左侧腋中线上叩诊。正常时脾浊音界扩大见于各种原因的脾肿大;脾浊音界缩小见于左侧气胸、胃扩张和肠胀气等。

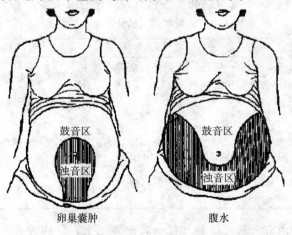

图4-41 卵巢囊肿与腹水叩诊音的鉴别示意图

5. 移动性浊音 当腹腔内有 1 000ml 以上的腹水时,仰卧位,由于重力的作用,液体多积聚在腹腔两侧,此处叩诊浊音,而腹中部由于含气的肠管在液面浮起而叩诊呈鼓音。评估者自腹中部脐平面开始向病人左侧腹部叩诊,发现浊音时,板指固定不动,嘱病人右侧卧位,再叩诊,如呈鼓音,表明有浊音移动。同样方法向右侧腹部叩诊,以核实浊音是否移动。这种随体位改变而出现浊音区变化的现象,称为移动性浊音,这是发现有无腹腔积液的重要方法。

巨大的卵巢囊肿应与腹腔积液区分开来,其方法为:①卵巢囊肿患者由于肠管被卵巢囊肿压挤至两侧腹部,所以仰卧位时,叩诊浊音区在腹中部,鼓音区则在腹部两侧(图 4-41)。②卵巢囊肿的浊音无移动性。③尺压试验:患者仰卧位,将一硬尺横置于腹壁上,检查者两手将尺下压,如为卵巢囊肿,则腹主动脉的搏动可经囊肿传到硬尺,使尺发生节奏性跳动;如为腹腔积液,则硬尺无此现象出现。

肠管内有大量液体潴留和巨大卵巢囊肿极易误为腹水,前者也可有移动浊音,但常伴有肠梗阻体征。

6. 膀胱叩诊 当膀胱触诊结果不满意时,可用叩诊来判断膀胱膨胀的程度。叩诊在耻骨联合上方进行,通常从上往下,由鼓音转成浊音。当膀胱充盈时,耻骨上方叩诊呈圆形浊音区。在女性妊娠子宫增大、子宫肌瘤或卵巢囊肿时,该区叩诊也呈浊音,鉴别方法是排尿或导尿后复查,如浊音区转为鼓音,即为尿潴留所致膀胱增大。在腹水时,耻骨上方叩诊也可有浊音区,但此区的弧形上缘凹向脐部,而膀胱肿大时浊音区的弧形上缘凸向脐部,可借此鉴别。

(四)听诊

腹部听诊时,应全面听诊腹部各区,尤其是上腹部、脐部、右下腹部和肝、脾区。其主要内容包括肠鸣音、血管杂音、摩擦音等。妊娠 5 个月以上的妇女还可在脐下方听到胎心音。

1. 肠鸣音 肠蠕动时,肠管内气体和液体的移动,产生一种断断续续的咕噜音(或气过水声),称为肠鸣音。右下腹部通常为肠鸣音听诊区,正常情况下肠鸣音每分钟 4~5 次,其频率、声响和音调变异较大。异常肠鸣音的特点及临床意义见表 4-13。

表 4-13 异常肠鸣音的特点及临床意义

异常肠鸣音	特 点	临床意义
肠鸣音消失	持续听诊 3~5min 后还未听到一次肠鸣音,且刺激腹壁后仍无肠鸣音	弥漫性腹膜炎、麻痹性肠梗阻
肠鸣音减弱	数分钟才听到一次	老年性便秘、腹膜炎、低血钾症、胃肠动力低下
肠鸣音活跃	肠鸣音达每分钟 10 次以上,为音调不特别高亢的一阵快速的隆隆声	急性胃肠炎、服用泻药或胃肠道大出血、早期肠梗阻
肠鸣音亢进	肠鸣音达每分钟 10 次以上,同时伴有响亮的高亢金属音	机械性肠梗阻

2. 振水音 当胃内有大量液体和气体时可出现振水音。病人取仰卧位,评估者以一耳凑近上腹部或将听诊器膜式体件置于上腹部进行听诊,同时以冲击触诊法振动胃部,即可闻

及气体、液体撞击的声音,称振水音。正常人餐后或饮用大量液体时可有振水音。若在清晨空腹或餐后 6~8h 以上仍有振水音,则提示幽门梗阻或胃扩张。

3. 血管杂音　腹部血管杂音对诊断某些疾病有一定作用,听诊中不应忽视。腹部血管杂音有动脉性和静脉性杂音。腹中部收缩期杂音(喷射性)常提示腹主动脉瘤或狭窄;左右上腹部收缩期杂音常提示肾动脉狭窄,收缩期杂音在左右下腹部提示髂动脉狭窄。左叶肝癌压迫肝动脉或腹主动脉时,也可在肿块部位闻及吹风样杂音或连续性杂音。门脉高压侧支循环形成,特别是腹壁静脉曲张时,在脐部或上腹部常可闻及静脉性杂音,呈连续性的嗡嗡声,无收缩期与舒张期性质。

4. 摩擦音　在脾梗塞、脾周围炎、肝周围炎或胆囊炎累及局部腹膜等情况下,可于深呼吸时,于各相应部位听到摩擦音,严重时触诊亦有摩擦感。腹膜纤维渗出性炎症时,亦可在腹壁听到摩擦音。

(张　孟)

第六节　肛门、直肠、生殖器评估

肛门、直肠、生殖器的评估是身体评估的一部分,对临床诊断和治疗具有重要意义。但在临床实际中,有的患者不愿接受,因此评估检查时应对患者说明评估的目的、方法和重要性,使之接受并取得配合。男医护人员检查女患者时,须有女医务人员在场或家属陪同。

一、肛门、直肠评估

(一)病人的体位

1. 腹部视诊,病人取仰卧位,充分暴露腹部(上自剑突,下至耻骨联合)。
2. 检查肛门、直肠时可根据具体病情和需要,让病人采取不同的体位,以便达到检查的目的。常用的体位有:

(1)肘膝位:病人两肘关节屈曲,置于检查床上,胸部尽量接近床面,两膝关节屈曲成直角跪在检查床上,臀部抬高。此体位最常用,见图4-42。

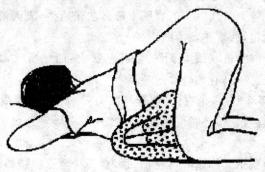

图 4-42　肘膝位

（2）左侧卧位：病人向左侧卧在检查床上，右腿向腹部屈曲，左腿伸直，臀部靠近检查床右边。评估者面对病人背部进行检查。适用于病重、年老体弱或女病人（图4-43）。

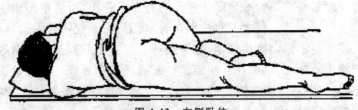

图 4-43　左侧卧位

（3）仰卧位或截石位：病人仰卧在检查床上，臀部垫高，两腿屈曲、抬高并外展，适用于重症体弱病人或膀胱直肠窝的检查。

（4）蹲位：病人蹲成排大便时的姿势，屏气向下用力。适用于检查直肠脱出、内痔及直肠息肉等。

(二)肛门、直肠视诊

用手分开病人臀部，观察肛门及其周围皮肤颜色及皱褶，正常颜色较深，皱褶呈放射状。让病人收缩肛门括约肌时皱褶更明显，作排便动作时皱褶变浅。另外还应观察肛门周围有无脓血、黏液、肛裂、外痔、瘘管口或脓肿等。

1.肛门闭锁与狭窄　肛门闭锁与狭窄多见于新生儿先天性畸形，狭窄也可因感染、外伤、手术瘢痕收缩所致。

2.肛门外伤及感染　肛门外伤或瘢痕多见于外伤或手术后。肛门周围有红肿及压痛，常位肛门周围脓肿。

3.肛裂　肛裂是肛管下段（齿状线以下）深达皮肤全层的纵形及梭形裂口或感染性溃疡。患者自觉疼痛尤其是排便时更加明显，常因惧痛而抑制便意，致使大便干燥，在排出的粪便周围常附有少许鲜血。检查肛门时有明显触压痛。

4.痔　痔是直肠下端黏膜下或肛管边缘皮下的内痔静脉丛或外痔静脉丛扩大和曲张所致的静脉团，多见于成年人。痔块脱出、嵌顿、水肿、感染时，可有剧烈疼痛。

（1）内痔：是位于肛管齿状线以上的直肠上静脉曲张所致，表面被直肠下段黏膜所覆盖，在肛门内口可查到柔软的紫红色包块，排便时突出肛门外，病人常有大便带血、痔块脱出。

（2）外痔：是位于肛管齿状线以下的直肠下静脉曲张所致，表面被肛管皮肤所覆盖，在肛门外口可见紫红色柔软包块，常感觉疼痛。

（3）混合痔：是位于肛管齿状线上、下的静脉丛扩大、曲张所致，其上部被直肠黏膜所覆盖，下段被肛管皮肤所覆盖，具有内外痔的特点。

5.肛门直肠瘘　简称肛瘘，是直肠、肛管与肛门皮肤相通的瘘管，多为肛管或直肠周围脓肿与结核所致，不易愈合。检查时可见肛门周围皮肤有瘘管开口，在直肠或肛管内可见瘘管的内口伴有硬结。

6.直肠脱垂　直肠脱垂又称脱肛，是指肛管、直肠甚至乙状结肠下端的肠壁部分或全层向外翻出而脱出于肛门外。检查时让病人取蹲位，观察肛门外有无突出物。让病人屏气作排便动作时，肛门外更易看到紫红色球状突出物，此即直肠部分脱垂（黏膜脱垂）；若突出物呈椭圆形块状物,表面有环形皱襞,即为直肠完全脱垂。

(三)肛门、直肠触诊

1.触诊方法及注意事项

(1)触诊方法:肛门和直肠的触诊检查常称为肛门指诊或直肠指诊。

(2)注意事项:①病人准备:肛门指诊时,病人体位可根据具体病情及要求采取肘膝位、左侧卧位或仰卧位等。②评估者准备:肛门指诊时根据病人体位不同,评估者或站立于病人右侧或后面。评估时手要温暖,指甲剪短,动作轻柔。③评估方法:触诊时评估者右手示指戴指套或手套,并涂以适量润滑剂,如肥皂液、凡士林或液体石蜡等,先将检查的示指置于肛门外口轻轻按摩,等病人肛门括约肌放松后,检查者以示指指腹徐徐压入肛门、直肠内(图4-44)。先检查肛门及括约肌的紧张度,再检查肛管及直肠的内壁,注意有无压痛及黏膜是否光滑,有无肿块及搏动感。

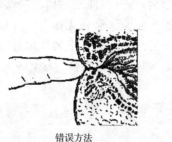

错误方法　　　　正确方法

图4-44　直肠指诊

2.直肠指诊时常有以下异常发现

(1)触痛显著,见于肛裂和感染。

(2)触痛伴有波动感,见于肛门、直肠周围脓肿。

(3)触及柔软、光滑而有弹性的包块,多为直肠息肉。

(4)触及坚硬的包块,应考虑直肠癌。

(5)指诊后指套表面带有黏液、脓液或血液,说明有炎症或伴有组织破坏,必要时应取其涂片作镜检或细菌学检查,以助诊断。

二、生殖器评估

(一)男性生殖器的评估

男性生殖器包括阴茎、阴囊、前列腺和精囊等。阴囊内有睾丸、精索及附睾。评估检查时应让患者充分暴露下身,双下肢取外展位,先评估检查外生殖器阴茎及阴囊,后检查内生殖器前列腺及精囊。注意有无包茎、包皮过长、尿道口溢脓、精索静脉曲张、隐睾、阴囊水肿、睾丸鞘膜积液和前列腺肿大等。

(二)女性生殖器的评估

一般情况下女性患者的生殖器不作常规检查,如全身性疾病疑有局部表现时可作外生殖器检查,疑有妇产科疾病时应由妇产科医师进行检查,详见《妇产科护理学》相关章节。

(张 孟)

第七节 脊柱与四肢评估

一、脊柱的评估

脊柱是支撑体重、维持躯体各种姿势的重要支柱,并作为躯体活动的枢纽。由7个颈椎、12个胸椎、5个腰椎、5个骶椎、4个尾椎组成。脊柱的病变主要表现为疼痛、形态或姿势异常以及活动度受限等。脊柱评估时患者可处站立位和坐位,按视、触、叩的顺序进行。

(一)脊柱弯曲度

正常人直立时,脊柱从侧面观察有4个生理弯曲,即颈段稍向前凸,胸段稍向后凸,腰椎明显向前凸,骶椎则明显向后凸,近似"S"型。正常人脊柱无侧弯。评估时,应让患者取站立位或坐位,检查者用手指沿脊椎的棘突尖以适当的压力往下划压,划压后皮肤出现一条红色充血痕,以此痕为标准,观察脊柱有无侧弯。还应侧面观察脊柱各部形态,了解有无前后突出畸形。脊柱病理性变形包括以下情况。

1.颈椎变形 通过自然姿势判断有无异常,如患者立位时有无侧偏、前屈、过度后伸和僵硬感。

2.脊柱后凸 脊柱过度后弯称为脊柱后凸,也称为驼背,多发生于胸段脊柱(图4-45)。脊柱后凸时前胸凹陷,头颈部前倾。脊柱后凸常见的病因有:①佝偻病:多在儿童期发病,坐位时胸段呈明显均匀性向后弯曲,仰卧位时弯曲可消失。②结核病:多在青少年时期发病,病变常在胸椎下段及腰段。由于椎体被破坏、压缩,棘突明显向后凸出,形成特征性的成角畸形,常伴有全身其他脏器的结核病变如肺结核等。③强直性脊柱炎:多见于成年人,脊柱胸段成弧形(或弓形)后凸,常有脊柱强直性固定,仰卧位时亦不能伸直。④脊椎退行性变:多见于老年人,椎间盘退行性萎缩,骨质退行性变,胸腰椎后凸曲线增大,造成胸椎明显后凸,形成驼背。⑤其他:如外伤所致胸椎压缩性骨折,造成脊柱后凸,可发生于任何年龄。

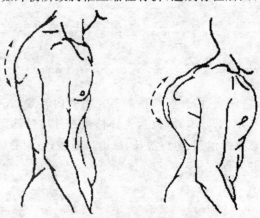

图4-45 脊柱畸形所致胸廓改变

3.脊柱前凸 脊柱过度向前弯曲称为脊柱前凸,多发生在腰椎部位。病人腹部明显向前突出,臀部明显向后突出,多见于晚期妊娠、大量腹水、腹腔巨大肿瘤、第5腰椎向前滑脱、髋关节结核及先天性髋关节后脱位等。

4.脊柱侧凸 脊柱离开后正中线向左或右偏曲称为脊柱侧凸(图4-46)。根据侧凸发生部位不同,分为胸段侧凸、腰段侧凸及胸腰段联合侧凸;亦可根据侧凸的性状分为姿势性和器质性两种。

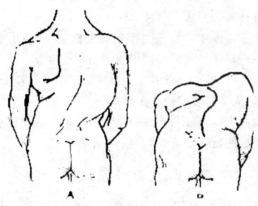

图4-46 脊柱侧凸

(1)姿势性侧凸:无脊柱结构的异常。姿势性侧凸早期脊柱的弯曲度多不固定,改变体位可使侧凸得以纠正,如平卧位或向前弯腰时脊柱侧突可消失。姿势性侧凸见于儿童发育期坐、立姿势不良,椎间盘脱出症及脊髓灰质炎后遗症等。

(2)器质性侧凸:脊柱器质性侧凸的特点是改变体位不能使侧凸得到纠正。其病因有先天性脊柱发育不全,肌肉麻痹,营养不良,慢性胸膜肥厚、胸膜粘连及肩部或胸廓的畸形等。

(二)脊柱活动度

正常人脊柱有一定活动度,但各部位活动范围明显不同。颈椎段和腰椎段的活动范围最大,胸椎段活动范围最小,骶椎和尾椎已融合成骨块状,几乎无活动性。评估脊柱的活动度时,应让患者作前屈、后伸、侧弯、旋转等动作,以观察脊柱的活动情况及有无变形。但对已有脊柱外伤可疑骨折或关节脱位时,应避免脊柱活动,以防止损伤脊髓。

评估脊柱颈段活动度时,检查者固定患者两肩,以头部正直为中位,嘱患者做前屈、后伸、侧弯及左右旋转等动作,一般正常颈段前屈45°,后伸45°,左右侧弯各45°,旋转60°。若颈及软组织有病变时,脊柱颈椎段活动受限,活动常不能达正常范围,并有疼痛感,严重时出现僵直,常见于颈部肌纤维织炎及韧带受损,颈椎病,结核或肿瘤浸润以及颈椎外伤、骨折或关节脱位等。

腰段在臀部固定条件下,正常活动度是前屈约45°,后伸约35°,左右侧弯各30°,旋转45°。脊柱腰椎段活动受限,常见于腰部肌纤维织炎及韧带受损,腰椎椎管狭窄,椎间盘突出,腰椎结核或肿瘤,腰椎骨折或脱位等。

(三)脊柱压痛与叩击痛

1. **压痛** 脊柱压痛的评估方法是嘱患者取端坐位,身体稍向前倾。检查者以右手拇指从枕骨粗隆开始自上而下逐个按压脊椎棘突及椎旁肌肉,正常每个棘突及椎旁肌肉均无压痛。如有压痛,提示压痛部位可能有病变,并以第7颈椎棘突骨性标志计数病变椎体的位置。

2. **叩击痛** 常用的脊柱叩击方法有两种。

(1)直接叩击法:即用手指或叩诊锤垂直叩击各脊椎棘突,多用于检查胸椎与腰椎。颈椎疾病,特别是颈椎骨关节损伤时,一般需慎用或不用此法检查。

(2)间接叩击法:嘱患者取坐位,检查者将左手掌置于患者头顶上,右手半握拳以小鱼际肌部位叩击左手背,了解病人脊柱各部位有无疼痛。

正常人脊椎无压痛及叩击痛,脊椎若有病变,受损部位可出现压痛及叩击痛。常见于脊柱结核、脊椎骨折、肿瘤及椎间盘突出等。

二、四肢与关节评估

四肢及关节的评估常以视诊和触诊为主。检查内容主要包括四肢及其关节的形态、肢体位置、活动度或运动情况等。正常人四肢与关节左右对称、形态正常、无肿胀及压痛、活动不受限。

(一)四肢形态

检查时应注意有无四肢畸形、肌萎缩、水肿、静脉曲张、肢端肥大、关节脱位、骨折和双侧肢体粗细、长短不一等;注意有无关节红、肿、热、痛;有无肢端发绀、杵状指(趾)和反甲(匙状指)等。常见的异常改变如下:

1. **指关节变形** 常见于类风湿关节炎,多为双侧性病变,关节呈梭状畸形,活动受限,活动期关节可有肿痛。尺神经或正中神经损伤、进行性肌萎缩等,手背及手掌的骨间肌及大小鱼际肌明显萎缩,致使手指关节呈鸟爪形(图4-47)。

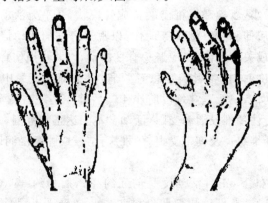

图4-47 爪形手

2. **腕关节变形** 常见于以下疾病:腱鞘囊肿、腱鞘滑膜炎、腱鞘纤维脂肪瘤等。此外,当腕关节局部软组织炎症、扭伤或发生骨折时,均可使关节外形改变。

3. 杵状指(趾) 表现为远端指(趾)节明显增宽、增厚,呈杵状膨大(图4-48)。正常人指甲根部软组织与甲床的角度小于180°,杵状指(趾)时此夹角等于或大于180°。杵状指(趾)发病机制尚不明确,一般认为与肢端缺氧、代谢障碍和中毒损害有关。临床见于慢性阻塞性肺气肿、支气管扩张、慢性肺脓肿、脓胸、支气管肺癌、肺性肥大性骨关节病、发绀型先天性心脏病、亚急性感染性心内膜炎、肝硬化等。

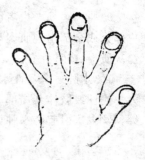

图 4-48　杵状指

4. 匙状甲 亦称反甲,表现为指甲中心部凹陷,边缘翘起,呈匙状(图4-49)。病变指甲变薄、表面粗糙、有条纹,是由组织缺铁、某些氨基酸代谢障碍所致。常见于缺铁性贫血,偶见于风湿热。

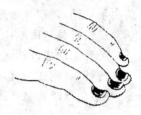

图 4-49　匙状甲

5. 膝关节变形 膝关节肿胀、运动障碍,多见于风湿性关节炎,也可见于外伤性关节炎、老年性骨关节痛、痛风等。当风湿或痛风发作时则可有明显的红肿。当关节腔有积液时可出现浮髌现象。检查方法:检查者以左手的拇指和其余手指分别固定在肿胀的关节上方两侧,右手拇指和其余手指分别固定在肿胀关节的下方两侧,目的是使关节腔内液体不致来回流动而影响浮力,然后用右手示指将髌骨连续按压数次,压下时髌骨与关节面有碰触感,松开时髌骨则有随手浮起感,此即为浮髌试验阳性。

6. 膝内、外翻畸形 正常人两脚并拢直立时双膝和双踝可以靠拢,如双膝靠拢时,两内踝却分离,呈"X"形腿,称为膝外翻(图4-50A);若直立时双踝可以并拢,而双膝关节却远远分离,呈"O"形腿,称膝内翻(图4-50B)。这两种畸形多见于佝偻病和大骨节病。

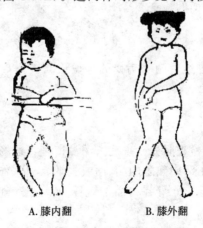

A. 膝内翻　　　B. 膝外翻

图 4-50　膝内翻和膝外翻

7. 足内、外翻畸形 临床上见于脊髓灰质炎后遗症和先天畸形。正常人足作内、外翻动作时均可达35°,复原时足掌、足跟可全面着地,而足内、外翻畸形者则足呈固定型的内翻、内收位或固定的外翻、外层位,多见于先天性畸形及脊髓灰质炎后遗症。

8. 肢端肥大 由于软组织、骨骼及韧带增生肥大,致使肢端粗大,手指短粗,此由于腺垂体生长激素分泌过多所致,多见于肢端肥大症。

9. 肌肉萎缩　患者肌肉的体积缩小,肌肉软弱无力、松弛,可为一侧肢体或双侧肢体的一部分或全部出现肌肉萎缩。见于脑血管意外后遗症及周围神经病变,如多发性神经炎、脊髓灰质炎、横贯性脊髓炎等,也可见于外伤后截瘫和进行性肌萎缩。

10. 水肿　全身性水肿,常表现为双侧肢体水肿,且下肢较上肢明显。局限性水肿,表现为一侧性或肢体某局部,是由于局部静脉或淋巴结回流障碍所致,如静脉血栓形成、丝虫病等。丝虫病引起的水肿,局部纤维组织增生,皮肤增厚变粗,指压后无凹陷,称为象皮肿。

(二)运动功能检查

受检者作主动或被动运动,观察各关节的活动幅度。主动活动检查时嘱受检者以自己的力量活动,观察其达到的最大活动范围即主动关节活动范围。被动活动指检查者以外力活动受检者关节所能达到的最大活动范围。

关节主动或被动活动范围不能达到其相应的活动幅度时,为关节运动受限。见于各关节退行性变、创伤、炎症、骨折、脱臼、肌腱及软组织损伤、纤维化等引起的关节疼痛、肌肉痉挛、关节失稳等。另外,关节周围或邻近受损,也可影响关节的活动。

(张　孟)

第八节　神经系统评估

神经系统包括中枢神经系统与周围神经系统两大部分。通过准确检查,能获取对疾病的定位与定性诊断信息。神经系统的症状与体征也可出现于全身性疾病过程中。因此,掌握神经系统的基本检查是护理人员工作中不可缺少的部分,包括脑神经、运动神经、感觉神经、神经反射和自主神经等方面的检查。

一、脑神经检查

脑神经共12对,检查脑神经对颅脑病变的定位诊断极为重要。检查时应按序进行,以免遗漏。

(一)嗅神经

嗅神经系第1对脑神经,检查时先检查病人的鼻道是否通畅,然后测试嗅觉。嘱病人闭目,压住一侧鼻孔,选用日常生活中熟悉的醋、酒或香烟、茶叶、香皂等3种不同气味的物品,分别置于另一鼻孔前,要求病人分辨各物品的气味,以了解其嗅觉正常与否,有无减退或消失。

异常发现:病人无法嗅到气味即为嗅觉缺失;能嗅到气味但无法辨别,则为嗅觉不良。发现病人有嗅觉不良或缺失,应该区分是由于鼻腔病变还是嗅神经病变所致。嗅觉改变常提示同侧嗅神经损害,见于颅脑创伤、前颅凹占位性病变等。鼻黏膜炎症或萎缩也可引起嗅觉减退。

(二)视神经

视神经系第2对脑神经,视神经检查包括视力、视野和眼底。

1. 视力 视力检查参见本章第五节。
2. 视野 视野是指病人一侧眼睛向前平视时所能看到的最大范围。一般可用手试法粗略测定：病人与护士相对而坐，相隔约 1m；检查左眼时，病人遮住右眼，护士遮住左眼，相互对视，保持眼球不动；护士用手指自上、下、左、右 4 个方向从外周向中央移动，嘱病人如发现手指立即示意。注意手指位置应在护士与病人中间。视野正常者应与护士同时看到手指。如病人视野变小或异常时应进一步用视野计作精确检查。视神经通路损害可出现多种类型的视野缺损。
3. 眼底 眼底检查参见本章第五节。

(三)动眼、滑车、展神经

动眼、滑车、展神经 3 对神经分别为第 3、第 4、第 6 对脑神经，同司眼球运动，合称眼球运动神经，可同时检查，见本章第五节相关内容。

(四)三叉神经

三叉神经系第 5 对脑神经，为混合性神经，其感觉纤维分布于面部皮肤及眼、鼻、口腔黏膜；运动纤维主要支配咀嚼肌和颞肌。

检查感觉功能时，用棉签自上而下、由内向外轻触前额、鼻部两侧及下颌，两侧对比并随时询问病人有无感觉减退、消失或过敏。

检查运动功能时，将双手置于病人两侧下颌角上面咀嚼肌隆起处，让病人做咀嚼动作，比较两侧咀嚼肌力量的强弱；再将手置于病人的颏下向上用力，嘱病人作张口动作，感触张口时的肌力，观察张口时下颌有无偏斜。

异常发现：病侧咀嚼肌肌力减弱或出现萎缩，张口时下颌偏向病侧，见于一侧三叉神经运动纤维受损。

(五)面神经

面神经系第 7 对脑神经，主要支配面部表情和具有味觉功能。检查时先观察病人两侧额纹、眼裂、鼻唇沟及口角是否对称，然后嘱病人作皱额、闭眼、露齿、鼓腮和吹口哨动作，观察左右两侧是否相等。

异常发现：周围性面瘫表现为患侧额纹减少、眼裂较大、鼻唇沟变浅，不能皱额、闭眼，露齿时口角歪向健侧，鼓腮及吹口哨时病侧漏气。中枢性面瘫表现为健侧下半部分面肌无力、鼻唇沟变浅、口角下垂，而皱额和闭眼无明显影响。

(六)位听神经

位听神经系第 8 对脑神经，包括前庭及耳蜗神经。
1. 听力 听力检查参见本章第五节。
2. 前庭功能 询问病人有无眩晕、平衡失调，检查有无自发性眼球震颤。
异常发现：出现上述症状提示前庭神经病变。

(七)舌咽、迷走神经

舌咽、迷走神经系第9、第10对脑神经,两者在解剖与功能上关系密切,常同时受损。先询问病人是否声音低哑、吞咽困难和饮水呛咳,然后嘱病人张口发"啊"音,观察两侧软腭上抬是否有力、对称,腭垂有无偏斜。

异常发现:一侧神经受损时,该侧软腭上提减弱,腭垂偏向健侧。舌后1/3味觉减退为舌咽神经功能损害。

(八)副神经

副神经系第11对脑神经,观察胸锁乳突肌与斜方肌有无萎缩。护士将一手置于病人腮部,嘱病人对抗阻力转颈,以测试胸锁乳突肌的肌力;将双手置于病人双肩向下压,嘱病人对抗阻力耸肩,以测试斜方肌的肌力。

异常发现:副神经损害时,可出现一侧肌力下降或肌肉萎缩。

(九)舌下神经

舌下神经系第12对脑神经,检查时嘱病人伸舌,观察有无舌偏斜、舌肌萎缩或颤动。

异常发现:单侧舌下神经麻痹时,伸舌向患侧偏斜,常见于脑血管病变;双侧舌下神经麻痹时,舌不能伸出口外,伴语言及吞咽困难。

二、运动功能检查

运动包括随意和不随意运动,随意运动由锥体束司理,不随意运动由锥体外系和小脑司理。

(一)肌力

肌力指肌肉运动时的最大收缩力。检查时令病人作肢体伸屈动作,护士分别从相反的方向测试病人对阻力的克服力量,并注意两侧对比。

肌力可分为6级:

0级:完全瘫痪。
1级:肌肉可收缩,但不能产生动作。
2级:肢体在床面上能移动,但不能抬离床面。
3级:肢体能抬离床面,但不能抗阻力。
4级:能作抗阻力动作,但较正常差。
5级:正常肌力。

异常发现:瘫痪。自主运动时肌力减退称不完全性瘫痪,肌力消失称完全性瘫痪。不同部位或不同组合的瘫痪分别命名为:

1. 单瘫　为单一肢体瘫痪,多见于脊髓灰质炎。
2. 偏瘫　为一侧肢体(上、下肢)瘫痪,伴有同侧脑神经损害,见于脑出血、脑动脉血栓形成、脑栓塞、脑肿瘤等。

3. 截瘫　多为双侧下肢瘫痪,见于脊髓外伤、炎症等所致脊髓横贯性损伤。
4. 交叉瘫　为一侧脑干损害所致的同侧周围性脑神经麻痹及对侧肢体的中枢性偏瘫。

(二)肌张力

肌张力指静息状态下的肌肉紧张度。可通过触诊肌肉的硬度及根据肌肉完全松弛时关节被动运动时的阻力来判断。检查时嘱病人完全放松被检肢体。

异常发现:

1. 肌张力增高　肌肉坚实,做被动运动时阻力增加,见于锥体束或椎体外系损害。
2. 肌张力降低　肌肉松软,伸屈其肢体时阻力降低,关节运动范围扩大,可表现为关节过伸。见于周围神经炎、脊髓前角灰质炎或小脑病变等。

(三)不随意运动

不随意运动系随意肌不自主收缩所产生的一些无目的的异常动作,多数为锥体外系损害的表现。

1. 震颤　震颤为两组拮抗肌交替收缩引起的不自主动作,可有以下几种类型:①静止性震颤:静止时表现明显,而在作意向性动作时则减轻或消失,常伴有肌张力增高,见于震颤麻痹。②动作性震颤:系动作时发生,愈近目的物愈明显,见于小脑疾患。③老年性震颤:与震颤麻痹类似,为静止性震颤,发生于老年人,常表现为点头或手抖,通常肌张力不高。
2. 舞蹈样运动　舞蹈样运动为肢体大关节的快速、无目的、不对称的运动,类似舞蹈,睡眠时可减轻或消失。该运动也可发生在面部,犹如做鬼脸,多见于儿童期脑风湿性病变。
3. 其他　尚有手足徐动,见于脑性瘫痪、肝豆状核变性和脑基底节变性。手足搐搦见于低钙血症等。

(四)共济运动

机体任一动作的完成均依赖于某组肌群协调一致的运动称共济运动,这种协调主要靠小脑的功能。前庭神经、视神经、深感觉及锥体外系均参与作用。

1. 指鼻试验　嘱病人将前臂外旋、伸直,用示指触及自己的鼻尖,先慢后快,先睁眼后闭眼,重复做上述动作。正常人动作准确,共济失调者指鼻动作经常失误。
2. 指指试验　嘱病人伸直示指、屈肘,然后伸直前臂以示指触对面护士的示指,先睁眼后闭眼。正常人可准确完成。如总是偏向一侧,提示该侧小脑或迷路有病变。
3. 轮替试验　嘱病人伸直手掌并反复做快速旋前、旋后动作。共济失调病人动作缓慢,不协调。
4. 跟-膝-胫试验　嘱病人仰卧,先抬起一侧下肢,然后将足跟置于另一侧膝部下端,并沿胫骨徐徐下至足背。共济失调病人出现动作不稳或失误。
5. Romberg征　又称闭目难立征。嘱病人直立,两臂前伸,双足并拢,然后闭目,如出现身体摇晃或倾斜为阳性。仅闭眼时站不稳而睁眼时能站稳提示两下肢有深感觉障碍,为感觉性共济失调。闭目睁目皆不稳提示小脑病变。

三、感觉功能检查

首先让病人了解检查的目的与方法,以取得充分合作。检查时要注意左右侧和远端部位的差别,从感觉缺失区向正常部位逐步移行检查。检查时病人宜闭目,以避免主观或暗示作用。

(一)浅感觉检查

1. **痛觉** 用大头针的针尖轻刺病人皮肤以检查痛觉,两侧对比并记录感觉障碍类型(正常、过敏、减退或消失)与范围。
2. **触觉** 用棉签或软纸片轻触病人的皮肤或黏膜。触觉障碍见于脊髓后索病损。
3. **温度觉** 用分别盛有热水(40℃~50℃)及冷水(5℃~10℃)的试管交替测试病人皮肤,让其陈述自己的感受。正常人能明确辨别冷热的感觉。温度觉障碍见于脊髓丘脑侧束损伤。

(二)深感觉检查

1. **关节觉** 包括关节对被动运动的感觉和位置觉。检查时嘱病人闭目,护士用示指和拇指轻持病人的手指或足趾两侧做被动伸或屈的动作,让病人说出"向上"或"向下"。然后将其肢体放置在某种位置上,询问病人能否回答肢体的位置。关节觉障碍见于后索病损。
2. **震动觉** 用震动的音叉放置在病人的骨隆起处(如内、外踝,手指、桡尺骨茎突、胫骨、膝盖等),注意两侧对比。正常人有共鸣性震动感。震动觉障碍见于脊髓后索损害。

(三)复合感觉检查

包括皮肤定位觉、两点辨别觉、实物辨别觉和体表图形觉。这些感觉是大脑综合分析和判断的结果,又称皮质感觉。正常人闭目情况下可正确辨别,皮质病变时发生障碍。

1. **皮肤定位觉** 护士以手指或棉签轻触病人体表某处皮肤,让病人指出被触部位。功能障碍见于皮质病变。
2. **两点辨别觉** 以分开的钝脚分规同时轻触皮肤上的两点(注意不要造成疼痛);如病人能分辨为两点,则再逐步缩小双脚间距,直到病人感觉为一点时,测其实际距离,两侧比较。正常时全身不同部位的分辨能力不同,舌尖、鼻端、指尖敏感度最高,四肢近端和躯干最差。触觉正常而两点辨别觉障碍见于额叶病变。
3. **实体觉** 嘱病人用单手触摸熟悉的物体,如钢笔、钥匙、硬币等,并说出物体的名称。先测功能差的一侧,再测另一侧。功能障碍见于皮质病变。
4. **体表图形觉** 病人闭目,以钝物在其皮肤上画方形、圆形、三角形等简单图形或写一、二、十等简单的字,观察其能否辨别。如有障碍,常为丘脑水平以上病变。

四、神经反射检查

神经系统检查包括:颅神经、感觉系统、运动系统和反射等。本章仅介绍体检中常用的神经反射。

神经反射是通过反射弧来完成的。反射弧包括感受器、传入神经元、中枢、传出神经元和效应器。反射弧中任何一部分有病变,都可使反射减弱或消失。另外,由于反射受高级中枢控制,因此当锥体束以上有病变时,可使反射活动失去抑制而出现反射亢进。因此通过反射的评估可以帮助判断神经系统损害的部位,为临床提供诊断依据。在进行神经反射评估时,需要保持肢体放松并处于适当位置,注意双侧对称评估。正常情况时,身体两侧对称部位的反射强弱应该相同,如不同则常提示有病变。

(一)浅反射

刺激皮肤或黏膜引起的反射,属生理反射。

1. **腹壁反射** 病人仰卧,双下肢稍屈曲使腹壁放松,用竹签钝头自外向内轻划上、中、下腹壁(分别沿肋缘下、脐水平、腹股沟上)皮肤,正常反应为相应部位的腹肌收缩(图 4-51)。胸髓节段性受损时,相应部位腹壁反射消失(上、中、下部腹壁反射消失分别见于胸髓第 7~8 节、胸髓第 9~10 节和胸髓第 11~12 节损伤);锥体束损害时,同侧腹壁反射减弱或消失;昏迷和急性腹膜炎时,全腹壁反射消失;肥胖者、老年人、经产妇及其他腹壁松弛者也可有腹壁反射减弱或消失。

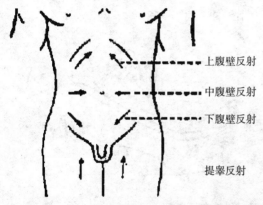

图 4-51 腹壁及提睾反射检查示意图

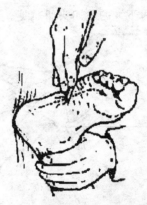

图 4-52 跖反射检查方法示意图

2. **提睾反射** 用竹签钝头由下而上轻划股内侧上方皮肤,正常反应为同侧提睾肌收缩而使睾丸上提(图 4-52)。腰髓第 1~2 节病变时,双侧提睾反射减弱或消失;一侧锥体束病变或局部病变(如腹股沟疝、阴囊水肿),可使同侧反射减弱或消失。

3. **跖反射** 病人仰卧,双下肢伸直,评估者用竹签钝头自足跟沿足底外侧缘,向前划至小跖趾关节再转向拇趾侧。正常反应为足趾跖屈(即 Babinski 征阴性,图 4-52)。骶髓第 1~2 节病变时,双侧跖反射消失。

(二)深反射

深反射是指刺激肌腱或骨膜引起的反射,亦属生理反射。

1. **肱二头肌反射** 反射中枢为颈髓第 5~6 节。评估时病人肘部稍屈曲,评估者用左手拇指置于其肱二头肌肌腱上,右手持叩诊锤叩击自己的左手拇指(图 4-53),正常反应为肱二头肌收缩,前臂快速屈曲。

2.肱三头肌反射 反射中枢为颈髓第7～8节。评估时病人肘部半屈,评估者左手托住其前臂,右手持叩击锤叩击在鹰嘴上方肱三头肌肌腱处(图4-54)。正常反应为肱三头肌收缩引起前臂伸展。

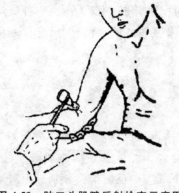 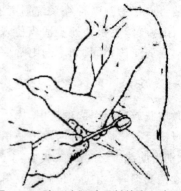

图4-53 肱二头肌腱反射检查示意图　　　　图4-54 肱三头肌腱反射检查示意图

3.膝反射 反射中枢为腰髓第2～4节。评估时病人可取坐位,小腿自然下垂,完全放松;也可取仰卧位时,评估者用左手置于其腘窝处托起下肢,使膝关节稍屈曲,右手持叩诊锤叩击髌骨下方的股四头肌肌腱。正常反应为小腿伸展(图4-55)。

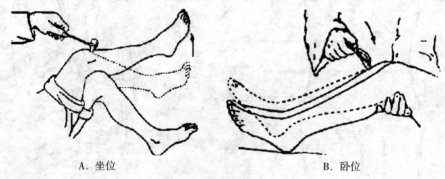

A. 坐位　　　　　　　　　　B. 卧位

图4-55 膝腱反射检查示意图

4.跟腱反射 又称踝反射。反射中枢为骶髓第1～2节。病人仰卧,髋、膝关节均微屈曲,下肢呈外旋外展位,评估者左手轻扳其足底,呈背屈状;或让病人跪于椅上,双足悬于椅座外,右手持叩诊锤叩击跟腱(即腓肠肌肌腱)(图4-56)。正常反应为足向跖面屈曲。

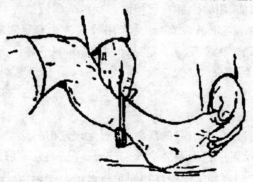

图4-56 跟腱反射检查法示意图

5. 髌、踝阵挛 当深反射高度亢进,如突然强力牵引肌腱可引起肌肉的节律性收缩称为阵挛。临床常见有髌阵挛及踝阵挛。其临床意义同反射亢进。

①髌阵挛:病人仰卧下肢伸直,医生用拇指与食指按握髌骨上缘,用力迅速向下推动髌骨并维持一定推力,如出现股四头肌节律性收缩,髌骨呈上下持续性运动即为阳性(图4-57A)。②踝阵挛:病人仰卧,髋及膝关节处屈曲位,医生一手托下肢部,另一手握其足快速推足背曲并保持一定推力,踝关节出现节律性屈伸运动即为阳性(图4-57B)。

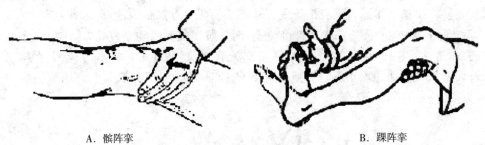

A. 髌阵挛　　　　　　　　　　B. 踝阵挛

图4-57　阵挛检查方法

深反射异常的临床意义:①反射减弱或消失:见于脊髓反射弧任何部位的损伤,如周围神经炎、脊髓前角细胞病变(灰白质炎)、脑或脊髓急性病变出现脑或脊髓休克时(急性损伤)。此外骨、关节、肌肉病变也可引起反射减弱或消失。②反射亢进:见于上神经元损害,椎体束病变(如脑溢血、脑栓塞及脑瘤等)。脊髓反射弧失去高级神经元制约而呈现释放现象。此外神经系统兴奋性普遍增高时,如神经官能症、甲状腺机能亢进、受塞等,也可出现双侧对称性反射亢进。

(三)病理反射

当锥体束损害或大脑皮质运动区功能障碍(癫痫发作后),高级中枢失去对脊髓的抑制作用而出现的异常反射,也称锥体束征。1岁以下幼儿因锥体束发育不全、深睡、昏迷时也可出现阳性反应,不属于病理性。

1. 巴彬斯基(Babinshi)征 为下肢的锥体束征,是最典型的病理反射。检查方法同跖反射。阳性表现为拇趾背伸,其余四趾呈扇形外展。无反应为中性,如一侧阴性另一侧中性仍有临床意义(图4-58)。

2. 霍夫曼(Hoffmann)征 为上肢的锥体束征。医生用左手托住病人一侧的腕部,并使腕关节略背屈,各手指轻度屈曲,医生以右手示、中两指夹住病人中指,以拇指迅速向下弹刮病人中指甲,正常时无反应,如出现病人拇指内收其余各指也呈屈曲动作即为阳性。在部分正常人可出现双侧对称性阳性,并无诊断意义。

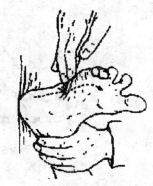

图4-58　巴彬斯基征检查方法示意图

(四)脑膜刺激征

脑膜刺激征是脑膜病变时脊髓膜受到刺激并影响到脊神经根,导致其支配肌肉发生反射性痉挛,当牵拉刺激相应肌群,受检者出现防御反应,而产生一系列阳性体征的统称。临床常见于脑膜炎或蛛网膜下腔出血。

1.颈强直 受检者去枕仰卧,双下肢伸直,评估者右手置于受检者胸前,左手托其颈部并使其做被动屈颈动作。若颈有抵抗或下颏不能前屈并有痛苦表情,提示颈强直。

2.克尼格(Kernig)征 病人取仰卧位,一侧下肢屈髋屈膝均呈直角,医生以一手按握膝关节上方,另一手托住足跟部并向上抬举使膝关节被动伸展(图4-59)。正常人大腿与小腿可成角大于135°。如伸展小腿与大腿夹角小于135°,或大腿后屈肌紧张有明显抵抗并伴有痛即,为阳性。

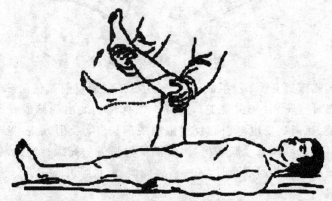

图4-59 克尼格征检查方法示意图

3.布鲁金斯基(Brudzinski)征 病人去枕仰卧,两下肢伸直,评估者一手置于其胸前,另一手托其头枕部并向上抬,使头前屈,此时如两侧下肢发生不自主屈曲,则为布鲁金斯基征阳(图4-60)。

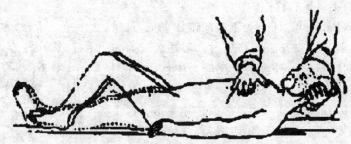

图4-60 布鲁金斯基征检查方法示意图

五、自主神经功能检查

自主神经分为交感神经与副交感神经,其主要功能是调节内脏、血管、腺体等活动。

(一)一般检查

1. **皮肤及黏膜** 皮肤及黏膜是反映自主神经功能的重要部位,应注意有无下列改变:①色泽:苍白、潮红、红斑、发绀等;②质地:光滑、变硬、增厚、脱屑、潮湿、干燥;③水肿;④溃疡等。

2. **出汗** 有无全身或局部出汗过多、过少或无汗。交感神经短期损害时,血管扩张、充血,局部皮肤潮红,温度升高;长期损害时,血管调节功能丧失,血流瘀滞,局部皮肤发绀、湿冷,温度降低。

(二)自主神经反射

1. **眼心反射** 嘱病人仰卧,眼睑自然闭合,计数脉率。护士将右手中指及示指置于病人眼球的两侧,逐渐施加压力,以病人不感到疼痛为度。加压20~30s后再计数脉率,正常可减少10~12次/分钟,超过12次/分钟提示副交感(迷走)神经功能亢进。压迫后脉率不减少反而增加,提示交感神经功能亢进。

2. **卧立试验** 于病人平卧位时计数1分钟脉率,然后嘱病人起立,再次计数脉率。由卧位到立位脉率增加超过10~12次/分钟为交感神经兴奋性增强。反之,如由立位到卧位脉率减慢超过10~12次/分钟为副交感(迷走)神经兴奋性增强。

3. **皮肤划纹试验** 用棉签杆加适度压力在皮肤上划压(注意勿划伤皮肤),数秒后皮肤就会出现白色划痕并高出皮面。正常持续1~5分钟即消失;如果持续时间超过5分钟,提示交感神经兴奋性增高。经棉签杆划压后很快出现红色条纹,持续时间较长,提示副交感神经兴奋性增高。

本章小结

身体评估的基本方法包括视诊、触诊、叩诊、听诊和嗅诊。视诊常用于全身一般状态及局部状态,如皮肤、黏膜、舌苔、头颅大小、胸廓、腹形、骨骼、关节外形等的观察;触诊又分为浅部触诊和深部触诊2种方法;叩诊临床多采用间接叩诊法,由于被叩诊部位的组织、器官密度、弹性、含气量及其与体表距离的不同,可产生不同的声音,包括清音、浊音、实音、鼓音和过清音5种;听诊是身体评估方法中的难点和重点,主要用于心脏、肺部、腹部听诊。

身体评估包括一般状态评估,皮肤及浅表淋巴结评估,头部、面部及颈部评估,胸部评估,腹部评估,肛门、直肠及生殖器评估,脊柱四肢评估和神经系统评估几大部分。重点注意:①淋巴结评估:要注意检查方法和顺序,并能够根据触诊结果判断淋巴结肿大的临床意义。②胸部评估:肺和胸膜的视诊应注意呼吸频率和节律的改变;触诊包括胸廓扩张度、语音震颤、胸膜摩擦感的检查;叩诊包括正常肺部叩诊音的分布、肺界的叩诊、异常叩诊音的叩诊3个部分;听诊主要包括正常、异常呼吸音及啰音的听诊。心脏视诊包括心前区外形视诊及心尖搏动位置的视诊;触诊内容包括心尖搏动、震颤(猫喘)和心包摩擦感;听诊评估首先要掌握心脏瓣膜听诊区的具体位置和听诊顺序,听诊要素包括心率、心律、心音、额外心音、杂音和心包摩擦音等,在听诊杂音时尤其要注意杂音最响部位、出现的时间、性质、强度、传导及与呼吸体位和运动的关系,根据杂音的以上特性准确判断其临床意义。③腹部评估的视诊内容主要有腹部外形、腹壁静脉、胃肠型和蠕动波等;触诊是腹部评估的重点,包括腹壁紧张度、压痛和反跳痛以及腹部脏器触诊3部分,触诊腹部脏器时要注意选择合适的检查方法,要注意触诊脏器的大小、质地、表面形态及边缘、压痛、搏动、与周围组织的关系及活动度等;腹部叩诊的重点是腹腔积液时移动性浊音的叩诊;腹部听诊主要是肠鸣音的听诊。④神经系统评估:浅反射、深反射、病理反射和脑膜刺激征等。

本章关键词:呼吸音;叩诊音;心音;心脏杂音;腹部包块;神经反射;病理反射

课后思考

1. 简述身体评估的注意事项。
2. 触诊有哪几种方法?各有何临床应用价值?
3. 人体正常的叩诊音包括哪些?见于哪些部位?
4. 何谓生命体征?其正常范围各是多少?
5. 常见异常脉搏有哪几种?各有何临床意义?
6. 简述常见的强迫体位及其临床意义。
7. 简述常见皮疹的特点及临床意义。
8. 蜘蛛痣出现的原因是什么?
9. 简述浅表淋巴结肿大的临床意义。
10. 扁桃体肿大如何分度?
11. 甲状腺肿大如何分度?
12. 简述语颤增强和减弱的临床意义。
13. 正常呼吸音及听诊特点。
14. 简述干啰音和湿啰音的区别。
15. 气胸和胸腔积液各有哪些体征?
16. 心尖搏动的正常位置及其位置改变的临床意义是什么?
17. 给出心脏各瓣膜听诊区的位置。
18. 心脏听诊的内容有哪些?
19. 腹部膨隆见于哪些疾病?
20. 评估时如触及肝脏,应从哪些方面描述?
21. 试述脾大的分度及脾大的测量法。
22. 试述移动性浊音的评估方法及其临床意义。
23. 何谓共济失调?常用的评估方法有哪些?
24. 常见的病理反射有哪些?病理反射阳性有何临床意义?
25. 脑膜刺激征如何评估?出现脑膜刺激征有何临床意义?
26. 李女士,女性,50岁,于洗澡时无意间触及左侧乳房外上象限有一蚕豆大的无痛性肿块,质地较硬,不易推动,请问该女性可能患有何种疾病?如何鉴别?进一步检查时还可能会出现哪些体征?

(张 孟)

实训一 一般状态及头颈部检查

一、实训目的

1. 熟悉一般状态检查的内容、顺序及方法。
2. 掌握皮肤及淋巴结的检查内容及方法。
3. 掌握头、颈部的检查内容、顺序与方法。
4. 学会评估扁桃体、甲状腺及气管等,并能独立规范地进行检查。

二、实训准备

1. 听诊器、血压计、压舌板、体温计、手电筒、皮尺等。
2. 检查者仪表端庄,衣帽整齐,戴口罩,剪短指甲。

三、实训内容

1. 生命征检查:受检者一般取坐位,观察呼吸是否均匀,评估体温、脉搏、血压是否正常。
2. 评估面部表情、发育营养、体型体位及步态。
3. 头部器官评估

(1) 视诊:五官、头颅形态,瞳孔对光反射是否正常,口唇颜色,牙齿的排列,有无口腔黏膜斑,咽部有无充血,扁桃体是否肿大。

(2) 触诊:鼻窦有无压痛。

(3) 瞳孔对光反射检查:检查时嘱受检者注视正前方,通常用手电筒光照射瞳孔,被照的瞳孔立即缩小,移开光照后很快复位,称为直接对光反射灵敏。以手隔开两眼,光照一侧瞳孔,另一侧瞳孔也同时缩小者,称间接对光反射灵敏。对光反射迟钝见于脑炎、脑膜炎、脑血管病等,完全消失见于深昏迷。

(4) 鼻窦检查顺序为额窦、筛窦、上颌窦。具体检查方法见本章相关内容。

4. 颈部评估:有无颈静脉怒张及颈动脉异常搏动,触摸气管有无移位,甲状腺有无肿大。

(1) 颈部血管:受检者取立位或坐位,检查者分别视诊受检者左右两侧颈部血管,如可见到颈静脉,称为颈静脉怒张;请受检者平卧,头枕低枕使头颈与床面呈30°~45°,观察颈静脉,如见到颈静脉充盈超过锁骨上缘至下颌角距离的下1/3,亦为颈静脉怒张。

(2) 气管的检查方法:检查时受检者取舒适坐位或仰卧位,颈部自然伸直;检查者面对受检者,以示指及环指分别置于左右胸锁关节上,将中指置于胸骨上窝气管正中处,观察中指是否位于示指与环指中间。若两侧距离不等则表示气管有移位。根据气管的偏移方向,判断病变的位置并说出其临床意义。

(3) 甲状腺检查一般按视诊、触诊、听诊的顺序进行。①视诊:观察甲状腺的大小、对称与否。检查时嘱受检者头向后仰,做吞咽动作,是否有肿物随吞咽动作上下移动。②触诊:甲状腺的触诊方法有两种,即检查者站在受检者背后或前面。检查方法见本章相关内容。检查时注意甲状腺大小、质地、是否对称、有无结节、压痛及震颤等。检查动作宜轻柔,避免由于重压引起疼痛、咳嗽和憋气。③听诊:当甲状腺肿大时,用钟形听诊器直接放在肿大的甲状腺上,甲状腺功能亢进时,能听到低调的连续性血管杂音。

四、实训方法

1.30人为一大组,看5～10min操作录像,教师讲解及示范。
2.学生2人为一组,互相练习。
3.见习一般检查及头颈部检查的体征或症状。
4.教师总结、点评。
5.课后学生按要求写出肺和胸膜评估的实训报告。

五、实训注意事项

1.评估环境要安静,光线适宜。
2.评估前应向受检者说明评估目的和要求,评估结束后应对患者良好的配合表示感谢。
3.观察要仔细,手法要轻柔,以防给患者带来不必要的痛苦。

(荣　燕)

实训二　肺和胸膜评估

一、实训目的

1.能指出胸部的体表标志、人工划线及分区。
2.能掌握肺部检查的基本方法。
3.能掌握间接叩诊法,分辨四种叩诊音(清音、浊音、鼓音、实音)。
4.能正确进行三种呼吸音的听诊(支气管呼吸音、支气管肺泡呼吸音、肺泡呼吸音)。
5.能正确判断胸廓形态和肺的正常状态。

二、实训准备

1.听诊器、直尺、标记笔、笔记本。
2.检查者仪表端庄,衣帽整齐,剪短指甲。

三、实训内容

1.辨认胸部的体表标志　受检者取坐位,充分暴露胸部,检查者站立于其右侧,经观察和触摸确认胸骨柄、胸骨角、剑突、肋骨、肋间隙、腹上角、脊柱棘突、肩胛骨和肋脊角。

2.画出胸部垂直体表标志线　通过胸骨的中点作垂线(前正中线);通过锁骨肩峰端与锁骨胸骨端的中点作垂直线(锁骨中线);通过腋窝前皱襞沿前侧胸壁向下作垂直线(腋前线);通过腋窝后皱襞沿后侧胸壁向下作垂直线(腋后线);自腋窝顶端于腋前线和腋后线中点向下作垂直线(腋中线);受检者上肢自然下垂,通过肩胛下角作垂直线(肩胛线);通过椎骨棘突或沿脊柱正中下行作垂直线(后正中线)。

3.胸壁检查 观察有无胸壁静脉曲张;将手平置于胸壁,向下施压,练习皮下气肿的检查方法;用手指轻压胸壁,观察肋软骨、肋骨、胸壁软组织有无压痛。

4.乳房检查 受检者取坐位或仰卧位,充分暴露胸部。首先观察乳房大小及其是否对称、乳头外形及乳房皮肤改变。嘱受检者双臂自然下垂,检查者并拢的手指和手掌平置在乳房上,轻轻按压,按外上、外下、内下、内上象限,最后中央区(乳头)的顺序,以旋转滑动的方式进行触诊。不可用手指将乳房提起来触摸。触诊时注意有无红肿热痛和包块的部位、数量、大小、外形、硬度、活动度、有无压痛等。

5.肺和胸膜视诊 受检者取坐位或卧位,光线从上方直接照射在受检者前、侧、后胸壁。注意观察胸廓的外形,呼吸运动是以胸式呼吸还是腹式呼吸为主,计数呼吸频率。

6.肺和胸膜触诊

(1)胸廓扩张度:受检者取卧位或坐位,检查者立于其右侧或正前方。检查前胸廓扩张度时,检查者两手掌平放在受检者下胸部的两侧对称部位,两手的拇指外展指向剑突,拇指尖置于前正中线的对称部位。受检者做深呼吸运动,观察双手拇指移开后距前正中线的距离是否一致。检查后胸廓扩张度,将两手平置于受检者背部,约与第10肋骨水平,拇指与中线平行。再嘱受检者做深呼吸运动,观察比较两手的动度是否一致。

(2)语音震颤:让受检者重复说"一、二、三"或用低调拉长音说"一",检查者将两手掌或手掌的尺侧缘轻轻平贴在胸壁的对称部位,自上而下、由内到外,反复比较两侧对应部位的语颤是否相同。

7.肺和胸膜叩诊 胸部叩诊主要采用间接叩诊法,将板指平贴于肋间隙并与肋骨平行,叩诊肩胛间区时,板指可与脊柱平行。检查时,受检者取坐位或仰卧位,肌肉放松,呼吸均匀。检查前胸壁,胸部前挺;检查侧胸壁,将上臂举起置于头部;检查背部,头向前略低垂,上半身稍向前倾,两肩下垂,或将两手轻抱对侧肩部或肘部。叩诊顺序为由上到下,自前向后,先叩前胸,再叩侧胸及背部,并要注意左右、上下对比,发现叩诊音的细微变化。

(1)正常胸部叩诊音:正常肺部叩诊音为清音。叩诊肺与肝或心交界的重叠部位,呈浊音。叩诊未被肺遮盖的心或肝的部位,呈实音。左前胸下方的胃泡区,叩诊时呈鼓音。

(2)肺上界叩诊:受检者取坐位,检查者站其背后。自斜方肌前缘中央部开始叩诊,此时为清音,再逐渐叩向外侧,当音响变为浊音时用笔作一个记号;然后转向内侧叩诊,直到清音变为浊音,再次用笔标记。测量两标记点之间的距离(清音带的长度),即为肺尖的宽度。

(3)肺下界叩诊:受检者平静呼吸,检查者用间接叩诊法,分别沿锁骨中线、腋中线、肩胛线自上而下进行叩诊,在清音转为浊音处定为肺下界的一点,连接3条线上的各点则为肺下界。

(4)肺下界移动度:受检者平静呼吸,先按检查肺下界的叩诊方法在肩胛线上叩出肺的下界。然后嘱受检者深吸气后屏住呼吸,重新测定肺下界,用笔标记之;再嘱受检者深呼气后屏住呼吸,此时再由下向上叩诊,直至浊音变清音时,再标记之。两个标记之间的距离,即为肺下界移动度。

8.肺和胸膜听诊

(1)听诊三种正常呼吸音:熟练指出三种呼吸音的听诊部位,并在教师带领下利用录音带或电脑模拟人等教学设施,模拟听诊异常呼吸音、啰音和胸膜摩擦音。

(2)语音共振:听诊器体件放置位置同语音震颤的检查,上、中、下三个部位,从内到外。嘱被检者以一般声音强度重复发"一"长音,作两侧对比,有无增强或减弱。正常情况下,听到的言词并非响亮清晰,音节含糊难辨。一般在肺底部较弱。

四、实训方法

1. 30人为一大组,看15~20min操作录像,教师逐项进行示教演示。
2. 学生每2人一组,模拟检查者和受检者,定时互换。
3. 教师巡回指导,发现问题及时纠正。
4. 学生演示、观摩、评论。
5. 教师总结、点评。
6. 课后学生按要求写出肺和胸膜评估的实训报告。

五、实训注意事项

1. 评估应在温度适宜和光线充足的环境中进行,尽可能暴露全部胸廓。
2. 评估前应向受检者说明评估目的和要求,评估结束后应对患者良好的配合表示感谢。
3. 肺和胸膜评估时,应注意在上下、左右的对称部位进行比较,发现细微体征变化。
4. 叩诊检查的力量要均匀,力度适中。动作要灵活、短促、富有弹性,避免肘关节和肩关节参与运动。
5. 听诊检查时,可依具体情况让受检者做深呼吸、屏气或咳嗽等动作,利于发现异常呼吸音、啰音,鉴别胸膜摩擦音与心包摩擦音。
6. 胸部评估要按照一定顺序进行,避免重复和遗漏,避免反复翻动患者。

实训三 心脏评估

一、实训目的

1. 评估正常心尖搏动(位置、强弱、性质和范围)。
2. 掌握心脏相对浊音界的叩诊和测量。
3. 初步掌握心脏听诊方法和内容:心音的性质、强度、节律、频率;S_1与S_2的鉴别。
4. 熟悉外周大血管的评估。

二、实训准备

1. 听诊器、直尺、标记笔、笔记本。
2. 检查者仪表端庄,衣帽整齐,剪短指甲。

三、实训内容

1. 心脏视诊 检查者取平卧位。检查者下蹲,视线以切线方向观察受检者心前区是否隆起,观察心尖搏动的位置(第5肋间左锁骨中线内侧0.5~1.0cm)、强弱和范围,心前区有无异常搏动。

2.心脏触诊 检查者先以手掌或手掌尺侧置于心前区,感觉心尖搏动的位置以及心前区有无震颤。再食指和中指并拢,以指腹进一步触摸心尖搏动的位置、范围、节律、强度,是否弥散,有无抬举性搏动以及其它异常搏动。最后以手掌在胸骨左缘第4肋间触诊有无心包摩擦感。

3.心脏叩诊 先左后右,自下而上,从外向内。用直尺测量前正中线至各标记点的垂直距离;再测量左锁骨中线至前正中线的距离。按统一格式记录结果。

(1)左界:从心尖搏动的肋间开始,在心尖搏动外2～3cm处(通常为第5肋间锁骨中线稍外)由外向内进行叩诊,当叩诊音由清音变为相对浊音时,表示已达心界,用笔作一标记,用此方法逐一肋间确定心界,直至上移至第2肋间为止。

(2)右界:先沿右锁骨中线自上而下叩出肺肝界,在肺肝界上一肋间由外向内叩诊,直至第2肋间,辨音及标记同前。

4.心脏听诊 受检者取卧位或坐位,充分暴露胸部,逆时针方向听诊5个听诊区。

(1)听诊顺序:尖瓣区(心尖区)、肺动脉瓣区(胸骨左缘第2肋间)、主动脉瓣听诊区(胸骨右缘第2肋间)、主动脉瓣第二听诊区(胸骨左缘第3、4肋间)、三尖瓣区(胸骨下端近剑突左侧处)。

(2)听诊内容:①心率;②心律(齐与不齐);③心音(强度改变、心音分裂、额外心音);④第一心音:心尖部最强且清晰,音调低,持续时间长,标志心室收缩开始;⑤第二心音:心底部最强且清晰,音调高,清脆,持续时间短,标志心室舒张开始;⑥第三心音:在部分青少年心室舒张早期第二心音后可有,也可见于先天性心脏病及二尖瓣或三尖瓣关闭不全的人;⑦杂音:如果听到杂音,应认真辨别其最响的部位、时期、性质、传导、强度及与体位、呼吸、运动的关系;⑧心包摩擦音:胸骨左缘第3、第4肋间听诊。

四、实训方法

1.30人为一大组,看15～20min操作录像,教师详细示教心脏视诊、触诊、叩诊、听诊检查方法,结合复习胸部体表骨骼标志的认定,强调心脏检查的部位。

2.学生每2人一组,模拟检查者和受检者,相互练习。

3.教师巡回指导,及时发现并纠正学生的错误手法,以免养成习惯。

4.学生心脏叩诊演示,观摩、评论。

5.教师总结、点评。

6.课后学生按要求写出心脏评估的实训报告。

五、实训注意事项

1.评估环境要安静、温度适宜、光线充足。

2.评估前应向受检者说明评估目的和要求,消除其紧张情绪;评估结束后应对患者的密切配合表示感谢。

3.叩诊操作应规范,用力要均匀适当,并注意叩诊音响的变化。

4.听诊时切忌隔着衣服,听诊器体件直接接触皮肤,以获取确切的听诊效果。

5.心脏听诊通常按瓣膜病变好发部位的顺序进行,避免遗漏。听诊时,注意力要集中。

(胡友莹)

实训四　腹部评估

一、实训目的

1.掌握腹部分区法及腹部检查程序。
2.掌握腹部检查法,正常人腹部检查发现。
3.掌握常见的腹部病理体征,理解其临床意义。

二、实训准备

1.听诊器、直尺、标记笔、笔记本。
2.检查者仪表端庄,衣帽整齐,剪短指甲。受检者排空膀胱。

三、实训内容

1.辨认腹部体表标志　受检者仰卧位,充分暴露全腹,检查者站其右侧,经观察和触摸确认剑突、腹上角、肋弓缘、腹中线、腹直肌、腹直肌外缘、脐、髂前上棘、耻骨联合。

2.腹部分区

(1)四区法:通过脐划一水平线与一垂直线,两线相交将腹部分为4个区域,即左、右上腹部和左、右下腹部。说出各区域相应脏器。

(2)九区法:由两侧肋弓下缘连线和两侧髂前上棘连线为2条水平线,左右髂前上棘至腹中线连线中点划2条垂直线,4条线相交将腹部划分为井字形的9个区域。说出各区域名称及各区域内相应主要脏器。

3.腹部视诊

(1)视诊方法:受检者取仰卧位,充分暴露腹部,双上肢置于躯干两侧。检查者立于受检者右侧,自上而下进行观察。视诊腹部细小的隆起或蠕动波时,眼睛应与受检者腹部平面相齐,从侧面呈切线方向观察。

(2)视诊内容:有无腹部膨隆或凹陷,腹式呼吸减弱、消失或增强、腹壁静脉曲张、胃肠型及蠕动波。

4.腹部触诊　腹部触诊时受检者应排空膀胱,多取低枕仰卧位,两手自然置于身体两侧,两腿屈起并稍分开,做张口缓慢腹式呼吸,检查者以轻柔动作按顺序进行触诊。

(1)腹壁紧张度:采用浅部触诊法,使腹壁压陷约1cm进行检查。注意腹壁是否柔软,有无腹肌紧张度增加或减低。

(2)压痛及反跳痛:检查时宜采用深部触诊法,使腹壁压陷至少2cm进行检查。如有压痛,注意其部位,并注意鉴别是腹壁还是腹腔内病变引起;注意腹腔内脏器常见病变的压痛点,如胃溃疡、十二指肠溃疡、胆囊炎、阑尾炎等的压痛点。反跳痛是腹膜壁层已受炎症累及的征象,出现反跳痛时要注意其部位、范围,并注意有无其他腹膜刺激征。

(3)肝触诊:检查时多采用单手触诊法,亦可用双手触诊法,儿童宜用钩指触诊法;大量腹水时,可用冲击触诊法。触及肝时,应注意其大小、质地、边缘和表面状况、有无压痛及搏动等。

(4)胆囊触诊:多采用单手触诊法或钩指触诊法检查。正常时不能触及胆囊,触诊时要注意有无梨形或卵圆形包块;疑有胆囊炎时要查Murphy征。

(5)脾触诊:宜采用双手触诊法。受检者可取仰卧位。轻度脾肿大时,可嘱受检者取右侧卧位,右下肢伸直,左下肢屈曲,此时脾易触及。如触及脾肿大,根据其大小程度选用一线或三线法测量其大小,并注意其质地、边缘和表面状况。

(6)肾触诊:检查时宜采用双手触诊法。受检者可采用仰卧位或立位。正常人的肾一般不易触及,如触及肾应注意其大小、形状、质地、表面状况。当肾或尿路有炎症时,要检查相应部位的压痛点:季肋点、上输尿管点、中输尿管点、肋脊点和肋腰点。

(7)膀胱触诊:检查时一般用单手滑行触诊法。正常膀胱空虚时不易触及。当膀胱积尿,充盈胀大时,才越出耻骨上缘而在下腹部可触及。膀胱结石或肿瘤时,可用双手触诊法,右手示指戴手套插入直肠内向前方推压,左手示指、中指、环指和小指并拢在耻骨上施压,可在耻骨联合后方触及肿块。

(8)腹部肿块触诊:检查时宜用深部滑行触诊法。如腹部触及肿块,应注意其部位、大小、形状、硬度、压痛及活动度等。

5.腹部听诊
(1)听诊肠鸣音:用听诊器听诊腹部肠鸣音,注意有无增强、减弱或消失。
(2)振水音:结合腹部触诊(用冲击触诊法触诊胃部),注意听诊有无振水音。

6.腹部叩诊
(1)肝脏叩击痛:检查者左手掌置于受检者右肋弓缘,右手握拳,以轻至中等力量叩击左手背,询问受检者有无疼痛。

(2)膀胱叩诊:膀胱叩诊主要用于评估膀胱的充盈度。叩诊在耻骨联合上方进行,沿腹中线由上向下。膀胱空虚者,叩不出膀胱轮廓。膀胱有尿液潴留时,耻骨联合上叩诊呈圆形浊音区。

(3)脊肋角叩击痛:受检者取坐位,检查者左手掌平置于受检者肋脊角处,右手握拳,以轻至中等力量叩击左手背,询问受检者有无疼痛。

(4)移动性浊音叩诊:受检者仰卧,检查者自脐水平向左叩至浊音时,固定扳指,嘱受检者右卧位,再叩,听取音调的改变。若浊音区随体位的改变而变化,即为移动性浊音阳性。

四、实训方法

1.30人为一大组,看15~20min操作录像,教师逐项进行示教演示。
2.学生每2人一组,模拟检查者和受检者,定时互换。
3.教师巡回指导,发现问题及时纠正。
4.学生演示,观摩、评论。
5.教师总结、点评。
6.课后学生按要求写出腹部评估的实训报告。

五、实训注意事项

1. 评估环境安静、温暖、光线适宜。
2. 评估前应向受检者说明评估目的和要求,评估结束后应对患者良好的配合表示感谢。
3. 触诊检查时,要边触诊边观察受检者的反应与表情,对精神紧张或有痛苦反应者给予解释。对因不习惯触摸或怕痒发笑使肌卫增强者,可边触诊边与其交谈,转移其注意力,使自主性腹肌痉挛消失,以保证顺利完成触诊任务。
4. 注意最敏感的触诊部位是示指前端的桡侧。故应以示指前外侧指腹接触被检器官。
5. 触诊肝、脾时,要密切配合呼吸动作,于吸气时手指上抬,速度一定要落后于腹壁的抬起,而呼气时手指应于腹壁下陷前提前下压,这样才有利于触到被检器官。
6. 腹部评估要按一定顺序进行,避免重复和遗漏,避免反复翻动患者。腹部触诊顺序原则是先触健康部位,逐渐移向病变区域,以免造成受检者的感受错觉。若为健康查体则一般自左下腹开始逆时针方向进行检查。

实训五 神经反射检查

一、实训目的

1. 学会神经反射评估的基本方法。
2. 能说出各种神经反射的正常反应及评估结果的临床意义。

二、实训准备

1. 备好消毒湿棉签、叩诊锤、钝竹签、光盘或录像带等物品。
2. 检查者仪表端庄,衣帽整齐。
3. 检查前,检查者向受检者说明检查目的和方法,以取得配合。

三、实训内容

1. 浅反射检查内容及方法:浅反射包括角膜反射、腹壁反射、跖反射。边检查边叙述检查方法,并说出正常反应的表现。
2. 深反射检查内容及方法:深反射包括肱二头肌反射、肱三头肌反射、桡骨骨膜反射、膝反射、跟反射、阵挛,边检查边叙述检查方法。注意观察上述深反射的正常表现,有无增强、减弱或消失。
3. 病理反射检查内容及方法:Babinski 征、Oppenheim 征、Gordon 征、Chaddock 征、Hoffmann 征、踝阵挛、髌阵挛。上述病理反射正常人不出现,但检查方法要熟练。边说边检查,并说出其阳性反应的表现及临床意义。
4. 脑膜刺激征检查内容及方法:颈项强直、Kernig 征、Brudzinski 征。上述脑膜刺激征正常人不出现,但检查方法要熟练。边说边检查,并说出其阳性反应的表现及临床意义。

四、实训方法

1. 30人为一大组,看15~20min操作录像,教师逐项进行示教演示。
2. 学生每2人一组,模拟检查者和受检者,定时互换。
3. 教师巡回指导,发现问题及时纠正。
4. 学生演示、观摩、评论。
5. 教师总结、点评。
6. 课后学生按要求写出神经反射评估的实训报告。

五、实训注意事项

1. 评估环境安静、温暖、光线适宜。
2. 评估前应向受检者说明评估目的和要求,评估后应对受检者良好的配合表示感谢。
3. 检查角膜反射时,用消毒的湿棉絮,尽量减少对眼睛的刺激。
4. 评估时,受检者应放松肢体,检查者要细心观察受检者的反应与表情;对精神过于紧张,影响检查结果的,可嘱其双手扣起并用力拉紧,或边检查边与其交谈,转移其注意力,以保证神经反射检查顺利完成。
5. 检查颈强直时,右手放于胸前的位置不要过高,避免影响下颏贴近胸骨。
6. 神经反射评估要按一定顺序,并进行两侧对比,避免重复和遗漏。

(张 孟)

第五章 心理、行为及社会评估

案例

刘某,男性,48岁,高校教师。以阵发性胸痛、胸闷1年余,一直以来服用硝酸甘油,但病情控制不理想。近1个月,胸痛发作频繁,平均每天发作10余次,每次持续时间10~15min。该教师平时通过书籍和网络了解心血管疾病的相关知识,因最近感觉胸痛、胸闷加重,所以非常担心自己患上了心肌梗死,伴有食欲下降、夜间难以入睡等症状,并有反复去医院就诊的行为。

问题:
1. 该患者目前存在哪些主要问题?
2. 如何加强对该患者的心理干预?

本章学习目标

1. 掌握心理、行为及社会评估的内容与方法。
2. 熟悉心理、行为及社会评估的概念;常用评估量表的运用。
3. 了解心理、行为及社会评估的目的、意义。
4. 注重评估过程中的心理沟通技巧与患者的隐私保护。

人,不仅是生理的人,还是心理、社会、文化的人。人的心理、行为和社会功能对人的生理健康有着重要的影响。因此,在健康评估的学习及临床护理实践中,不仅要重视身体评估,还应对人的心理、行为和社会等方面进行评估,这样才能获得全面、系统、准确的资料,以利于整体护理。

第一节 心理评估

心理评估是指通过应用多种方法所获得的信息对个体某一心理现象全面、系统和深入的客观描述。护士对病人进行心理评估,目的在于解释其存在某种现象或行为的原因,为进行心理护理提供依据,同时也是开展护理科研的重要方法之一。

第五章 心理、行为及社会评估

一、概 述

(一)心理评估的目的、意义及方法

1. 心理评估的目的及意义

(1)评估个体的心理活动,特别是疾病发展过程中个体的心理活动,如自我概念、认知、情绪情感等方面现存的或潜在的健康问题,有利于减轻精神压力,防止焦虑、抑郁等,以促进疾病康复。

(2)评估个体的个性心理特征,尤其是性格,应对个体的心理特征有一定的了解,并作为心理护理和选择合适的护患沟通方式的依据。

(3)评估个体的压力源、压力反应和其应对方式,为制定有针对性的护理计划和护理措施提供依据。

2. 心理评估的方法 心理评估的方法主要有交谈法、观察法、心理测量方法和医学检测法。

(1)交谈法:是心理评估中最常用的一种基本方法,其基本形式是评估者和被评估者以面对面的谈话方式而进行的评估。交谈的形式有正式交谈和非正式交谈两种,前者是指评估者根据事先设定好的提纲有计划、有目的、有步骤地交谈,这种方式的会谈效率较高,但缺乏灵活性。后者指交谈的双方以自然的方式进行交流,是开放的,没有固定的问题程序,评估者可根据评估的目的与实际情况灵活提问,交谈的气氛比较轻松,可以获得较为真实的资料。

(2)观察法:是心理评估的基本方法之一。根据情景的不同,可分为自然观察法和控制观察法。自然观察是指在自然的条件下,对表现心理现象的外部活动进行的观察,如面部表情、着装等的观察。自然观察法可观察到的范围较广,但需要较多的时间与被评估者接触,同时观察者要有较强的洞察力和分析综合能力。控制观察法是指在经过预先布置的特定的情景中,对不同的个体给予同样的刺激后观察被评估者的行为表现,又称实验观察法,其优点是观察到的结果具有较强的可比性和科学性。就护理心理评估而言,自然观察法更适宜。

(3)心理测量方法:是心理评估常用的标准化手段之一,包括心理测量法、评定量表法,得到的结果比较客观、科学。

(4)医学检测法:包括体格检查和各类实验室检查,如测血压、心率、血液血红蛋白的含量等,其作用主要是为心理评估提供辅助的客观资料。

(二)心理评估的注意点

1. 重视心理评估在健康评估中的意义 在制定护理计划和护理措施的过程中,心理评估的资料是十分重要的。如评估个体的认知水平,选择适合于个体的健康教育方式;评估个体的情绪情感可明确其是否处于接受教育和学习的良好心理状态等。因此,心理评估必须及时、全面、准确,切勿因过分强调身体评估而被忽略或仅仅一带而过。

2. 建立相互信任、相互尊重及合作关系 护理人员应尊重患者的人格,保守秘密,遵守职业道德,对所获得的信息,不可随意公开和张扬,以保护患者的隐私权。

3. 注意主客观资料的比较　评估者应同时收集主客观资料并进行比较以确定被评估者的心理功能。如评估焦虑时,护士应综合观察到的表现如情绪低落等进行判断,而不能仅依据其主诉如"我很着急"、"我很难受"等来判断被评估者的心理状态。

4. 避免评估者的观念、态度、偏见等主观因素对评估结果的影响　与身体评估相比,心理评估具有较强的主观性,评估方法和技巧尚处于探索和发展中,远不如身体评估技能成熟和完善。因此,评估时应特别注意所选评估方法的针对性与有效性,充分考虑到被评估者的个体差异,尽量避免评估者自身的偏见、观念或态度等因素的影响,只有这样才能做出有意义的评估。

二、心理评估的内容

心理评估的内容主要包括自我概念、认知、情绪和情感、压力与压力应对等的评估。

（一）自我概念的评估

个体的自我概念是其心理健康的重要标志,自我概念是心理评估最重要的内容之一。

1. 自我概念的定义　自我概念是人们通过对自己的内外在特征以及他人对其反应的感知与体验而形成的对自我的认识与评价,是个体在与其心理社会环境相互作用过程中形成的动态的、评价性的"自我肖像"。它是个体对自我存在的感知和评价。

2. 自我概念的分类及组成　(1)自我概念的分类:自我概念的分类方法较多,国内外较为认可的是 Rosenberg 分类法。具体可分为以下 3 类:

1)真实自我:为自我概念的核心,是人们对其身体内外在特征及社会状况的如实感知与评价,包括社会自我、精神自我、体像等方面。

2)期望自我:又称理想自我,是人们对"我希望我成为一个什么样的人"的感知,既包括个体期望得到的外表和生理方面的特征,也包括个体希望具备的个性特征、心理素质以及人际交往与社会方面的属性,是人们获取成就、达到个人目标的内在动力。期望自我含有真实与不真实的成分。真实成分含量越高,与真实自我越接近,个体的自我观念越好,否则可产生自我观念紊乱和自尊低下。

3)表现自我:为自我观念最富于变化的部分。指个体对真实自我的展示与暴露。多数情况下,个体自我暴露的程度取决于与交往对象的熟悉、信任程度。

(2)自我概念的组成:护理专业中自我概念这一术语应包括人的身体自我(即体像)、社会自我、精神自我和自尊。

1)体像:体像为自我概念主要组成部分之一。是指个体对自己身体外形以及身体功能的认识与评价,包括身体外形、身体功能、性功能和健康状况的感知。

2)社会自我:为个体对自己的社会人口特征,如年龄、性别、职业、政治学术团体会员资格以及社会名誉、地位的认识与估计。

3)精神自我:指个体对自己智慧、能力、性格、道德水平等的认识与判断。

4)自尊:是指人们尊重自己、维护自己的尊严和人格,不容他人任意歧视、侮辱的一种心理意识和情感体验。自尊源于对以上自我观念的正确认识,对自我价值、能力和成就的恰当估计。

3. 自我概念的评估　自我概念是个体与他人相互作用的社会化产物。个体并非生来就具备自我概念。随年龄增长,与周围人交往增多,个体就逐渐将自己观察和感知到的自我和他人对自己的态度与反应内化到自己的判断中,形成自我概念。

(1)评估内容与方法:评估自我概念的方法一般包括观察法、交谈法、投射法以及评定量表测验法,几种方法可交叉运用。

1)体像:①观察法:是对被评估者的外形、非语言行为以及与他人的互动关系的观察。具体观察内容包括:被评估对象的外表是否整洁,穿着打扮是否得体,身体哪些部位有改变,是否与会谈者有目光交流,面部表情如何,是否与其主诉一致,是否有不愿见人、不愿照镜子、不愿与他人交往、不愿看身体形象有改变的部位、不愿与别人讨论伤残或不愿听到这方面的谈论等行为表现。②交谈法:是通过与被评估者进行交流,收集其自我概念信息,了解被评估者体像主观资料的一种方法。在交谈中可采用表5-1所给的问题纲要提问。③投射法:投射法克服了交谈法与观察法的缺点,是在受测者无戒心和顾虑的情况下,自然表露或展示其内心深处透露或投射出来的心理活动。其中最著名的投射测验是罗夏墨迹测验和主题统觉测验,此外绘人测验多用于儿童。

表 5-1　评估体像问题纲要表

1	对你来说,身体哪一部分最重要?为什么?
2	你最喜欢自己身体的哪些部位?最不喜欢哪些部位?
3	在外表方面,你希望自己什么地方有所改变?他人又希望你什么地方有所改变?
4	你目前面临的身体外表方面的威胁有哪些?
5	这些改变对你的影响有哪些?你认为这些改变是否影响了他人对你的看法?(适合健康或生活方式已有改变的人)

2)社会自我:可按表5-2所列问题直接与被评估对象交谈。

表 5-2　评估社会自我问题纲要表

1	能告诉我你的一些情况吗,比如姓名、年龄、职业、职务、受教育水平,经济来源等。
2	请告诉我你的家庭情况和工作单位的情况,好不好?
3	你最自豪的个人成就有哪些?
4	你是政治或学术团体的成员吗?担任什么职务?

3)精神自我:可按表5-3所列问题提纲直接与被评估对象交谈,收集资料。

表 5-3　评估精神自我问题纲要表

1	作为一个人,总体来说,你对自己满意吗?
2	如何描述你的心理素质、性格特征和道德品质?
3	与社会上大多数人相比,你处理工作和日常生活的能力如何?
4	你对自己的个性特征、品德和社会能力满意吗?不满意是在哪些方面?
5	你的朋友、同事、领导如何评价你的?

4)自尊:自尊是个体对自己在社会群体中价值的主观判断和评价,是维护自我尊严的自我情感体验。从以上观察和与被评估对象的交谈中,已能对被评估对象的自尊水平做一大致判断。对个体自尊的更深入评估可用 Rosenberg 自尊量表(见附表1)。

(2)评估自我概念的注意事项。

1)与被评估对象建立真诚的、彼此信赖的关系,并尽量鼓励其充分表达和暴露自我。

2)评估环境应安静、舒适、避开他人,这样被评对象者才可能无拘束地表达与暴露自己。

3)注意会谈技巧,应面对被评估对象,认真倾听,并与其保持目光交流。态度应亲切、温和、不加评判。切忌表现出不以为然,或者说"你不应有那样的感觉",这样会阻止被评估对象充分表达自己的感受。

4)要准确评估其自我观念,应结合主客观资料综合考虑,不能单纯依赖于被评估对象的主诉或一些个别行为进行推论,因为被评估对象真实的自我和表现的自我常有一定差距。

(二)认知评估

认知反映个体的思维能力,是人们认识、理解、判断、推理事物的过程,并通过行为和语言表现出来。

1.认知的概念　认知是个体推测和判断客观事物的心理过程,是在过去的经验及对有关线索进行分析的基础上形成的对信息的理解、分类、归纳、演绎以及计算。认知活动包括思维、语言和定向。认知水平受个体的年龄、文化程度、经验等诸多因素的影响。

2.认知评估的内容和意义　认知评估内容包括对个体的思维能力、语言能力以及定向力的评估。它可使评估者在制定和执行护理计划时,以被评估对象的理解能力和认知层次为前提,来充分调动被评估对象的潜力,促进被评估者身心的康复与发展。

3.认知评估的方法

(1)思维能力评估:可通过抽象思维能力、洞察力和判断力三方面进行评估。

1)抽象思维能力评估:抽象思维能力涉及个体的记忆、注意、概念、理解和推理能力,应逐项评估。

2)洞察力评估:可让被评估对象描述所处情形,再与实际情形作比较,观察有无差异,如让被评估对象描述其对病房环境的观察。对更深一层洞察力的评估则可让被评估对象解释格言、谚语或比喻。

3)判断力评估:判断是指肯定或否定某种事物具有某种属性或某行为方案具备可行性的思维方式。由于个体的判断能力常受个体的情绪、智力、受教育水平、社会经济状况、文化背景等的影响,并随年龄而变化,评估时应尽量排除并充分考虑到这些因素的干扰。

(2)语言能力评估:语言能力是人们认知水平的重要标志,对判断个体的认知水平有较大价值,并可作为护士选择与病人沟通方式的依据。可运用多种方法进行评估,如让被评估对象陈述病史,对物品命名等,以检测被评估对象的语言表达及对文字符号的理解。

(3)定向力评估:定向力包括时间、地点、空间和人物定向力。评估时间定向力时,可询问"今天是星期几?现在是几点钟";评估地点定向力时,可问"你现在在哪里";评估空间定向力时,可让被评估对象找到一个参照物,描述环境中某物品的位置,如"床旁桌放在床的右边还是左边";评估人物定向力时,可问"你叫什么名字?你知道我是谁吗"。失去定向力的人不能将自己与时间、地点联系起来。

影响认知能力的因素除受教育水平、生活经历、文化背景外,还可因疾病、药物作用等导致认知能力受损或永久丧失,因此评估时应综合考虑各方面因素的影响。

(三)情绪和情感评估

1. 情绪和情感的概念　情绪和情感是个体对客观事物的体验,是人的需求是否获得满足的反映。情绪和情感是身心健康的重要标志,是健康评估不可缺少的内容之一。

2. 情绪和情感评估　情绪情感包含三个方面,即情绪体验(主要通过自我陈述反应)、外部表现(面部表情、体势即手势和体态、语调)和情绪的生理反应。因此对情绪的评估主要是从下述三方面进行。

(1)交谈法:是评估情绪情感最常用的方法。针对观察到的信息,与被评估者展开会谈以获取反映情绪情感的主观资料。如重点询问某种状态的持续时间,对其生活的影响,必要时还要请他人核实。可从下列问题开始:"有什么事情使您感到特别高兴或沮丧","您这样的情绪存在多久了"等。

(2)观察与测量:用于收集反映情绪情感的客观资料。心率、血压、呼吸的频率、食欲及睡眠状态等可随情绪改变而变化。如激动时个体的血压升高、心跳加快等;情绪抑郁时食欲减退、睡眠障碍等。不同的情绪情感有着不同的反应模式。

(3)量表评定法:评估量表的使用,是在明确病人存在不良情绪后,为进一步判断其程度而进行的检查项目,是评估情绪情感较为客观的方法。常用的有 Avillo 的情绪情感形容词量表(见附表2)、Zung 的焦虑状态自评量表(见附表3)和抑郁状态自评量表(见附表4)。

3. 几种常见不良情绪

(1)焦虑:是人们最普遍的情绪体验。焦虑表现为生理和心理两方面的变化。生理方面主要有食欲下降、睡眠障碍等;心理方面主要表现为注意力不集中、易激惹等。由于引起焦虑的原因和严重性不同以及个体承受力的差异,人们可表现出不同程度的焦虑。本章案例中病人出现了食欲下降、夜间难以入睡等症状,并有反复就诊行为,体现病人出现了焦虑情绪。

(2)抑郁:是在个体失去某种其重视或追求的东西时产生的情绪体验。处于抑郁状态者可有情感、认知、动机以及生理等多方面的改变。情感方面主要表现为情绪低落、心境悲观、自我感觉低沉、生活枯燥无味、哭泣、无助感;认知方面表现为注意力不集中、思维缓慢、不能做出决定;动机方面表现为过分依赖、生活懒散、逃避现实甚至想自杀;生理方面表现为易疲劳、食欲减退、睡眠障碍、运动迟缓以及机体其他功能减退。

(四)压力与压力应对评估

压力普遍存在于人们生活的每个环节。当个体面临压力时,机体可通过调节来维持身心的平衡,但当机体突然面临强烈的刺激,或长期处于较大压力之中而不能有效应对时,则会导致个体生理、心理功能紊乱而出现疾病。

1. 压力的概念　压力是指内外环境中的各种刺激作用于机体时产生的非特异性反应。压力并非都是有害的,适当的压力有助于提高机体的适应能力;但过强或长期处于较强的压力之中,可导致身心疾病。一切使机体产生压力反应的刺激因素称为压力源。按其来源可分为:①生理性压力源,如饥饿、疼痛、失眠、疲劳、疾病、外伤、手术、内分泌失调、衰老等。②心理性压力源,如焦虑、抑郁、恐惧、孤独、无助、缺乏自信等。③环境性压力源,如炎热、寒冷、噪音、射线、空气污染、生活环境改变等。④社会文化性压力源,如缺乏家庭支持与照顾、经济困难、退休、角色改变、语言不同、文化差异等。住院病人面临的常见压力源有环境陌生、疾病威胁、缺乏信息、丧失自尊、不被重视、经济困难等。

2.压力源的评估

(1)交谈法:可通过以下问题与被评估对象交谈收集资料:目前,让你感到有压力或紧张焦虑的事情有哪些?你目前的生活发生了哪些改变?住院带给你的压力有多大?这些改变对你和你的家庭意味着什么?

(2)评定量表测验法:常用的量表有住院患者压力评定量表(表5-4)。该表专为住院患者设计,共收集50项住院患者压力因素,并用权重表明各因素影响力大小。使用时,让被评估者仔细阅读,在适合自己情况的项目上打钩。

表 5-4 住院患者压力评定量表

编号	权重	事件	编号	权重	事件
1	13.9	和陌生人同住一室	26	24.5	担心给医务人员添负担
2	15.4	不得不改变饮食习惯	27	25.9	想到住院后收入会减少
3	15.9	不得不睡在陌生床上	28	26.0	对药物不能耐受
4	16.0	不得不穿病人服	29	26.4	听不懂医务人员的话
5	16.8	四周有陌生的机器	30	26.4	想到长期用药
6	16.9	夜里被护士叫醒	31	26.5	家人没人来探视
7	17.0	不得不由别人帮助洗澡	32	26.9	不得不手术
8	17.7	在需要时读报纸、看电视、听收音机	33	27.1	因住院而离家很远
9	18.1	同室友探访者太多	34	27.2	毫无预测而突然住院
10	19.1	四周气味太难闻	35	27.3	按呼叫器无人应答
11	19.4	不得不整天睡在病房上	36	27.4	不能支付医疗费用
12	21.2	同室病友病情严重	37	27.6	有问题得不到解答
13	21.5	不得不在帮助下使用便盆	38	28.4	思念家人
14	21.6	同室病友不友好	39	29.2	靠鼻饲进食
15	21.7	没有亲友来探病	40	31.2	用止痛药无用
16	21.7	病房色彩太鲜艳、太刺眼	41	31.9	不知道治疗目的和效果
17	22.7	想到外貌会改变	42	32.4	痛时未用止痛剂
18	22.3	节日或家庭纪念日住院	43	34.0	对疾病知识缺乏
19	22.4	想到手术或其他治疗可能带来的痛苦	44	34.1	不清楚自己的诊断
20	22.7	担心配偶疏远	45	34.3	想到自己可能再也不能说话
21	23.3	只能吃不对胃口的食物	46	34.6	想到自己患了严重的疾病
22	23.2	不能与家人朋友、联系	47	39.2	想到会失去肾或其他器官
23	23.4	对医生护士不熟悉	48	39.2	想到自己可能得了癌症
24	23.6	因事故住院	49	34.5	想到可能失去听力
25	24.2	不知接受治疗和护理的时间	50	40.6	想到自己可能失去视力

3.压力反应 压力反应为压力源引起的机体的非特异性适应反应,包括生理、情绪、认知和行为等方面的反应。

4.压力应对

(1)应对:应对是指当人的内外部需求难以满足或远远超过其所能承受的范围时,个体采用持续性的行为、思想和态度改变来处理这一特定情形的过程。

(2)应对方式:人们常用的压力应对方式可归纳为情感式和问题式两类。其中,情感式应对方式指向压力反应,倾向于采用心理防御回避和忽视压力源,多用于处理压力所致的情感问题;问题式应对方式则指向压力源,倾向于通过有计划地采取行动,寻求排除或改变压力源所致影响,多用于处理导致压力的情境本身,见表5-5。

表5-5 住院患者压力评定量表

情感式应对方式	问题式应对方式
希望事情会变好	努力控制局面
进食,吸烟,嚼口香糖	进一步研究分析面临的问题
祈祷	寻求处理问题的其他方法
紧张	客观地看待问题
担心	尝试并寻找解决问题的最好方式
向朋友或家人寻求安慰和帮助	回想以往解决问题的方法
独处	试图从情境中发展新的意义
一笑了之	将问题化解
置之不理	设立解决问题的具体目标
幻想	接受现实
做最坏的打算	和相同处境的人商议解决的方法
疯狂,大喊大叫	努力改变当前情形
睡一觉,认为第二天事情就会变好	能做什么就做什么
不担心,任何收到头来都会有好结果	让他人来处理这件事
回避	
干些体力活	
将注意力转移至他人或他处	
饮酒	
认为事情已经绝望而听之任之	
认为自己的命运该如此而顺从	
埋怨他人	
沉思	
用药	

(3)影响压力有效应对的因素:①压力源数量:同时面对多种压力源时,人们会感到压力如一道不可逾越的障碍,最终产生危机。②家庭、社会、经济资源的丰富程度:拥有良好家庭、社会、经济资源的人通常更能应对面临的压力。③压力源的强度与持续时间:压力源强度越大、持续时间越长,所产生的压力反应越难应对。④压力应对经验:有成功应对经验的人再次遇到压力时,压力反应减轻,应对能力增强。⑤个体的人格特征:意志顽强、勇于接受挑战、自信的人会努力适应和正确处理压力,而过于敏感和依赖的人则容易产生高度紧张而诱发躯体疾病。

(4)压力有效应对的判断标准:压力所造成的身心反应维持在可控制的限度内,希望和勇气被激发,自我价值感得到维持,与有重要意义他人的关系改善,人际、社会以及经济处境改善,生理功能康复得以促进。

(5)压力应对方式的评估:①交谈法;②评定量表测验法,常用Jaloviee应对方式量表。

第二节 行为评估

人是一个整体,涉及生理、心理、社会及行为等不同层面的发展领域,彼此间既各自独立,又相互影响和联系,任何一个层面发生变化,都将影响个体的平衡状态。在日常生活中,我们常常根据某人的行为举止来判断此人是否健康,也常常根据某人的生活习惯和近期表现来判断此人是否患上了疾病。由此可见,人类不同的行为反映了不同的健康状况,不同的行为对人类的健康产生巨大的影响,即行为和健康相互影响、相互作用。护理人员学习相关的行为理论和行为评估,有助于为评估对象提供优质的整体护理。

一、概 述

(一)行为的概念

行为是人类在生活中表现出来的生活态度及具体的生活方式,或对内外环境因素刺激所作出的能动反应。

(二)行为的分类

人类的行为因区分的目标不同可以分为不同的种类,大致可以分为以下几类。

1. 反映行为与操作行为 反映行为是人出生后无需学习就具有的反应,如摄食、呼吸、吸吮等。操作行为是人出生后通过学习获得的,如穿衣、说话、运动等。

2. 个人行为与社会行为 个人行为是个人与环境交互作用的产物。不同的社会有不同的行为准则。个人单独的习惯行为也要受到社会的影响。社会行为是由社会的刺激引起人的行为,或者由个人的行为的结果引起的另一个人或人群的变化。

3. 外在行为与潜在行为 外在行为又称外显行为,是表现于外的、可被直接观察记录、测量的行为,如一个人的言论、行为等。潜在行为又称内隐行为,是不能被人直接观察到的思想、意识、情感、态度、动机等。

4. 本能行为与社会行为 人的本能行为包括个体生存本能、攻击、自我防御行为,探究、追求刺激行为等,是由人的生物属性决定的,非后天习得。人的社会行为是由其社会属性决定的,主要来自社会环境的影响和后天习得,即个体的社会性行为是人与周围环境相适应的行为,是通过社会化过程确立的,如职业技能、社会角色行为等。

5. 适应性行为与非适应性行为 适应性行为指能适应外界环境的需求,并且适当表现个体内在心智状态的行为;反之,称作非适应性行为。临床护理实践中可见的非适应性行为有焦虑、愤怒、绝望、僵化反应、依赖行为、无信赖行为、罪恶感等。

6. 促进健康行为与危害健康行为

(1)促进健康行为:主要包括以下几种行为:

1)基本健康行为:指日常生活中一系列有益于健康的基本行为,如合理营养、平衡膳食、适当的身体活动、适当的休息与睡眠等。

2)戒除不良嗜好:不良嗜好指的是对健康有危害的个人偏好,如吸烟、酗酒与滥用药物等。戒烟、戒毒、戒除酗酒、戒除网络成瘾等属于戒除不良嗜好行为。

3)预警行为:指对可能发生的危害健康的事件预先采取预防措施从而预防事故发生,以及能在事故发生后正确处置的行为,如驾车使用安全带,溺水、车祸、火灾等意外事故发生后的自救和他救行为。

4)避免环境危害行为:这里的环境危害是广义的,包括人们生活和工作的自然环境与心理社会环境中对健康有害的各种因素。

5)合理利用卫生服务:指有效、合理地利用现有卫生保健服务,以实现三级预防,维护自身健康的行为,包括定期体检、预防接种、患病后及时就诊、遵从医嘱、配合治疗和积极康复等。

(2)危害健康行为:主要包括以下几种行为:

1)不良生活方式与习惯:包括能导致各种成年期慢性退行性病变的生活方式,如吸烟、酗酒、缺乏运动锻炼、高盐高脂饮食、不良进食习惯等。不良的生活方式与肥胖、心血管系统疾病、早衰、癌症等的发生关系密切。

2)致病行为模式:致病行为模式是导致特异性疾病发生的行为模式,国内外研究较多的是 A 型行为模式和 C 型行为模式。A 型行为模式是一种与冠心病密切相关的行为模式,表现为争强好胜,工作节奏快,有时间紧迫感,警戒性和敌对意识较强,勇于接受挑战并主动出击,而一旦受挫就容易不耐烦。有关研究表明,具有 A 型行为者冠心病的发生率、复发率和死亡率均显著高于非 A 型行为者。C 型行为模式是一种与肿瘤发生有关的行为模式,其核心行为表现是情绪过分压抑和自我克制,爱生闷气,表面隐忍而内在情绪起伏大。研究表明:C 型行为者患宫颈癌、胃癌、结肠癌、肝癌、恶性黑色素瘤的发生率高出其他人 3 倍左右。

3)不良疾病行为:疾病行为指个体从感知到自身有病到疾病康复全过程所表现出来的一系列行为。不良疾病行为可能发生在上述过程的任何阶段,常见的行为表现形式有:疑病、恐惧、讳疾忌医、不及时就诊、不遵从医嘱、迷信、乃至自暴自弃等。

4)违反社会法律、道德的危害健康行为:我国有关法律、条例、具有法律效力的文件等对部分行为进行了规范,如禁止吸毒贩毒、性乱,公共场所禁止吸烟等。上述行为既直接危害行为者个人健康,又严重影响社会健康与正常的社会秩序。如吸毒可直接产生成瘾的行为,导致吸毒者身体的极度衰竭,静脉注射毒品,还可能感染乙型肝炎和艾滋病;而混乱的性行为可能导致意外怀孕、性传播疾病和艾滋病。

(三)行为评估的目的及原则

1.行为评估的目的

(1)了解个体或群体有无危害健康行为。

(2)明确是否实施行为干预和行为矫正,选择最佳的治疗方法。

2.行为评估的原则

(1)整体性:护理人员在评估时应将被评估者视为一个整体,重视其生理、心理、社会及行为等各层面及其彼此间的关系。例如当发现个体出现表情淡漠等行为时,应了解其是否身陷压力或疾病中,是否在思考、判断、记忆等功能方面受损,只有重视整体观,才能真正了解其行为所代表的含义。

(2)目的性:护理人员在评估前应先确立评估目的是一般性目的还是特定目的,前者重点在评估个案一般性状况,如家庭史、疾病史等;后者则偏重对某一特定行为或生活方式等进行评估。评估目的决定后,有助于环境的安排,以及决定采取评估的方式、时间与项目等。

(3)客观性:护理人员在评估时应保持客观的态度,勿以先入为主的观念、本身的价值观与道德观,影响收集资料的完整性和准确性。例如当病人为贩毒吸毒人员时,如果护理人员以批评的态度评估病人行为,则可影响评估内容的准确性与客观性。

二、行为评估的方法与内容

(一)行为评估的内容

行为评估的内容主要为言语行为和非言语行为,了解其行为出现的时间、地点、条件、程度与频度、影响后果等。

1. 言语行为 通过会谈(语言沟通)观察被评估者的言语,包括语言沟通的内容、用字、声调、说话速度、自发性、连贯性、咬字、顿句、言谈间隔、沉默、语言中断或说话时的装腔作态与咬字不清等。

2. 非语言行为 通过其他方法或途径获得被评估者的行为,具体有五个方面。

(1)动作行为:包括手势、步态、身体动作的协调,有无抽搐、颤抖、咬指甲、不自主移动、不自然笑容、哭泣、愤怒、自残行为、暴力行为或挑逗行为、酗酒、服药或破坏性行为等。

(2)个人能力:包括语言的表达能力、创造力与想象力、判断力与思考问题的能力、注意力与记忆力,以及被评估者的优点、缺点及弱点。

(3)生活方式:包括评估对象在日常生活中的角色与功能,工作与学习形态,休闲活动的类别与安排,生活与居住的环境与安排,对生活的满意度,所承受的压力程度与应对压力的措施,食物的喜好进食与排泄的习惯,睡眠形态,宗教信仰的方式,是否使用酒精、麻醉药、安眠药及其他兴奋药(程度如何),是否饲养宠物,以及其与家人的相处与互动方式。

(4)一般外观:包括面部表情、化妆、衣着、仪容整洁,独特面貌,装饰品,目光及姿势等。

(5)人际互动:包括与他人的沟通与协调能力,互动、竞争、相互依赖与合作的态度,是否能在团体中拥有亲密、安全与归属感,是否与团体间拥有一致性目标,是否置身于支持系统中,当身陷压力时,能否获得充足的支援与协助。

(二)行为评估的方法

1. 交谈 交谈是最常用的个体行为评估方法。通过面对面的交谈,可达到观察与倾听两大目的。观察部分包含个体所有非语言的沟通,如服装仪容是否整洁、清洁,是否符合身份、地位与当时的情境;会谈时,个体面部表情与表达的主体是否相符;肢体语言应用的情形如何;个体是否在会谈中显得坐立不安、手足无措、双拳紧握;是否有目光的接触;沟通语言部分,可了解个体的成长与教育背景、思考与组织方式、表达方式与能力,注意力是否集中,思考是否过于偏激,个体面对问题的态度与处理方式,以及个体本身的感受和看法等。

2. 心理测验 心理测验是常用的个体或群体行为评估方法,有问卷和量表。人人具有防御性,常对自我了解不全,因而有时无法确认或具体描述所呈现在外的行为。例如有人常在焦虑与压力情况下,来回踱步、不断吸烟、肌肉僵硬而不自知;又如有的病人因安全感不足,而出现依赖、操纵或僵化性行为。此时可用心理学中的某些心理测验测试个体对刺激的反应、内在的幻想,以及其处理问题、调试压力的能力。常用心理测验有完成句子测验、绘人测验、罗夏墨渍测验、主题统觉测验。

3.收集健康史　应用病史资料,了解评估对象的医疗史、家族史及个人成长发育史,进而剖析行为出现问题的潜在性原因。

4.专题小组讨论　群体行为评估方法,多用于行为动机、行为影响因素的评估。

5.游戏　对儿童与青少年而言,游戏是综合生理、心理、认知及行为各领域发展的重要机制,也是极具意义和价值的活动。通过儿童参与游戏活动,观察患儿语言的表达、社会技巧的成熟度、思考与行为的配合度,以及其独立、合作、竞争、操纵与焦虑等感觉的表达方式。另外,通过儿童的绘画及其作品有助于了解其潜意识中的想法,以及对其行为产生的影响。

第三节　社会评估

现代护理理论强调人是身体、心理、社会各方面的综合体,人具有自然属性和社会属性。要全面认识和衡量个体的健康水平,除评估生理和心理功能外,还应进行社会评估。

一、概　述

(一)社会评估的目的及意义

1.评估个体的角色功能　掌握其有无角色功能紊乱、角色适应不良等问题,尤其是病人角色适应不良,以帮助其顺利适应角色变化。

2.评估个体的文化背景　以便提供符合其文化需求的护理,避免在护理过程中发生文化强加。

3.评估个体的家庭　找出影响被评估者康复的家庭因素,制定有针对性的家庭护理计划。

4.评估个体所处的环境　明确现存或潜在的影响个体康复的环境因素,制定干预措施,以促进其身心的康复。

(二)社会评估的方法

社会评估的方法与心理评估相似,有交谈法、观察法、量表评定法等。在进行环境评估时还应进行实地观察和抽样检查。

二、角色与角色适应评估

(一)角色的概念

角色是指社会对处于某种特定社会位置的个体所规定的行为标准和行为期望。每个人在社会中同时扮演者多种角色,社会通过法律法规、道德舆论等赋予每个角色大致的职能标准,即与个体身份、地位相一致的权利、义务和行为模式。

(二)角色的形成

角色的形成经历了角色认知和角色表现两个阶段。角色认知是个体认识自己和他人的身份、地位以及各种社会角色的区别与联系的过程。角色表现则是个体为达到自己所认识的角色要求而采取行动的过程,也是角色的成熟过程。

1. 常见的角色适应不良　当个体的角色表现与角色期望不协调或无法达到角色期望的要求时,便可发生角色适应不良。它是由来自于社会系统的外在压力所导致的主观情绪反应。角色适应不良的常见类型:

(1)角色冲突:为角色期望与角色表现间差距太大,或突然离开所熟悉的角色来到一个要求不同的新环境,使个体难以适应而发生的心理冲突与行为矛盾。例如一个健康人上班途中突然遇到交通事故而受伤住院,刹那间变成病人并要履行病人角色的义务,就可能感到难以适应,产生角色冲突,不能很好配合治疗。

(2)角色模糊:指个体对角色期望不明确,不知道承担这个角色应该如何行动而造成的不适应反应。导致角色模糊的原因包括角色期望太复杂、角色改变的速度太快、主角色与互补角色间沟通不良等。一位新病人入院后,如果护士未能及时与其进行有效沟通,使病人对住院期间自己的角色不明确,不知道医院作息时间以及自己应该如何配合治疗,就会因对病人角色不清而产生焦虑。

(3)角色匹配不当:指个体的自我概念、自我价值观或自我能力与其角色期望不匹配。

(4)角色负荷过重和角色负荷不足:前者指对个体的角色期望过高,后者则为对个体的角色期望过低而使其能力不能完全发挥。

2. 病人角色的特点和适应问题　个体患病时,将无可选择地承担起患者角色,原有的社会角色部分或全部被替代,要以患者的行为要求来约束自己。所以当人们从其他角色过渡到患者角色时,常会发生角色适应不良。常见如下:

(1)病人角色冲突:指个体在适应病人角色过程中与其常态下的各种角色发生的心理冲突和行为矛盾。如一位教师住院期间因担心工作不能完成而将工作带到病房进行,从而影响其休息、睡眠等,就是一种角色冲突。

(2)病人角色缺如:即没有进入病人角色,不承认自己有病或对病人角色感到厌倦,也就是对病人角色的不接纳和否认。多见于初次生病、初次住院、尤其是初诊为癌症的病人。

(3)病人角色强化:指当需要病人角色向日常角色转化时,仍然沉溺于病人角色,对自我能力怀疑、失望,对原承担的角色恐惧。表现为多疑、依赖、退缩,对恢复正常生活没有信心等。

(4)病人角色消退:某些原因使一个已适应了病人角色的人必须立即转入常态角色,在承担相应的义务与责任时使已具有的病人角色行为退化、甚至消失。例如一位患病的母亲,因孩子突然生病住院而将其"母亲"角色上升为第一位,承担起照顾孩子的职责,此时她原有的病人角色消退。

不同的人对病人角色的适应程度和适应反应不同。评估病人角色适应状况应综合考虑年龄、性别、家庭背景、经济状况等因素。

（三）角色功能的评估

主要通过观察、交谈两种方法收集资料。

1. 观察　主要观察有无角色适应不良的身心行为反应,如疲乏、经常头痛、心悸、焦虑、抑郁、缺乏对治疗护理的依从性等。通过以上评估,可明确被评估者对角色的感知、对承担的角色是否满意、有无角色适应不良等。

2. 交谈　可以通过询问被评估者承担的社会责任、家庭角色以及家庭和社会关系等进行了解。如可以通过以下问题进行评估:你从事什么职业及担任什么职位;目前在家庭、单位或社会所承担的角色与任务有哪些;你觉得这些角色是否现实、合理等。

三、家庭评估

（一）家庭的概念

家庭是社会的基本构成单位,是基于婚姻、血缘或收养关系而形成的社会共同体。家是个体生活的主要场所,家庭功能的健全与否,皆左右着每个人的身心健康。

（二）评估家庭在健康评估中的意义

人离不开社会,更脱离不了家庭。许多事实也表明评估家庭在评估病人时的必要性:①家庭的健康与个体的健康相关。健全的家庭对家庭成员的身心健康、成长与发展以及疾病的康复起着举足轻重的作用。缺乏家庭关照和有家庭问题的病人,其身心康复会受到不同程度的影响。②家庭对个体健康感知和健康管理信念与行为的影响不容忽视。个体在家庭中孕育、成长,从小到大在健康知识、健康信念、健康行为等方面受到家庭成员的耳濡目染、潜移默化。③家庭是满足人们个人需求的最佳场所。人们需要依托于家庭这个整体的支持,尤其是当个体健康状态不佳或生病住院时。国内外对家庭支持的研究认为,来自于家庭成员恰当的情感、精神、物质及信息等方面的支持能有效减轻病人恐惧、焦虑和抑郁,增强其自尊与自信、对医疗护理的服从与配合以及自理能力和自理活动的参与,甚至还可激活机体的免疫和防御功能。所以,了解个体的家庭有助于护士更全面地衡量个体的健康状态,找出影响其健康的家庭因素,从而制定有针对性的家庭护理计划。

（三）家庭评估的内容

家庭评估包括家庭成员基本资料、家庭结构、家庭功能、家庭资源与家庭危机等方面。

1. 家庭成员基本资料　家庭成员的姓名、性别、年龄、教育、职业、健康史、尤其是家族遗传病史等。可通过与被评估者及其家属交谈以及阅读有关的健康记录如医疗病历获取资料。

2. 家庭结构　主要包括人口结构和内在结构两种。

（1）人口结构:根据家庭规模或类型,一般将家庭分为核心家庭、主干家庭、单亲家庭、重组家庭、无子女家庭等。评估家庭时应首先明确被评估者的家庭类型。每一类家庭都有相应的人口特征,可通过询问获知。各种类型家庭的人口特征见表5-6。

表 5-6　各种类型家庭人口特征表

类　型	人口特征
核心家庭	夫妻及其婚生或领养子女
主干家庭(扩展家庭)	核心家庭成员加上夫妻任何一方的直系亲属,如祖父母、外祖父母等
单亲家庭	夫妻任何一方及其婚生或领养子女
重组家庭	再婚夫妻与前夫或前妻的子女以及其婚生或领养子女
无子女家庭	仅夫妻俩无子女
同居家庭	无婚姻关系而长期居住在一起的夫妻及其婚生或领养子女

(2)内在结构:家庭内在结构指家庭成员间相互关系和相互作用的性质,可以反映家庭成员之间的相互关系和亲密程度,包括权利结构、角色结构、沟通类型、价值观四个方面,应逐一评估。

①权利结构:权利结构是指家庭中夫妻间、父母与子女间在影响力、控制权和支配权方面的相互关系。主要是了解谁是家庭的主要决策者。可通过与被评估者或其家庭成员交谈来进行。

②角色结构:角色结构是指家庭对每个占有特定位置的家庭成员所期待的行为和规定的家庭权利、责任与义务。如父母有扶养未成年子女的义务,也有要求成年子女赡养的权利。评估时,应记录每个家庭成员的角色情况,注意有无角色冲突、角色负荷不足或过重、角色匹配不当、角色模糊等问题。

③沟通类型:沟通作为信息传递的过程,最能反映家庭成员间的相互作用与关系。家庭内部沟通良好是家庭和睦和家庭功能正常的保证,反之则出现家庭内部沟通障碍。

④价值观:指成员对家庭活动的行为准则和生活目标的共同态度和基本信念。它可影响家庭的权利结构、角色结构和沟通形式,并决定家庭成员的行为。

3.家庭功能　主要表现为可以为家庭成员提供安全、情感需要,满足家庭成员衣、食、住、行的需要,帮助家庭成员完成社会化功能等。

家庭功能的健全与否与个体的身心健康密切相关,为家庭评估的重点。观察、交谈和量表评定是常用的评估方法。观察的内容包括家庭居住条件、家庭成员衣着、饮食、家庭气氛、家庭成员间的亲密程度、是否彼此关心照顾等。交谈可通过如下问题进行:你觉得你家的收入够用吗?能满足衣、食、住、行等基本生活需求吗?你所在家庭成员之间能否彼此照应,尤其对患病的家庭成员?量表评定法常用的量表有 Smilkstein 的家庭功能量表(见附表 5)以及 Procidano 和 Heller 的家庭支持量表。

4.家庭资源　家庭资源是家庭为维持其基本功能、应对压力事件和危机状态所需的物质、精神与信息等方面的支持。分内部资源和外部资源。内部资源包括家庭为其成员提供的经济支持、精神和情感支持、信息支持和健康照顾等。外部资源包括社会的支持、文化背景、宗教信仰、医疗资源和居住环境等。面对同样的一个生活事件,资源丰富的家庭可以及时调整并化解压力,家庭资源缺乏者则容易出现家庭危机。评估时可采用交谈法询问被评估者及其家属是否具备以上家庭资源及其丰富程度如何。

5.家庭危机　家庭既是获取支持的重要资源,又是压力的主要来源。每个家庭在其成长周期中或多或少、或早或迟都会遇到各种压力。家庭压力指可引起家庭生活发生重大改变、造成家庭功能失衡的所有刺激性事件。包括：①经济收入低下或减少；②家庭成员角色的改变，如初为人父、退休、患病等；③家庭成员的行为违背家庭期望或损害家庭荣誉，如酗酒、赌博、犯罪。家庭压力具体评估方法参见本章第一节压力与压力应对。

四、环境评估

（一）环境的概念

狭义的环境是指环绕所辖的区域，如病房、小区；广义的环境是人类赖以生存和发展的社会物质条件的总和，分为物理环境和社会环境。人的健康离不开良好的生存环境。

（二）环境与健康的关系

环境、健康、护理三者的关系早在南丁格尔时代就已被认识，并被后来的护理学家不断发展。人和环境是不可分割的，各环境因素对个体的健康有着正性或负性的影响。环境评估是社会评估的重要内容，其目的是找出和发现环境中存在及潜在的危险因素和对健康有益的方面，以评估到的信息制定有效合理的环境干预措施。

（三）环境评估内容

1. 物理环境

包括生活与居住环境，职业与工作环境。

(1) 生活与居住环境：家庭的居住条件及所在社区的环境。包括生活及居住环境中是否存在影响被评估者目前健康状况的因素，社区的医疗条件、健身设施等。

(2) 职业与工作环境：包括所从事过的职业、工作环境、与工业毒物接触的情况和时间、对工作的满意度等，以寻找与目前健康状况有关和可能有关的因素。

2. 社会环境

包括教育、经济、生活方式、社会关系与社会支持等。

(1) 受教育情况：了解个体及家庭成员受教育的程度，是否具备健康照顾所需知识和技能。

(2) 经济状况：了解主要经济来源、收入状况、个人费用能否按时支付、有何困难等。

(3) 生活方式：了解个体及其家庭成员生活方式，重点评估饮食、睡眠、活动方式和生活习惯，有无吸烟、酗酒及程度如何等。

(4) 社会关系与社会支持：了解家庭关系是否稳定，家庭成员是否彼此尊重，与同事、领导关系如何，可获得的社会支持的性质、数量、质量如何等。

（四）环境评估方法

物理环境的评估可通过交谈及实地考察等方法综合评估，必要时取样检测。社会环境评估可采用交谈法和观察法等。

本章小结

心理、行为及社会评估是健康评估的重要内容之一。是运用交谈、观察、心理测试及医学检测等方法,对人的心理、行为及社会特征进行评估,以获得较为全面准确的信息,制订出有针对性的护理措施,从而促进和维护个体的身心健康。

本章关键词: 自我概念;认知;情绪和情感;压力与压力应对;行为;角色;家庭;文化;环境

课后思考

1. 心理评估时应注意什么?常用方法有哪些?
2. 护理专业中自我概念主要由哪几部分组成?
3. 社会评估的目的是什么?
4. 家庭评估的内容有哪些?
5. 行为评估的目的及原则是什么?

(余日龙)

第六章 心电图检查

案例

男性,60岁,劳累后胸骨后疼痛3年,加重伴大汗2h入院。患者3年前始无明显诱因出现劳累后性胸骨后疼痛,被迫停止活动后可缓解,间断伴有心悸。入院前2h搬重物时突然感到胸骨后疼痛,压榨性,有濒死感。休息与口含硝酸甘油均不能缓解,伴大汗、恶心,呕吐过2次,为胃内容物。曾做心电图检查提示有冠心病心肌缺血和心律失常(室性早搏)。

问题:
1. 该病人为什么要做心电图检查?
2. 心电图如何诊断冠心病心肌缺血?如何诊断心律失常?
3. 该病人目前做心电图检查可能会表现出什么变化?
4. 该病人如果做心电监护,如何根据心电变化实时监测病情变化?

本章学习目标

1. 掌握心电图导联的连接方法;房室肥大、心肌缺血、心肌梗死及各种常见心律失常的典型心电图特征;心电监护的方法及监测要点。
2. 熟悉心电图的测量方法、正常值范围及心电图的应用。
3. 了解心电发生的过程及心电图的产生机制。
4. 强化与受检病人的沟通与交流,并在病人配合下能熟练应用心电图检查和心电监护。

心脏的主要功能是泵血,舒张时静脉血液回流入心脏,收缩时心室将血液射出到动脉。心脏的节律性收缩舒张是由心肌细胞的自发性节律兴奋引起的,心脏在机械收缩之前,心肌细胞首先产生电激动,心脏电激动产生的微小电流可经人体组织传到体表。心电图(electrocardiogram,ECG)检查是通过心电图机将每一次心动周期产生的心电流放大,并描记成曲线的检查方法。心电图是由不同波段组成的,对诊断心脏疾病,尤其是心律失常具有重要意义。

第一节 心电图基本知识

一、心电图产生原理

（一）心肌细胞的电变化规律与心电检测

1. 心肌细胞的电变化规律　心肌细胞的生物电变化是由细胞膜对膜内外带电离子（K^+、Na^+、Cl^-、Ca^{2+}等）的选择性通透以及各种离子的定向流动所引起。其变化过程包括以下三个阶段：

（1）极化阶段：心肌细胞膜内外存在着电位差，称为跨膜电位。静息状态下，工作心肌细胞膜外排列带正电荷的阳离子，膜内排列同等比例带负电荷的阴离子，保持相对平衡状态，不产生电位变化，称极化状态，膜内外的电位差值称为静息电位。

（2）除极阶段：当心肌细胞细胞膜某一端受到一定强度的刺激（阈刺激），其对钠离子及钾离子的通透性发生改变，钠离子跨膜内流，使细胞内外正负离子的分布发生逆转，这一转变即为心肌细胞的除极过程。整个心肌细胞除极完毕时，细胞膜内带正电荷，膜外带负电荷，称为除极状态。

（3）复极阶段：心肌细胞除极之后，由于细胞的代谢作用，细胞膜内外离子被动或主动移动，使细胞膜又逐渐复原到极化状态，这种恢复过程称为复极过程（图6-1）。

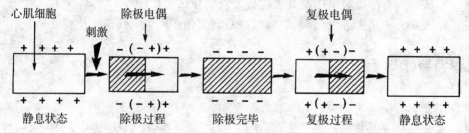

图6-1　心肌细胞除极和复极过程及所产生的电偶变化

2. 心电检测　就单个心肌细胞而言，极化状态时，细胞膜表面和内外均无电流活动，心电记录为等电位的一条电平线。在除极过程，心电记录若探查电极面向电源（即面对除极方向），产生向上的波形；若探查电极背向电源（即背离除极方向），产生向下的波形；若探查电极置于中部则记录出先正后负的双向波形。复极过程与除极过程方向相同，但因复极化过程的电偶是电穴在前，电源在后，因此记录的复极波方向与除极波相反（图6-2）。心电图中，复极波方向常与除极波主波方向一致，这是因为正常人心室的除极从心内膜向心外膜，而复极则从心外膜向心内膜。

（二）心电向量、心电向量环与心电图的形成

1. 心电向量　有一定大小又有一定方向的物理量称为向量。心肌细胞在除极与复极时均可产生电偶。电偶既有数量的大小（电偶两极间的电荷数目越多，电位差越大），又有方向

（由点穴指向电源），称为心电向量，通常用箭头表示其方向，箭头的长度表示其电位强度。

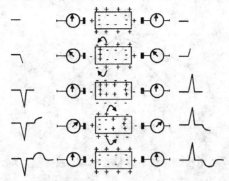

图 6-2　单个心肌细胞检测电极方位与除极、复极波形方向的关系
（箭头表示除极与复极的方向）

2.瞬间综合心电向量　心脏除极或复极过程中，每一瞬间都有许多心肌细胞同时发生除极或复极，则产生许多大小、方向各不相同的心电向量。一般按"合力"原则对心脏激动的每一瞬间所产生的众多心电向量进行综合，形成瞬间"心电综合向量"。"合力"的方法：若同一轴的两个心电向量的方向相同，综合向量为两者之和，方向不变；若方向相反，综合向量为两者之差，方向与较大的向量一致；若两个心电向量的方向构成一定角度，则可应用"合力"原理将二者按其角度及幅度构成一个平行四边形，取其对角线为综合向量（图 6-3）。

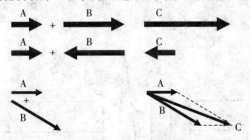

图 6-3　综合向量形成原则

3.心电向量环　心脏的除极与复极过程是由无数个依次发生的瞬间综合向量所组成。心脏是一个立体的脏器，将心脏除极或复极的过程在某一特定切面（额面或矢状面）的众多瞬间综合心电向量连接起来，就可构成一个空间心电向量环。

如果把代表各个瞬间心房、心室壁除极的综合向量箭头尖端，按其发生顺序联系起来，便成为代表心房肌除极、心室肌除极及心室肌复极的三个立体的心电向量环。心房和心室的除极和复极都有一定顺序，所以每次正常的心脏激动时都依次形成 P 环、QRS 环和 T 环。

4.心电图的形成　心电图是心电向量环经过投影所产生的曲线图形，即心脏电活动通过放置在体表不同部位的电极检测，由相连的心电图机描记出以时间为横坐标、电位强度为纵坐标的曲线。

临床由体表所采集到的心电变化，是全部参与电活动心肌细胞的电位变化综合的结果。所采集到的心脏电位强度与下列因素有关：①与心肌细胞数量（心肌厚度）呈正比关系；②与探查电极位置和心肌细胞之间的距离呈反比关系；③与探查电极的方位和心肌除极的方向所构成的角度有关,夹角愈大,心电位在导联上的投影愈小,电位愈弱(图6-4)。

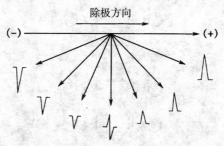

图6-4 心电检测电极电位和波形与心肌除极方向的关系

二、心电图各波段的组成和命名

正常心电活动始于窦房结,兴奋心房的同时经结间束传导至房室结(激动传导在此处延迟0.05~0.07秒),然后循希氏束→左、右束支→普肯耶纤维顺序传导,最后兴奋心室。这种先后有序的电激动的传播,引起一系列电位改变,形成了心电图上的相应的波段。临床心电学统一规定波段名称如下:①最早出现的幅度较小的P波,反映心房的除极过程;②PR段(实为PQ段,传统称为PR段)反映心房复极过程及房室结、希氏束、束支的电活动;P波与PR段合为PR间期,反映自心房开始除极至心室开始除极的时间;③幅度最大的QRS波群,反映心室除极的全过程;④除极完毕后,心室的缓慢和快速复极过程分别形成了ST段和T波;⑤QT间期为心室开始除极至心室复极完毕全过程的时间(图6-5)。

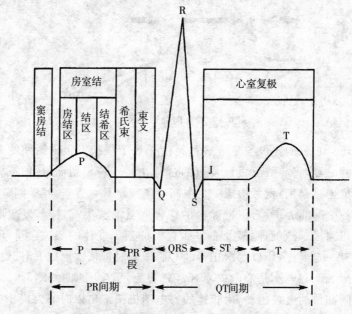

图6-5 心脏除极、复极与心电图波段的关系

QRS波群可因检测电极的位置不同而呈多种形态,心室肌规律的除极顺序,是不同电极部位QRS波形态的形成基础。QRS波群统一命名如下(图6-6):出现的位于参考水平线以上的第一个正向波称为R波;R波之前的负向波称为Q波;S波是R波之后第一个负向

波;R′波是继 S 波之后的正向波;R′波后再出现负向波称为 S′波;如果 QRS 波只有负向波,则称为 QS 波。采用 Q 或 q、R 或 r、S 或 s 表示,应根据其幅度大小而定。

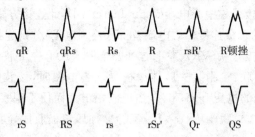

图 6-6　QRS 波群命名示意图

三、心电图的导联体系

将电极置于人体不同部位,并通过导联线与心电图机电流计的正负极相连,这种记录心电图的电路连接方法称为心电图导联。电极位置和连接方法不同,可组成不同的导联。目前临床广泛采用由 Einthoven 创设的国际通用导联体系,称为常规 12 导联体系。

(一)肢体导联

1. 标准导联　标准导联为双极导联,反映两个电极所在部位之间的电位差变化,分别用 Ⅰ、Ⅱ、Ⅲ 三个罗马字表示(表 6-1、图 6-7)。

表 6-1　标准导联连接法

导联符号	正极(探查电极)	负极
Ⅰ	左上肢	右上肢
Ⅱ	左下肢	右上肢
Ⅲ	左下肢	左上肢

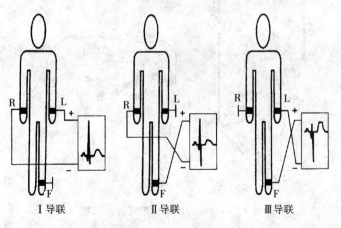

图 6-7　标准双极导联电极连接方式示意图

2. 单极肢体导联与加压单极肢体导联

(1)单极肢体导联:将右上肢(R)、左上肢(L)和左下肢(F)的3个电极各通过5 000欧姆电阻,然后并联组成无干电极或称中心电端(central terminal),此连接方式可使该处电位接近零电位且较稳定。心电图机的负极连接中心电端,正极(检测电极)分别连接右上肢、左上肢和左下肢,即分别构成右上肢单极导联(VR)、左上肢单极导联(VL)和左下肢单极导联(VF)。

(2)加压单极肢体导联:检测某一肢体单极导联心电图时,该肢体与中心电端的连线断开,可使探测电极所获得的电压升高50%,描记波幅增大而便于观察。该连接方式即为目前常规应用的加压单极肢体导联(aVR、aVL、aVF)。加压单极肢体导联属单极导联,基本上代表检测部位电位变化(图6-8)。

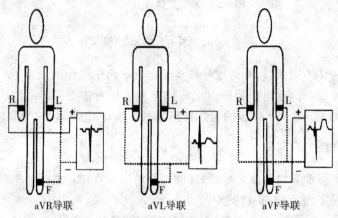

图6-8 加压单极肢体导联电极连接方式示意图

(二)心前区导联

心前区导联(又称胸导联)属单极导联,检测电极(正极)分别放置于胸壁规定的不同部位,负极则与中心电端连接。常用胸导联包括$V_1 \sim V_6$导联(图6-9、表6-2)。

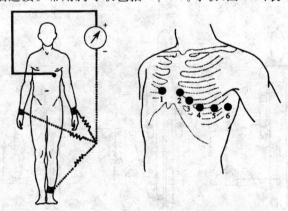

图6-9 心前区导联电极连接方式示意图

表 6-2　胸导联的连接方式及临床意义

导联名称	正极（检测电极）	负极	临床意义
V_1	胸骨右缘第 4 肋间	中心电端	反映右心室壁电位变化
V_2	胸骨左缘第 4 肋间	中心电端	反映右心室壁电位变化
V_3	$V_2 \sim V_4$ 连线中点	中心电端	反映左、右心室过渡区电位变化
V_4	左锁骨中线平第 5 肋间	中心电端	反映左、右心室过渡区电位变化
V_5	左腋前线与 V_4 同一水平	中心电端	反映左心室壁电位变化
V_6	左中前线与 V_4 同一水平	中心电端	反映左心室壁电位变化

（三）导联轴

肢体导联电极放置于右臂（R）、左臂（L）、左腿（F），连接此三点即成为所谓 Einthoven 三角（图 6-10A、B）。在每一个导联正负极间均可画出一假想的直线，称为该导联的导联轴，方向由负极指向正极。为便于表明 6 个常用肢体导联导联轴之间的方向关系，将Ⅰ、Ⅱ、Ⅲ导联的导联轴平行移动，使之与 aVR、aVL、aVF 的导联轴一并通过坐标图的轴中心点，便构成额面六轴系统（图 6-10C）。

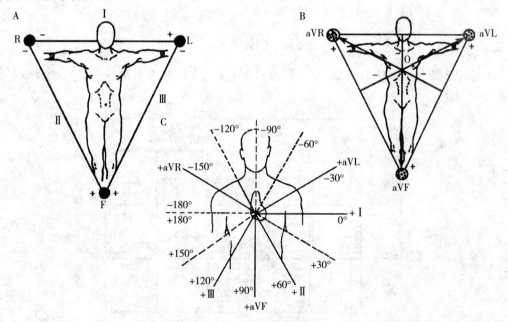

A. 标准导联的导联轴　B. 加压单极肢体导联的导联轴　C. 肢体导联额面六轴系统

图 6-10　肢体导联的导联轴

胸导联均以中心电端为中心,探测电极侧为正,其对侧为负,因此构成心前区导联的导联轴系统(图6-11)。该轴系统对于研判心前区导联心电图波形有一定帮助。

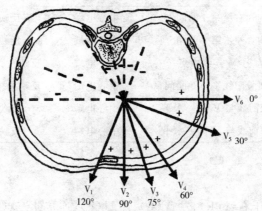

图6-11 心前区导联的导联轴系统示意图

（余新超）

第二节 心电图的测量和正常数据

一、心电图的测量

心电图多描记在特殊的记录纸上(图6-12)。心电图记录纸由纵线和横线划分成各为1mm的小方格。

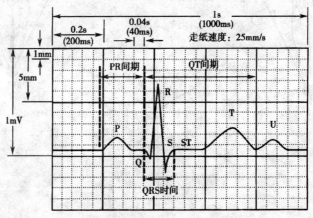

图6-12 心电图各波段的测量

1. 纵向距离 纵向距离代表电压,用以计算各波振幅的高度和深度。当定准电压1mV＝10mm时,两条横线间(1mm)表示0.1mV。

2. 横向距离 横向距离代表时间,用以计算各波和各间期所占的时间。当走纸速度为25mm/s时,每两条纵线间(1mm)表示0.04s(即40ms)。若改变走纸速度和定准电压,则每小格代表的电压和时间也随之改变。

(一)各波段振幅与时间的测量

测量正向波形的高度时,应以参考水平线上缘垂直地测量到波的顶端;测量负向波形的深度时,应以参考水平线下缘垂直地测量到波的底端。

测量 P 波和 QRS 波时间,应分别从最早的 P 波起点测量至最晚的 P 波终点,以及从最早 QRS 波起点测量至最晚的 QRS 波终点;PR 间期应从最早的 P 波起点测量至最早的 QRS 波起点;QT 间期应是最早的 QRS 波起点至最晚的 T 波终点的间距。

(二)心率的测量

1. 心率规则时　每分钟心率=60/R-R(或 P-P)间期(s),即测量一个 RR(或 PP)间期的秒数,然后被 60 除即可求出。例如 RR 间距为 0.8s,则心率为 60/0.8=75 次/分钟。亦可采用查表法(按 R-R 或 P-P 间距查表)或使用专门的心率尺直接读出相应的心率数。

2. 心律不规则时　(1)一般采取数个心动周期的平均值来进行测算。如数 30 大格(共 6s)内的 QRS 波群或 P 波个数,乘以 10,即为每分钟心室率或心房率。
(2)测量 5 个以上 R-R 或 P-P 间距(s),以其平均值除 60,即为每分钟心室率或心房率。

3. 估算心率　根据 R-R 或 P-P 间距的大格数(每格 0.2s)可估算心率值。通常规律:心率=300/大格数。

大格数	1	2	3	4	5	6	7	8	9	10
心率(次/分钟)	300	150	100	75	60	50	43	38	34	30

(三)心电轴的测量

1. 概念　心电轴一般指的是平均 QRS 电轴,它是心室除极过程中全部瞬间向量的综合(平均 QRS 向量),借以表示心室在除极过程总时间内的平均电势方向和强度。由于它具有空间性,心电图学中通常所指的是它投影在额面上的心电轴。额面心电轴通常指向左下方,一般采用心电轴与Ⅰ导联正(左)侧段之间的角度来表示平均心电轴的偏移方向。正常心电轴的范围为 $-30°\sim+90°$。

2. 测定方法　(1)目测法:根据Ⅰ、Ⅲ导联 QRS 波群的主波方向可初步推断心电轴是否发生偏移,若Ⅰ和Ⅲ导联的 QRS 主波均为正向波,可推断电轴不偏;若Ⅰ导联主波为较深的负向波,Ⅲ导联主波为正向波,则属电轴右偏;若Ⅰ导联主波为正向波,Ⅲ导联主波为较深的负向波,则属电轴左偏(图 6-13)。

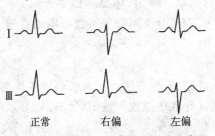

图 6-13　平均 QRS 心电轴目测法示意图

(2)计算法:精确的方法可分别测算Ⅰ和Ⅲ导联的 QRS 波群振幅的代数和,然后将这两个数值分别在Ⅰ、Ⅲ联轴上画出垂直线,求得两垂直线的交叉点。电偶中心点与该交叉点相连即为心电轴,该轴与Ⅰ导联轴正侧的夹角即为心电轴的角度(图 6-14)。另外,也可将Ⅰ、Ⅲ导联 QRS 波群振幅代数和值通过查表直接获得心电轴。

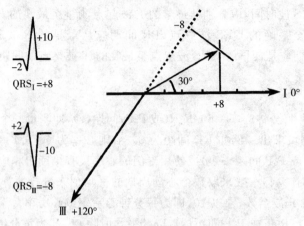

图 6-14 振幅法测算心电轴示意图

3.临床意义 正常心电轴的范围为 $-30°\sim +90°$;电轴位于 $-30°\sim -90°$ 范围为心电轴左偏;位于 $+90°\sim +180°$ 范围为心电轴右偏;位于 $-90°\sim -180°$ 范围,传统上称为电轴极度右偏,近年主张定义为"不确定电轴"(图 6-15)。

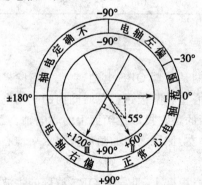

图 6-15 正常心电轴及其偏移

心电轴的偏移,一般受心脏在胸腔内的解剖位置、两侧心室的质量比例、心室内传导系统的功能、激动在室内传导状态以及年龄、体型等因素影响。左心室肥大、左前分支阻滞等可使心电轴左偏;右心室肥大、左后分支阻滞等可使心电轴右偏。

(四)钟向转位

自心尖部朝心底部方向观察,设想心脏可循其长轴发生顺时针或逆时针方向转动,称心脏的钟向转位。可通过心前区导联中过渡区波形(V_3 或 V_4 导联波形)出现的位置来判断。

正常时左、右心室过渡区 V_3 或 V_4 导联波形 R/S 大致相等。顺钟向转位时,正常在 V_3 或 V_4 导联出现的过渡区波形转向左心室方向,即出现在 V_5 或 V_6 导联上。逆钟向转位时,正

常 V_3 或 V_4 导联出现的过渡区波形转向右心室方向,即出现在 V_1 或 V_2 导联上(图 6-16)。

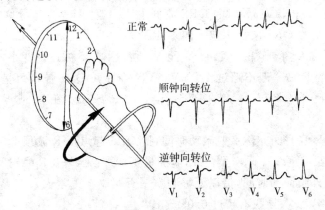

图 6-16 心电图心脏钟向转位判断方法示意图

顺钟向转位可见于右心室肥大,而逆钟向转位可见于左心室肥大。但需要指出,心电图上的这种转位图形在正常人亦常见到,提示这种图形改变有时为心电位的变化,并非都是心脏在解剖上转位的结果。

二、正常心电图波形特点和正常值

正常 12 导联心电图波形特点见图 6-17。

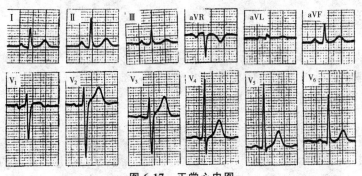

图 6-17 正常心电图

(一)P 波

P 波代表心房除极的电位变化。窦性 P 波在任何导联均出现在 QRS 波群之前,时间一般小于 0.12s。P 波的形态在大部导联上一般呈钝圆形,有时可能有轻度切迹。P 波方向在 Ⅰ、Ⅱ、aVF、$V_4 \sim V_6$ 导联向上,aVR 导联向下,其余导联呈双向、倒置或低平均可。P 波振幅在肢体导联一般小于 0.25mV,胸导联一般小于 0.2mV。V_1 导联的 P 波为双向时,其负向 P 波的振幅乘以负向 P 波的时间称为 V_1 导联的 P 波终末电势(P-wave terminal force,Ptf),即 Ptf V_1。正常人 Ptf $V_1 > -0.04$ mm·s。

(二)QRS 波群

QRS 波群代表心室肌除极的电位变化。正常成年人 QRS 时间小于 0.12s,多数在

0.06s～0.10s。不同导联可呈多种形态。

1. 肢体导联　Ⅰ、Ⅱ、aVF 导联的 QRS 波群主波一般向上，aVR 导联的 QRS 波群主波向下，Ⅲ与 aVL 导联的 QRS 波群主波方向多变。

2. 胸导联　正常人胸导联的 R 波自 V_1 至 V_6 逐渐增高，S 波逐渐变小。正常人 V_1、V_2 导联多呈 rS 型。V_1 的 R 波一般不超过 1.0mV。V_5、V_6 导联 QRS 波群可呈 qR、qRs、Rs 或 R 型，且 R 波一般不超过 2.5 mV。V_1 的 R/S<1，V_5 的 R/S>1。在 V_3 或 V_4 导联多呈过渡区波形，R/S≈1。

3. R 峰时间　R 峰时间亦称室壁激动时间，指 QRS 起点至 R 波顶端垂直线的间距。如有 R′波，则应测量至 R′峰；如 R 峰呈切迹，应测量至切迹第二峰。R 峰时间通常指代激动从心室肌内膜面到达外膜面的时间，借以了解心室是否肥厚。正常成人 R 峰时间在 V_1、V_2 导联不超过 0.04s，在 V_5、V_6 导联不超过 0.05s。

4. Q 波　除 aVR 导联外，正常人的 Q 波时间小于 0.04s，Q 波振幅小于同导联中 R 波的 1/4。

(三) T 波

T 波代表心室快速复极时的电位变化。在正常情况下，T 波的方向大多与 QRS 主波的方向一致。除Ⅲ、aVL、aVF、V_1～V_3 导联外，其他导联 T 波振幅一般不应低于同导联 R 波的 1/10。

(四) U 波

U 波是出现在 T 波之后 0.02～0.04s 振幅很低小的波，代表心室后继电位，其产生机制目前仍未完全清楚。U 波方向大体与 T 波相一致。U 波在胸导联较易见到，以 V_3、V_4 导联较为明显。U 波明显增高常见于低血钾。

(五) PR 间期

从 P 波的起点至 QRS 波群的起点，代表心房开始除极至心室开始除极的时间。心率在正常范围时，PR 间期为 0.12s～0.20s。在幼儿及心动过速的情况下，PR 间期相应缩短。在老年人及心动过缓的情况下，PR 间期可略延长，但一般不超过 0.22s。

(六) ST 段

自 QRS 波群的终点至 T 波起点间的线段，代表心室缓慢复极过程。正常的 ST 段多为一等电位线，有时亦可有轻微的偏移，但在任一导联，ST 段下移一般不超过 0.05mV；ST 段上抬在 V_4～V_6 导联及肢体导联不超过 0.1mV，在 V_1、V_2 导联一般不超过 0.3 mV，在 V_3 不超过 0.5mV。

(七) Q-T 间期

指 QRS 波群的起点至 T 波终点的间距，代表心室肌除极和复极全过程所需的时间。Q-T 间期与心率密切相关，心率越快，Q-T 间期越短，反之则越长。心率在 60～100 次/分钟时,Q-T 间期的正常范围为 0.32～0.44s。为纠正心率对 Q-T 间期的影响,常用校正的 Q-T 间期(correct QT,QTc),通常采用 Bazett 公式计算:QTc=QT/$\sqrt{RR}$。QTc 就是 RR 间期为 1s(心率 60 次/分钟)时的 QT 间期。正常 QTc≤0.44s。

(余新超)

第三节 常见异常心电图

一、心房与心室肥大

(一)心房肥大

心房肥大多表现为心房的扩大而较少表现心房肌肥厚。心房扩大引起心房肌纤维增长变粗以及房间传导束牵拉和损伤,导致整个心房肌除极综合向量增大、方向改变、时间延长。心电图上主要表现为 P 波的形态、时间及振幅的改变(图 6-18)。

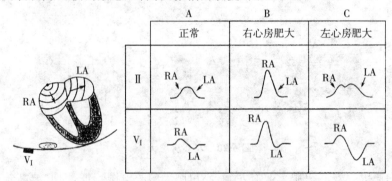

A. 正常 B. 右心房肥大 C. 左心房肥大(RA:右心房 LA:左心房)
图 6-18 心房除极顺序及心房肥大的心电图表现示意图

1. **右心房肥大** 心电图特征:①P 波尖而高耸,其振幅≥0.25mV,以 Ⅱ、Ⅲ、aVF 导联表现最为突出,又称"肺型 P 波"。②V₁导联 P 波直立时,其振幅≥0.15mV,若 P 波呈双向时,其振幅≥0.2mV。③P 波时间正常,小于 0.12s(图 6-19)。可见于各种原因引起的肺动脉高压、肺动脉狭窄等,因多见于肺源性心脏病,故称"肺型 P 波"。

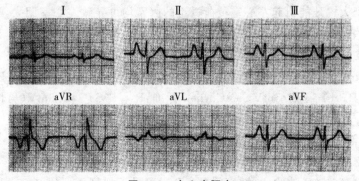

图 6-19 右心房肥大

2. 左心房肥大 心电图特征：①P 波增宽，其时限≥0.12s，P 波常呈双峰型，两峰间距≥0.04s，以Ⅰ、Ⅱ、aVL 导联明显，又称"二尖瓣型 P 波"。②PR 段缩短，P 波时间与 PR 段时间之比>1.6。③V_1 导联上 P 波常呈先正而后出现深宽的负向波。左心房肥大时，Ptf_{V_1}（绝对值）≥0.04mm·s（图 6-20）。多见于风湿性心脏病（尤其是二尖瓣狭窄），所以称"二尖瓣型 P 波"。高血压、肥厚性心肌病等亦较常见。除左心房肥大外，心房内传导阻滞亦可出现 P 波双峰和 P 波时间≥0.12s，应注意鉴别。

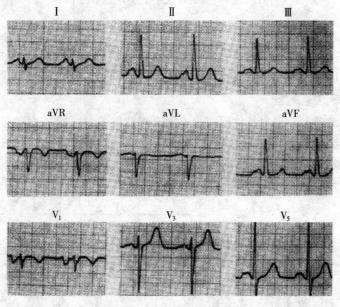

图 6-20 左心房肥大

3. 双心房肥大 双心房肥大兼有左、右心房肥大的心电图特征，即 P 波高耸、时间增宽，呈双峰型。①P 波≥0.25mV，P 波时间≥0.12s。②V_1 导联 P 波高大双相，上下振幅均超过正常范围。多见于较严重的先心病，左向右分流致肺动脉高压，双侧心房肥大。

（二）心室肥大

心室肥大包括心室肥厚和扩大，是器质性心脏病的常见后果。心电图主要表现为 QRS 波群电压增高、心电轴偏移、QRS 时间延长及 ST-T 改变。

1. 左心室肥大 凡能引起左心室负荷过重的因素均可导致左心室肥大，如高血压、风湿性心脏病及某些先天性心脏病等。心电图特征（图 6-21）如下：

(1) QRS 波群电压增高或左室高电压，常用标准有：①胸导联：R_{V_5} 或 R_{V_6}>2.5mV；$R_{V_5}+S_{V_1}$>4.0mV（男性）或>3.5mV（女性）。②肢体导联：R_I>1.5mV；R_{AVL}>1.2mV；R_{AVF}>2.0mV；R_I+S_{III}>2.5mV。③Cornell 标准：$R_{AVL}+S_{V_3}$>2.8mV（男性）或>2.0mV（女性）。

(2) 可出现额面 QRS 心电轴左偏。

(3) VAT_{V_5}>0.05s，QRS 波群时限达 0.10~0.11s，但一般仍<0.12s。

(4) ST-T 改变：在 R 波为主的导联，其 ST 段可呈下斜型压低达 0.05mV 以上，T 波低平、双向或倒置。在以S波为主的导联(如V_1导联)则反而可见直立的T波。

当QRS波群电压增高同时伴有ST-T改变者,传统上称左室肥大伴劳损。此类ST-T变化多为继发性改变,亦可能同时伴有心肌缺血。

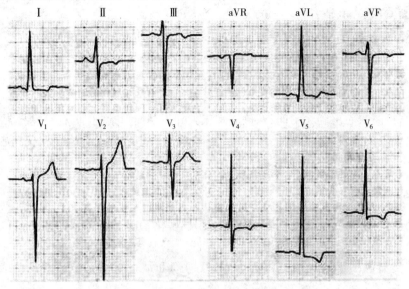

图6-21　左心室肥大

2.右心室肥大　凡能引起右心室负荷过重的因素均可导致右心室肥大,如肺动脉高压、慢性肺源性心脏病及某些先天性心脏病等。心电图特征(图6-22)如下:

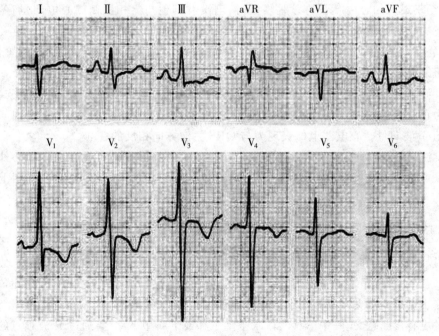

图6-22　右心室肥大

(1) QRS波群形态及电压改变或右室高电压：①V_1导联：R/S≥1，呈R型或Rs型，重度右室肥大可使V_1导联呈qR型（除外心肌梗死）；V_5导联：R/S≤1或S波比正常加深；aVR导联以R波为主，R/q或R/S≥1。②$R_{V_1}+S_{V_5}>1.05mV$（重症>1.2mV）。③ $R_{aVR}>0.5mV$。

(2) 额面QRS心电轴右偏≥+90°（重症>+110°）。

(3) QRS波群时限多正常，$VAT_{V_1}>0.03s$。

(4) ST-T改变：右胸导联（V_1、V_2）ST段压低及T波双向或倒置，传统上称右室肥大伴劳损，属继发性ST-T改变（图6-22）。

3. 双侧心室肥大　双侧心室肥大多见于各种心脏病晚期。心电图诊断双侧心室肥大敏感性较差，与诊断双心房肥大不同，双侧心室肥大并不是简单地把左、右心室异常表现相加，心电图可出现下列情况：①大致正常心电图；②单侧心室肥大心电图；③双侧心室肥大心电图。

二、心肌缺血

冠状动脉供血不足，主要发生在冠状动脉粥样硬化基础上。当心肌供血下降时，能量产生不足，可影响心肌的正常除极和复极。心电图上主要表现为ST-T的改变。心肌缺血的心电图改变类型取决于缺血的严重程度、持续时间和缺血发生部位。常见的表现有以下两种。

（一）T波改变

1. T波高尖　常见于心内膜下心肌缺血，此时心内膜下缺血的心肌复极较正常时更为延迟，以至于最后的心内膜下的心肌复极时，已没有其他与之相抗衡的心电向量存在，致使心内膜下的心肌复极显得十分突出，产生与QRS主波方向一致的高大T波。但T波变异较大，单凭T波高尖诊断心肌缺血应慎重。若高尖的T波伴ST段降低，U波倒置，则高度提示心肌缺血。

2. T波倒置　常见于心外膜下心肌缺血。此时心肌复极顺序逆转，即心内膜先复极，膜外电位为正，而缺血的心外膜心肌尚未复极，膜外电位仍呈相对的负性，于是出现与正常方向相反的T波向量。心电图上即表现为与QRS主波方向相反的T波。

3. T波低平或双向　心脏双侧对应部位的内膜下心肌均缺血，或心内膜和心外膜下心肌同时缺血时，心肌上述两种心电向量的改变可综合出现，部分相互抵消，心电图上可表现为T波低平、双向。

（二）ST段改变

ST段移位是心肌缺血的重要表现。当心内膜下心肌缺血时，ST段多表现为下移≥0.05mV。心外膜下心肌缺血时，ST段多表现为抬高，超过0.1～0.3mV。此外，ST段形态的改变也有重要意义。其抬高和下移可表现为多种形态，有时ST段形态改变比ST段下移的程度更有诊断意义，其中下移时以水平型下移或下斜型下移（指通过R波顶点的垂线与ST段交角>90°）较有意义，而抬高时以弓背向上型单向曲线最有意义（图6-23）。

冠心病患者心电图上出现倒置深尖、双肢对称的T波（称之为冠状T波），反映心外膜下心肌缺血或有透壁性心肌缺血。变异型心绞痛(冠状动脉痉挛为主要因素)多引起暂时性 ST 段抬高并常伴有高耸 T 波和对应导联的 ST 段下移,这是急性严重心肌缺血表现,如 ST 段持续的抬高,提示可能发生心肌梗死。

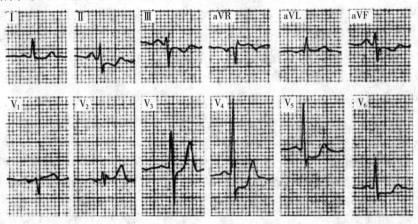

图 6-23　心肌缺血

(患者心绞痛发作,联Ⅱ、Ⅲ、aVF 及 $V_4 \sim V_6$ 导联 ST 段水平或下斜型压低 >0.1mV)

三、心肌梗死

心肌梗死(myocardial infarction, MI)绝大多数是在冠状动脉粥样硬化基础上发生,因严重而持久的缺血致心肌坏死,属于冠心病的严重类型。除临床表现外,心电图的特征性改变及其演变规律是诊断心肌梗死和判断病情的重要依据。

(一)基本图形及机制

冠状动脉发生闭塞后,其供血心肌由于缺乏有效的血液灌注而发生一系列病理变化,心电图上可先后出现缺血、损伤和坏死三种类型的图形。由于各部分心肌接受不同冠状动脉分支的血液供应,因此图形变化常具有明显的区域特点(图 6-24)。

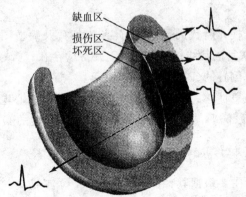

图 6-24　心肌梗死病变的分布及相应的缺血、损伤、坏死综合图形

1."缺血型"改变　冠状动脉急性闭塞后,即产生心肌缺血。心电图表现为缺血性 T 波

改变:①通常缺血最早出现在心内膜下肌层,使面向缺血区的导联出现高而直立的T波。②若缺血发生在心外膜下肌层,则面向缺血区的导联出现T波倒置。

2. "损伤型"改变　随着缺血时间延长,缺血程度进一步加重,则会造成心肌损伤。心电图会出现"损伤型"图形改变,主要表现为面向损伤心肌的导联出现ST段抬高。由于心肌除极过程无明显改变,抬高的ST段可与T波融合,形成弓背向上的单向曲线。通常损伤不会持久,要么恢复,要么进一步发生坏死。

3. "坏死型"改变　当心肌持续而严重的缺血导致细胞坏死,心电图表现为面向坏死区的导联出现异常Q波(时间≥0.04s,振幅>1/4R)或者呈QS波。

(二)心肌梗死的图形演变及分期

急性心肌梗死发生后,心电图的变化随着心肌缺血、损伤、坏死的发展和恢复而呈现一定演变规律。根据心电图图形的演变过程和演变时间可分为超急性期、急性期、近期(亚急性期)和陈旧期(图6-25)。

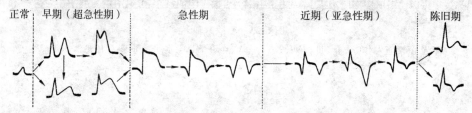

图6-25　典型的急性心肌梗死的图形演变过程及分期

1. 超急性期　急性心肌梗死发生数分钟到数小时内,可发生心肌缺血和损伤的心电图改变。心电图表现为:①两肢对称的高尖T波;②继而发生ST段呈上斜型抬高;③尚未出现异常Q波。此期若治疗及时而有效,有可能避免发展为心肌梗死或使梗死的范围缩小。

2. 急性期　此期始于梗死后数小时或数日,可持续到数周,心电图表现为一个动态演变过程:①ST段呈弓背向上抬高,抬高显著者可形成单向曲线,继而逐渐下降。②直立T波逐渐降低至倒置,并逐渐加深。③心肌坏死导致面向坏死区导联的R波振幅降低或丢失,出现异常Q波或QS波。

3. 亚急性期　发生于梗死后数周至数月,此期以坏死及缺血图形为主要特征。心电图表现为:①抬高的ST段恢复至基线;②坏死型Q波持续存在;③缺血型T波由倒置较深逐渐变浅,直至恢复正常,或倒置的T波趋于恒定不变。

4. 陈旧期　常出现在急性心肌梗死3~6个月之后或更久,心电图表现为:ST段和T波恢复正常或T波持续倒置、低平,趋于恒定不变,仅残留坏死型的Q波。

(三)心肌梗死的定位诊断

心肌梗死的定位诊断主要根据其特征性图形(异常Q波或QS波)出现于相应的导联而作出判断。心肌梗死的部位多与冠状动脉分支的供血区域相关,因此,心电图的定位基本上与病理一致(表6-3)。如下壁心肌梗死时,在Ⅱ、Ⅲ、aVF导联出现异常Q波或QS波(图6-26);前间壁梗死时,V_1~V_3导联出现异常Q波或QS波(图6-27)。

表 6-3　心肌梗死心电图的定位与冠状动脉供血的关系

导联	心室部位	供血的冠状动脉
Ⅱ、Ⅲ、aVF	下壁	右冠脉或回旋支
Ⅰ、aVL、V_5、V_6	侧壁	前降支的对角支或回旋支
$V_1 \sim V_3$	前间壁	前降支
$V_3 \sim V_5$	前壁	前降支
$V_1 \sim V_5$	广泛前壁	前降支
$V_7 \sim V_9$	正后壁	回旋支或右冠脉
$V_3R \sim V_5R$	右室	右冠脉

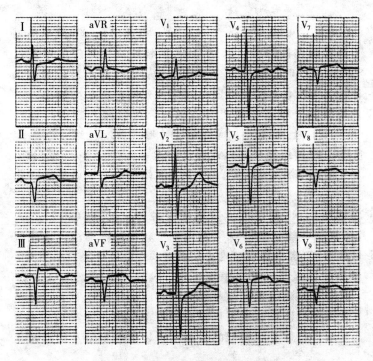

图 6-26　急性下壁及后壁心肌梗死

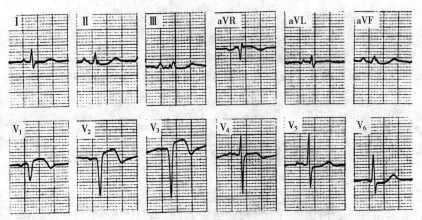

图 6-27　急性前间壁壁心肌梗死

四、心律失常

正常人的心脏起搏点位于窦房结,沿正常传导系统顺序激动心房和心室,完成心动周期。如果心脏激动的起源异常或(和)传导异常,称为心律失常。根据发生机制,心律失常可分三大类:①激动起源异常;②激动传导异常;③激动起源异常和激动传导异常同时存在。心律失常按发生机制进行如下分类(表6-4)。

表6-4 心律失常分类

激动起源异常	窦性心律失常		过速、过缓、不齐、停搏
	异位心律	被动性	逸搏与逸搏心律(房性、房室交界性、室性)
		主动性	期前收缩(房性、房室交界性、室性)
			心动过速(房性、房室交界性、室性)
			扑动与颤动(心房、心室)
激动传导异常	生理性传导障碍		干扰与脱节(包括心脏各个部位)
	病理性传导阻滞		窦房阻滞
			房内阻滞
			房室传导阻滞(一度、二度Ⅰ型和Ⅱ型、三度)
			意外传导(超常传导、裂隙现象、维登斯基现象)
	传导途径异常		预激综合征

(一)窦性心律及窦性心律失常

心脏正常起搏点为窦房结,凡起源于窦房结的心律,称为窦性心律。窦性心律心电图特征为:①P呈钝圆形,Ⅰ、Ⅱ、aVF、$V_4 \sim V_5$导联直立,在 aVR 导联倒置(即P波形态表明激动来自窦房结);②P波规律出现,静息状态频率60~100次/分钟;③P-R间期0.12s~0.20s;④PP间距固定,同一导联差异<0.12s。

1.窦性心动过速 心电图特征:①具有窦性心律特点;②频率>100次/分钟;③窦性心动过速时,PR间期及QT间期相应缩短,有时可伴有继发性ST段轻度压低和T波振幅降低(图6-28)。常见于运动、精神紧张等生理状态以及发热、贫血、急性失血、甲状腺功能亢进、心肌炎和应用拟肾上腺素类药物等病理状态。

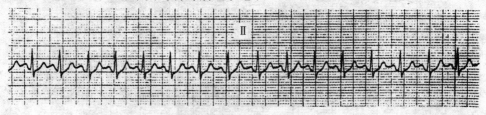

图6-28 窦性心动过速

2.窦性心动过缓 心电图特征:①具有窦性心律特点;②频率<60次/分钟(图6-29)。常见于老年人、运动员、睡眠等生理状态。窦房结功能障碍、颅内压增高、甲状腺功能低下及

服用某些药物(例如 β-受体阻滞剂)等病理状态。

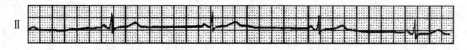

图 6-29　窦性心动过缓

3.窦性心律不齐　心电图特征:①具有窦性心律特点;②节律不整:在同一导联上 PP 间期差异>0.12s。较常见于青少年、自主神经功能失调、器质性心脏病及洋地黄中毒等。

4.窦性停搏或窦性静止　心电图特征:①具有窦性心律特点;②规则的 PP 间距中突然出现 P 波脱落,形成长 PP 间距,且长 PP 间距与正常 PP 间距不成倍数关系(图 6-30)。常见于迷走神经张力亢进或各种原因引起的窦房结功能障碍,如冠心病、心肌炎、心肌病以及洋地黄药物过量等。

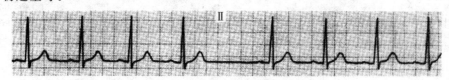

图 6-30　窦性停搏

5.病态窦房结综合征(sick sinus syndrome,SSS)　心电图特征:①持续的窦性心动过缓,心率<50 次/分钟,且不易用阿托品等药物纠正;②窦性停搏或窦房阻滞;③慢-快综合征:在显著窦性心动过缓基础上,常出现室上性快速心律失常(房速、房扑、房颤等);④双结病变:若病变同时累及房室交界区,可出现房室传导障碍,或发生窦性停搏时,长时间不出现交界性逸搏。常见于起搏传导系统退行性病变以及冠心病、心肌炎(尤其是病毒性心肌炎)、心肌病等疾患。

(二)期前收缩

期前收缩是指起源于窦房结以外的异位起搏点提前发出的激动,亦称过早搏动,简称早搏,是临床上最常见的心律失常。期前收缩的发生机制主要有三方面,即:①折返激动;②触发活动;③异位起搏点的兴奋性增高。

期前收缩心电图的共同特征有:①有提前的异位冲动;②有代偿间歇,即期前收缩干扰正常节律而出现一个比正常心动周期长的间歇。常见的期前收缩有以下几种。

1.房性期前收缩　心电图特征:①期前出现的异位 P′波,其形态与窦性 P 波不同;②P′R 间期>0.12s;③多为不完全性代偿间歇,即期前收缩前后两个窦性 P 波的间距小于正常PP 间距的 2 倍;④QRS 波群一般为正常形态,若合并有室内差异性传导则呈宽大畸形,若异位 P′波后无QRS-T 波,则称为房性期前收缩未下传(图 6-31)。

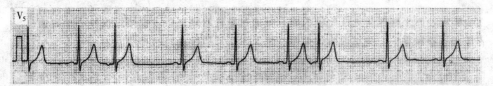

图 6-31　房性期前收缩

2. 室性期前收缩 心电图特征:①QRS-T 波群提前出现,其前无 P 波或无相关的 P 波;②期前出现的 QRS 波群形态宽大畸形,时限通常＞0.12s,T 波方向多与 QRS 波群的主波方向相反;③多为完全性代偿间歇,即期前收缩前后的两个窦性 P 波间距等于正常 PP 间距的 2 倍(图 6-32)。

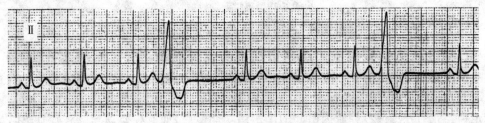

图 6-32 室性期前收缩

室性期前收缩若出现在两次正常窦性搏动之间,其后没有代偿间歇,称为间位性室性期前收缩。若室性期前收缩与正常窦性搏动交替出现,称为室性期前收缩二联律(图 6-33);若每两次正常窦性搏动之后出现一个室性期前收缩,称为室性期前收缩三联律(图 6-33)。

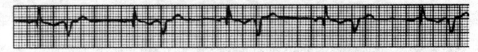

图 6-33 室性期前收缩二联律

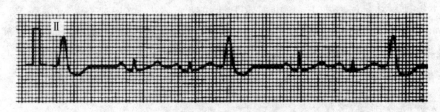

图 6-34 室性期前收缩三联律

3. 交界性期前收缩 心电图特征:①期前出现的 QRS-T 波,形态多正常,其前无窦性 P 波;②出现逆行 P′波(P′波在Ⅱ、Ⅲ、aVF 导联倒置,aVR 导联直立),可发生于 QRS 波群之前(P′R 间期＜0.12s)或 QRS 波群之后(RP′间期＜0.20s),或者与 QRS 相重叠;③大多为完全性代偿间歇(图 6-35)。

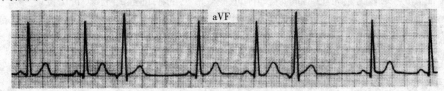

图 6-35 交界性期前收缩

(三)阵发性心动过速

阵发性心动过速是指异位节律点兴奋性增高或折返激动引起的快速异位心律(期前收缩连续出现 3 次或 3 次以上)。其特点是突发突止、频率较快,常有复发,每次发作可持续数秒、数分钟至数小时不等，少数可持续数天甚至数月。根据异位节律点发生的部位，可分为房性、交界性及室性心动过速。其中房性与房室交界区相关的心动过速在心电图上常难以区别（P'波不易辨别），且异位起搏点均在希氏束以上，故统称阵发性室上性心动过速。

1. 阵发性室上性心动过速（paroxysmal supraventricular tachycardia，PSVT）

（1）心电图特征：①连续出现3个或3个以上快速的QRS波群，形态及时限正常，伴有束支阻滞或室内差异性传导时，可呈宽QRS波；②频率160～250次/分钟，节律规则；③P'波不易辨别；④常伴继发性ST-T改变（图6-36）。

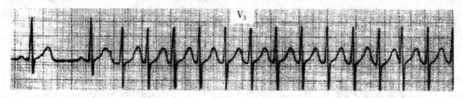

图6-36 阵发性室上性心动过速

（2）发生机制：临床上最常见的室上速类型为预激旁路引发的房室折返性心动过速以及房室结双径路引发的房室结折返性心动过速。心动过速通常由一个房性期前收缩诱发。二者发生的机制见图6-37。

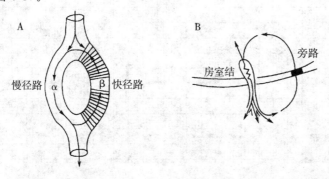

图6-37 房室结折返性心动过速和房室折返性心动过速发生机制示意图

（3）临床意义：AVRT和AVNRT患者多不具有器质性心脏病，房性心动过速包括自律性和房内折返性心动过速两种类型，多发生于器质性心脏病基础上。

2. 阵发性室性心动过速（paroxysmal ventricular tachycardia，PVT）

（1）心电图特征：属于宽QRS波心动过速类型。①频率多在140～200次/分钟，节律可稍不齐；②QRS波群形态宽大畸形，时限通常>0.12s；③如能发现P波，并且P波频率慢于QRS波频率，PR无固定关系（房室分离），则可明确诊断；④常伴继发性ST-T改变；⑤偶尔心房激动夺获心室或发生室性融合波，亦支持室性心动过速的诊断（图6-38）。

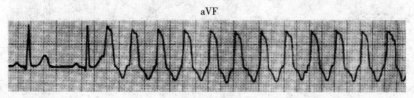

图6-38 阵发性室性心动过速

(2)临床意义:阵发性室性心动过速是一种严重的心律失常,多见于器质性心脏病病人,如急性心肌梗死、心肌病、电解质紊乱、洋地黄中毒等。如发展为室扑或室颤,可严重影响心脏功能,而出现血压下降、休克或急性泵衰竭,甚至死亡。

(四)扑动与颤动

扑动与颤动是一种频率超过阵发性心动过速的主动性异位心律,其频率常在250~600次/分钟,激动可起源于心房或心室,所形成的节律分别称之为心房扑动及颤动或心室扑动及颤动,扑动与颤动间常相互转换。心房的扑动与颤动可使心排血量下降而影响心功能,心室扑动与颤动则使心室完全失去排血功能,是严重的心律失常。

1. 心房扑动(atrial flutter,AF)

可见于无器质性心脏病者,但绝大多数心房扑动由器质性心脏病引起,如风湿性心瓣膜病、冠状动脉粥样硬化性心脏病及洋地黄中毒等。心电图特征为:①正常P波消失,代之以无等电位线、波幅大小一致、间隔规则呈大锯齿状的扑动波(F波),频率为250~350次/分钟;②常以固定房室比例(2∶1、3∶1或4∶1)下传,故心室律较规则;③QRS波形态和时限多正常(图6-39)。

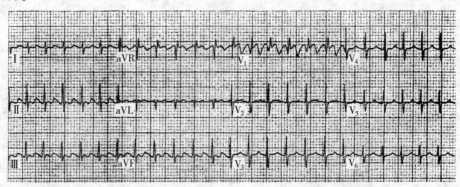

图6-39 心房扑动

2. 心房颤动(atrial fibrillation,AF) 临床上远比心房扑动常见,大多数发生于器质性心脏病,尤以风湿性心脏病二尖瓣狭窄多见,其次是冠状动脉粥样硬化性心脏病、心肌病、肺心病及甲状腺功能亢进等。心电图特征为:①P波消失,代以大小不等、形状各异的颤动波(f波),频率为350~600次/分钟;②RR绝对不齐;③QRS波形态和时限多正常。若前一个RR间距偏长而与下一个QRS波相距较近时,易出现一个增宽变形的QRS波,可能是伴有室内差异传导,并非室性期前收缩,注意鉴别(图6-40)。

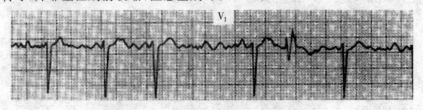

图6-40 心房颤动伴室内差异传导

3. 心室扑动与心室颤动　心室扑动和心室颤动均是极严重的致死性心律失常,心室颤动心脏完全失去排血功能。常见于严重心肺功能障碍、电解质紊乱、各种疾病的终末期等。心室扑动常不能持久,不是很快恢复,就是转为室颤而导致死亡。

(1)心室扑动(ventricular flutter,VF)心电图特征为:正常 P-QRS-T 波不能分辨,代之以连续快速而相对规则的大振幅波动,频率达 200～250 次/分钟(图 6-41)。

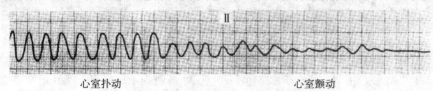

图 6-41　心室扑动与心室颤

(2)心室颤动(ventricular fibrillation,VF)心电图特征为:正常 P-QRS-T 波消失,代之以大小不等、极不匀齐的低小波,频率为 200～500 次/分钟(图 6-42)。

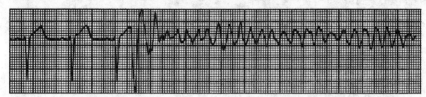

图 6-42　心室颤动

(五)房室传导阻滞

室上性冲动从心房经交界区向心室传导过程中,受到障碍造成传导延缓或中断,称为房室传导阻滞(atrioventricular block,AVB)。病变部位多发生在房室结、房室束及束支近端,是临床上最常见的一种传导障碍。

一度或二度Ⅰ型房室传导阻滞可见于健康人或无明显器质性心脏病的人,与迷走神经张力增高有关。二度Ⅱ型及三度房室传导阻滞多见于病理情况,如冠状动脉粥样硬化性心脏病(尤其是急性下壁心肌梗死)、风湿性心瓣膜病、心肌炎及药物毒性反应(洋地黄、胺碘酮等),也可见于高血压及心直视手术的损伤。阻滞部位愈低,潜在节律点的稳定性愈差,危险性也就愈大,可视缺血及晕厥发作的情况,考虑安装人工心脏起搏器。

1.一度房室传导阻滞　心电图主要表现为:①PR 间期延长>0.20s;②P 波后均有相关 QRS 波群(图 6-43)。PR 间期可随年龄、心率而变化,故诊断标准需相适应。

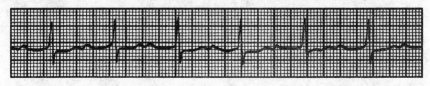

图 6-43　一度房室传导阻滞

2.二度房室传导阻滞　心电图主要表现为部分 P 波后 QRS 波脱漏,分两种类型。

(1)二度Ⅰ型房室传导阻滞(亦称 MorbizⅠ型):心电图主要表现为 P 波规律地出现,PR

间期逐渐延长(每次延长数值逐渐减少),RR 间期逐渐缩短,直至 P 波后脱漏一次 QRS 波群;漏搏后房室传导阻滞得到一定改善,PR 间期又趋缩短,之后又复逐渐延长,如此周而复始地出现,称为文氏现象。通常以 P 波数与 P 波下传的比例表示房室传导阻滞的程度,如 4:3 传到表示 4 个 P 波中有 3 个可下传心室,仅有 1 个由于阻滞不能下传(图 6-44)。

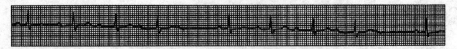

图 6-44　二度Ⅰ型房室传导阻滞

(2)二度Ⅱ型房室传导阻滞(亦称 MorbizⅡ型):表现为 PR 间期恒定(正常或延长),部分 P 波后脱漏 QRS 波群(图 6-45)。凡连续出现 2 次或 2 次以上的 QRS 波群脱漏者,称高度房室传导阻滞,易发展为完全性房室传导阻滞。

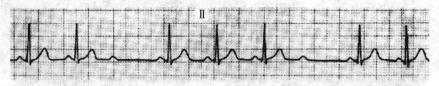

图 6-45　二度Ⅱ型房室传导阻滞

3. 三度房室传导阻滞

即完全性房室传导阻滞。心电图上特征为:①P 波与 QRS 波毫无关系(PR 间期不固定),心房率快于心室率;②QRS 形态与逸搏点位置有关,如交界性逸搏心律,QRS 形态正常,频率一般为 40~60 次/分钟;③室性逸搏心律,QRS 形态宽大畸形,频率一般为 20~40 次/分钟(图 6-46 和图 6-47)。

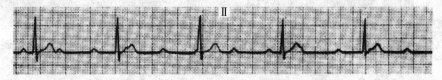

图 6-46　三度房室传导阻滞,交界性逸搏心律

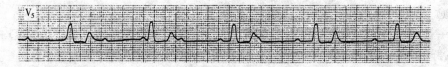

图 6-47　三度房室传导阻滞,室性逸搏心律

(五)预激综合征

预激综合征属传导途径异常,是指在正常的房室结传导途径之外,沿房室环周围还存在附加的房室传导束(旁路)。预激综合征常见有三种类型:①WPW 综合征,又称经典型预激综合征;②LGL 综合征,又称短 PR 综合征;③Mahaim 型预激综合征。典型预激综合征心电图特征为:①PR 间期<0.12s;②QRS 增宽≥0.12s;③QRS 起始部有预激波(delta 波);

④P-J 间期正常；⑤出现继发性 ST-T 改变(图 6-48)。

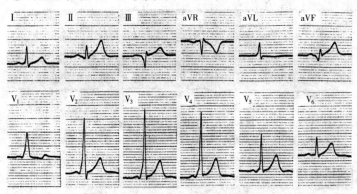

图 6-48　WPW 综合征(左侧旁路)

五、电解质紊乱和洋地黄中毒的影响

(一)电解质紊乱对心电图的影响

电解质紊乱是指血清电解质浓度的增高与降低，无论增高或降低都将影响心肌的除极、复极以及激动的传导，并可反映在心电图上。本节只讨论钾离子改变对心电图的影响。

1. 低血钾　血清钾浓度<3.5mmol/L 时，称为低钾血症。临床上低钾血症较高钾血症多见。一般而言，血钾浓度低于 2.5~3.0mmol/L 时才出现严重的临床症状。心电图特征：①ST-T 段变化，即 T 波降低、平坦或倒置，ST 段压低≥0.5mV；②U 波增高，可达 0.1mV 或超过同一导联上 T 波的振幅，出现 T-U 融合呈双峰状；③Q-T 间期一般正常或轻度延长，表现为 Q-T-U 间期延长；④出现各种心律失常，以窦性心动过速、期前收缩、阵发性心动过速等为常见(图 6-49)。

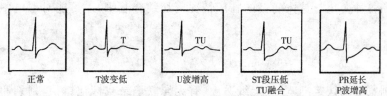

图 6-49　血钾水平逐渐降低引起的心电图改变示意图

2. 高血钾　血清钾浓度≥5.5mmol/L 时，称为高钾血症。心电图特征：①T 波高尖，基底变窄，两肢对称，呈"帐篷状"，在Ⅱ、Ⅲ、V_2、V_3、V_4 最为明显，此为高钾血症时最早出现和最常见的心电图变化；②QRS 波群时限增宽，P 波低平，严重者 P 波消失，出现窦-室传导；③ST 段下移；④出现各种心律失常，如窦性心动过缓、交界性或室性逸搏心律、室内传导阻滞、窦性静止，严重者出现室性心动过速、心室颤动等(图 6-50)。

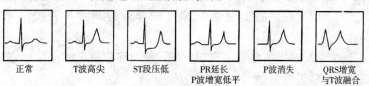

图 6-50　血钾水平逐渐升高引起的心电图改变示意图

(二)洋地黄对心电图的影响

洋地黄是临床治疗心血管疾病的常用药物,其可影响心肌的除极与复极过程,因而使心电图发生相应改变。

(1)洋地黄效应:心电图特征:①ST段下垂型压低;②T波低平、双向或倒置,双向T波往往是初始部分倒置,终末部分直立变窄,ST-T呈"鱼钩型";③QT间期缩短。上述心电图表现常为已经接受洋地黄治疗的标志,即所谓"洋地黄效应"(图6-51)。

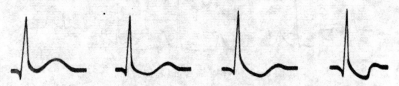

图6-51 洋地黄引起ST-T变化,逐渐形成特征性ST-T改变(鱼钩型)

(2)洋地黄中毒:洋地黄中毒患者除有胃肠道症状和神经系统症状,最主要表现是出现各种心律失常。常见有频发性(二联律或三联律)及多源性室性期前收缩,窦性静止或窦房阻滞、心房扑动、心房颤动等,严重者可出现室性心动过速,甚至室颤。洋地黄中毒还可出现房室传导阻滞,当出现二度或三度房室传导阻滞时,则是洋地黄严重中毒的表现。

(余新超)

第四节 心电图的分析方法和临床应用

必须强调,充分发挥心电图在临床上的诊断作用,单纯地死记硬背某些心电图诊断标准或指标数值是远远不行的,甚至会发生误导。只有熟练掌握心电图分析的方法和技巧,并善于把心电图的各种变化与具体病例的临床情况密切结合起来,才可能对心电图作出正确的诊断和解释。

一、心电图的分析方法与步骤

1. 一般浏览 确认定准电压、走纸速度、有无导联记录或标记错误,判别和排除伪差或干扰(如肌肉震颤、基线漂移、交流电干扰等)。

2. 判断心脏位置 主要通过心电轴偏移的度数及是否有钟向转位大致判断心脏在胸腔中的位置。

3. 确定主导心律 寻找并分析P波的形态和出现规律,确定主导心律是否为窦性心律。若不是窦性心律,应分析是哪一种异位心律起主导作用。然后,分别测量心房率或心室率。

4. 分析P波与QRS波群及相互关系 注意各导联P波和QRS波群的形态、时间、电压变化,并通过P波与QRS波群的出现顺序、P-R间期的时间及是否固定等判断有无心律失常。

5. 观察ST-T改变及改变类型 主要观察ST段的移位情况和移位形态,T波的形态改变,以及出现改变的导联及导联数量。

6. 得出结论 根据测算结果,系统而重点地列出心电图特征,至少应考虑心脏在心律、传导、房室肥大和心肌四个方面有无异常。然后紧密结合病史、临床表现及其他检查资料，得出具体、明确的心电图诊断。对诊断结果，最好再反过来看是否与临床资料相符合，并提出适当的解释，原则上能用一种道理解释的不要设想过多的可能性。

二、心电图的临床应用

心电图主要反映心脏激动的电学活动，临床应用较为广泛。其主要应用范围包括以下几个方面：①分析与鉴别各种心律失常；②查明各种原因所引起的心肌病变，尤其对心肌梗死的定性、定位、定期的判断具有极为重要的临床价值；③反映心房、心室肥大的情况，对各种心脏疾病的诊断提供有价值的资料；④客观地判断某些药物在应用中对心肌影响的程度，以及对心律失常治疗的效果，为临床用药的决策提供依据；⑤对其他疾病和电解质紊乱的辅助诊断提供依据，如心包炎、血钙和血钾的过低或过高；⑥除了循环系统疾病之外，心电图已广泛应用于各种危重病人的抢救、手术麻醉、用药观察、航天、登山运动的心电监测等。

（余新超）

第五节　心电监护

一、概　述

(一)心电监护的概念

随着现代医学的发展，ICU科的全面组建，各种监护仪越来越广泛地应用于临床。心电监护是指应用特殊的心电监护装置对心脏活动的电变化参数进行监控，通过收集参数分析诊断疾病以及适时监控病情变化。目前应用的床边心电监护仪除可对心电变化参数进行监护分析外，还可对血压、血气、呼吸等生理参数进行监护。心电监护仪以其不可替代的优越性越来越受到临床医护人员的关注，成为医护工作中借以观察病情变化的重要仪器。

(二)心电监护的种类

1.床边心电监护系统　心电监护是无创的监测方法，可提供可靠的有价值的指标。床边监护仪是设置在病床边与病人连接在一起的仪器，能够对病人的各种生理参数或某些状态进行连续的监测，予以显示报警或记录，它也可以与中央监护仪构成一个整体来进行工作。依据导联数目的多少，心电监测心电图又分为单导联、2导联、3导联及12导联监测心电图；依据监测功能又分为单纯监测心电图和多功能监测心电图。

2.动态(Holter)心电图监测仪　它是集先进的电子计算机技术和诊断技术于一体的心电监护(ECG)系统，能发现和量化那些移动着的患者短暂的心肌缺血，并且可以实时提供心脏的重要信息。目前具有高效性能的监护仪系统拥有良好的心电图分析软件和广泛的编辑能力，它可以进行实时分析、扫描、屏幕回放、形态图形和条图编辑，可分析和记录24小时心电图波形。Holter监测主要用于冠心病和心律失常诊断，也可用于监测起搏器的功能，寻找晕厥原因及观察应用抗心律失常药效果。

3.电话传输心电图监测　指利用电话传输技术和心电信号-声波信号转换显示系统,远距离监测患者心电活动的方法。患者随身携带心脏BB机(微型心电发送器)将心电信号调制为声波信号并通过电话发送到医院的中央处理系统,声波信号再转化为心电信号,将结果显示于显示器上或打印出心电图波形,供检查者做出及时的分析诊断。此方法主要适用于医院外的患者。当远离医院的患者在发生心脏事件时,能够通过电话及时地将心电图传送至心电监测中心,及时得到检查者的诊断和医疗或急救指导,显著降低了院外心律失常患者的病死率。

(三)常用心电监护仪器

1.床边心电监护仪　仪器设置在患者床旁,通过导联线与患者身体连接,直接从人体引入心电信号,并将其在显示器上显示出来;一般具有报警设置及自动记录功能,可以独立地进行病情监测,但需要检查者或护士在病床旁进行心电观察。此种设备结构较为简单,心电信号不易受干扰,常配备在抢救室、手术室、急诊室等场所使用,但不适用于多位患者的同时监护。

2.无线遥控心电监护仪　此仪器由一台遥控心电监护仪和数个心电信号发射器组成,遥控心电监护仪放置于护士站,患者只需随身佩戴心电信号发射器,心电信号通过导联线输入发射器内,发射器再以无线的方式将心电信号发射到遥测心电监护仪上示波显示。因不需要导联线与心电监护仪相连,患者可在其遥控范围内自由活动。目前一般遥控心电监护仪的遥测半径达到100～300m,抗干扰能力也逐渐增强,能得到满意的心电波形。

3.中央心电监测系统　这是目前各医院ICU或CCU病房内常配备的一种心电监护设备,由1台中央心电监测仪和多台床边监测仪组成,中央监测仪一般放置在中心监护站,床边监测仪分置于患者床旁。其心电信号通过导联线输入床边监测仪,同时又遥控输入中央监测仪,每台床边监测仪可显示1～2位患者的心电信息,中央监测仪一般有4～16个显示通道,通过调控可同时或分别显示不同床旁监测仪的心电信号。

随着高新技术的迅猛发展及电脑的开发升级,心电监测仪器的功能也在逐步完善,不仅能显示、打印心电图波形,而且具有报警、设置心率上下限、图像冻结及心电储存功能。同时还配有呼吸、血压、体温、血氧饱和度等多参数监测,形成功能齐全的多参数联合监测仪。

(四)心电监护的特点

1.长时间性　实施心电监护不需要患者主动协助,不影响患者的活动,操作过程无创伤性,因此,适宜长时间监护。可以根据患者病情的需要持续任意长的时间,有效弥补了普通心电图只能在很短时间内进行检查的缺憾。

2.实时性　心电监护的患者一般都相对固定于一定的监护场所(ICU/CCU),同时有专业人员动态观察分析随时变化的心电信息,一旦出现异常情况,可及时发现和诊断,并迅速采取有效的治疗措施。

3.可干预性　动态心电图虽然也能较长时间记录患者的心电活动,但需记录结束后才能显示分析图形,对监测中出现的心电异常情况不能及时发现和处理。心电监护能实时显示患者的心电变化,一旦出现异常情况,监护人员可及时发现,及时采取干预措施,真正做到早诊断和早治疗。

4. 自动性　目前的心电监护系统都带有功能强大的自动检测、识别、诊断和报警功能，能对各种心律失常进行自动监测和警示。

5. 适应性　由于心电监护简单安全，监测中不影响其他诊疗措施的实施，因此适用于各种危重患者。

（五）常用心电监测导联

监测导联又称监护导联，是一种模拟双极胸导联，目前临床常用的包括普通的监测导联（表6-5）和改良的监测导联（表6-6）。

表6-5　普通监测导联连接方法

监测导联	正极	负极	地线
CM1	左锁骨下外1/4	右锁骨下外1/4	右腋前线肋缘处
CM2	左胸大肌下或左腋下	右锁骨下外1/4	右腋前线肋缘处
CM3	左胸大肌下或左腋下	左锁骨下外1/4	右腋前线肋缘处

表6-6　常用改良监测导联连接方法

监测导联	正极	负极	地线
MCL_1	胸骨右缘第4肋间	左锁骨下外1/4	右锁骨下外1/4
$MCL_{5(6)}$	左腋前线第5或6肋间	左锁骨下外1/4	右锁骨下外1/4
S_3	胸骨右缘第5肋间	胸骨柄上端或有胸骨旁第1肋间	右腋前线肋缘处
BBL	左腋前线第5或6肋间	中心电端	右腋前线第5或6肋间
起搏监测	左腋前线肋缘处	中心电端	正极与负极连线中点

不同的心电监测导联其临床监测目的有所不同，在临床选择时应加以注意。普通监测导联测的重点是心律失常，而对心电图波形的分析则多采用改良的心电监测导联。MCL_1 导联的波与V1相似，能较清楚地显示P波，有助于鉴别室上性及室性心律失常，而且电极粘贴位置远离左胸，不影响心电监护时的听诊及直流电击除颤和复律的操作；$MCL_{5(6)}$ 的波形与V_5导联相似，可敏感地反映左心室缺血或损伤的ST-T改变，主要缺点是正电极粘贴位置不利于心脏听诊及复律的操作；BBL导联的波形与Ⅱ导联相似，能较清楚地显示P波，故常用于窦性心律失常的监测。

需要强调的是，任何心电监测图都不能取代常规心电图。对监测导联的选择不应只限于某种模式，而形成公式化、常规化。应在对患者12导联心电图进行综合分析的基础上，选择能敏感反映患者心电改变的最佳监测导联。同时，ICU或CCU患者监测导联的选择应尽量避开心听诊和紧急情况下直流电除颤的部位。

（六）心电监测仪的操作

(1) 选择监测导联。依据患者的病情，参照患者常规导联心电图，选择最佳监测导联。

(2) 正确粘贴监护电极。目前临床普遍使用银-氯化银一次性无纺布底衬电极（注意有效期）。其成本低廉，一次性使用可防止交叉感染，无纺布底衬可减少粘贴部位皮肤过敏，对提高心电监测质量具有重要意义。应先将电极片连接于导联线上,再将电极粘贴于皮肤上。粘贴前先用酒精棉球擦去皮肤上的油腻汗迹,必要时可用电极片背面的小砂片磨掉患者皮肤的角质层,然后用酒精棉球擦干净,再粘贴电极。如需要的话,可剃去电极粘贴处的汗毛。若使用不含导电膏的电极,在粘贴前先涂抹导电膏。导联线应从颈部引出而不要从腋下或剑突下引出,以免造成拉脱电极、折断导联线等情况。

(3)启动和连接监测系统。

(4)选择心电监测参数。

(5)开启报警功能并设置报警参数。

(6)持续荧光屏滚动监测和(或)走纸记录监测的心电图分析。监护人员对显示的心电图形进行持续监测,示波器上心电图波形的振幅要适中。作波形分析时最好使用标准振幅以便与常规导联心电图比较。应常规启用监测仪的滤波功能以减少干扰。

(7)阶段性监测报告。

(七)心电监测的图像分析程序

1. 监测心率及其规律性　观察心率计数的变化情况,心房及心室率是否规则。设定心率上、下限后,当患者心率超出设定范围,仪器会自动报警,以提示监护人员。

2. 有无心律失常及心律失常的类型

(1)明确主导(基础)心律是窦性心律还是异位心律。

(2)测量和分析 P-P 间期、R-R 间期是否规则,若不规则是持续出现还是节律性出现。

(3)每一心动周期是否都有 P-QRS-T 波群,测量和分析 P 波、QRS 波群的形态是否正常;P 波与 QRS 波群的相互关系,有无 P 波,P 波出现于 QRS 波群之前还是之后。

(4)测量和分析 P-R 间期及 Q-T 间期是否在正常范围。

(5)对不符合主导心律的搏动进行分析:与主导心律相比,是提前发生还是延迟发生,从而判断是期前收缩还是逸搏,是主动心律还是被动心律;P 波、QRS 波群是否顺序出现,有无固定关系,P 波、QRS 波群形态是否与主导心律相同,以判断异位心律的起源;异位搏动发生的频率,有无联律出现,若异位心律出现,持续多长时间。

3. 有无致命性心律失常的先兆或发生　致命性心律失常是指能危及患者生命,必须紧急处理的心律失常,如心室颤动、心室扑动、心脏停搏和心室停顿等。这些心律失常可严重影响心排血功能,致使脑供血中断,如不及时纠正,数分钟就会导致不可逆脑组织损伤。致命性心律失常发生前一般有先兆表现,即"警报"性心律失常的出现,如频发、多形、多源、成对、连发及 R-on-T 型室性期前收缩,预示着患者心律失常加重,有可能出现心室颤动或停搏。当发现这些室性早搏时,切不可混同于一般的室性早搏,监护人员要引起高度重视,及时通知医生处理,否则延误时机,极有可能发展为致命性心律失常。发现致命性心律失常出现时,应迅速配合医生进行心肺复苏及心脏直流电除颤操作,尽快终止其发作。值得注意的是,并不是所有的致命性心律失常发作前都有可靠的先兆表现,所以应严密地连续监测心律失常的发生情况。配合恰当熟练的抢救治疗措施,是挽救心血管危重患者生命的关键。

4. 有无 ST-T 改变　测量和分析 ST 段、T 波是否正常。ST-T 异常可见于心肌梗死、心肌缺血、洋地黄效应、心动过速及电解质异常等。但动态心电监护有别于静态心电图检查,当出现 ST-T 改变时,一定要鉴别是否为患者体位改变所致,以免引起错误诊断。

5. 有无异常 Q 波　测量和分析 Q 波是否正常,异常 Q 波主要见于心肌梗死、梗阻性肥厚型心肌病等。

6. 有无心起搏信号　心电监测能连续记录心起搏器的电活动及患者自身的心电活动,能提供心起搏器的工作状况和故障信息,以保障心起搏器的安全使用。

(八)心电监护中常见的干扰与伪差

心电监护应尽可能真实地反映患者的心电变化,在心电监护中,凡是由于心电激动以外的因素造成心电图波形的改变,称为干扰或伪差。产生干扰与伪差的原因很多,在心电监护过程中,常见的因素有以下几种。

1. 基线漂移　主要由于电极与皮肤或导联线与仪器接触不良,粘贴电极部位皮肤准备不充分、导电糊少或干涸、电极粘贴位置不当而引起。此外,患者的过度呼吸也可引起基线漂移。

2. 自身肌电干扰　表现为在心电监护的示波基线及各波段均有毛刺状颤动波,可因精神紧张或感觉寒冷所致,保暖、消除紧张情绪后干扰可消失。

3. 交流电干扰　周围环境使用电疗设备、放射线仪器、高压电源,或监护仪器地线接触不良时,可引起干扰。表现为心电图形呈规律性、频率与交流电相等(大约 50 次/秒)的细小波纹而影响监测。解决办法为监护仪器要良好接地,远离高压电源及各种带电设备。

4. 患者活动　心电监护虽然是动态的,患者可以正常活动,但当患者剧烈活动肢体时,监护图形仍会发生改变。因此,在记录心电图时,应嘱患者避免剧烈活动。

监护人员在监护过程中,一定要注意识别干扰和伪差,否则容易误诊。

二、心电监护的临床应用

(一)对急性心肌梗死(AMI)的监测

这是 CCU 心电监测的主要内容。选择能够反映梗死面的监护导联,能动态观察 AMI 的心电演变过程,更重要的是对早期心律失常的监测,特别是对"警报"性心律失常和致命性心律失常的监测,能及时发现、及时处理。在溶栓治疗过程中,可以对再灌注心律失常进行监测,以此判断溶栓是否成功。AMI 心律失常在最初 24h 多见,是主要的致死原因。因此,患者入院后应立即进行心电监护,最少持续 3 天。

AMI 患者常出现的心律失常:①窦性心动过缓:多见于下壁心肌梗死,可能是由于迷走神经张力增强所致。②窦性心动过速:多见于前壁心肌梗死,可能与反射性交感神经兴奋有关。③窦性静止和窦房阻滞:多见于下壁心肌梗死,为窦房结功能低下所致。④心房颤动、心房扑动、室上性心动过速:提示可能伴有左心功能不全。⑤室性期前收缩与室性心动过速:室性期前收缩是 AMI 最常见的心律失常,在最初 24h 发生率达 75%～100%,监护时应特别注意频发、成对、多源、多形及 R-on-T 现象的发生。室性心动过速的出现常伴有左心功能不全。⑥心室颤动、心室扑动:多发生于发病后 4h 内,主要为原发性心室颤动,一旦出现,应立即进行直流电除颤。⑦房室传导阻滞(AVB):多见于下壁及前壁心肌梗死,对心率小于

40次/分钟的莫氏Ⅱ型及三度房室传导阻滞患者,应紧急安装临时心脏起搏器。

(二)对不稳定型心绞痛(UAP)的监测

不稳定型心绞痛介于稳定型心绞痛与 AMI 之间,病情多变,易发展为急性心肌梗死。不稳定型心绞痛发作时可伴有致命性心律失常,因此,心电监护具有重要意义。心电监护时,一方面要动态观察缺血性 ST-T 的改变,是否进入 AMI 演变期;另一方面要注意有无心律失常的发生。

(三)对非 AMI 心律失常的监测

除 AMI,其他器质性心脏病及洋地黄中毒等亦可发生心律失常。对严重心律失常患者必须进行心电监护,以便及时处理。如洋地黄中毒时心律失常的主要表现为室性期前收缩呈二联律或三联律、心动过缓、房室传导阻滞等,监护时应根据用药情况加以判断。

(四)用抗心律失常药物时的监测

心电监护可评判抗心律失常药物的疗效和副作用,以指导临床用药。任何抗心律失常药物都有致心律失常的作用,如服用普萘洛尔,静脉推注维拉帕米、腺苷三磷酸等可致严重心动过缓甚至心停搏。

(五)安装心脏起搏器的监测

起搏器在安装过程中进行心电监护可及时发现心律失常,因导管电极插入心室时机械性刺激易引发心律失常;同时心电监护还有助于起搏电极的定位和调整起搏参数。术后心电监测可评估起搏器功能,发现故障并及时纠正。

(六)心电监护在其他方面的应用

心电监护除用于心血管专科外,已广泛应用于临床各科室,如对麻醉、手术、心肺复苏过程的监护,对神经系统危重患者、电解质紊乱、多功能脏器衰竭患者的监护等。目前,不明原因晕厥引起医学界的关注,患者接受心电监护可诊断或排除心源性晕厥的可能性。

(余新超)

实训一　心电图的描记、测量与分析

一、实训目的

1. 熟悉心电图机的结构与功能。
2. 会熟练使用心电图机进行心电图描记。
3. 能够对心电图各波段进行测量和初步分析。

二、实训准备

心电图机、心电图纸、笔、纱布或脱脂棉适量、导电糊或生理盐水适量、电源插座。

三、实训方法

1. 教师示教心电图机描记心电图的过程。
2. 介绍心电图机的结构及使用方法和注意事项。
3. 学生每3～5人一组,互相进行心电图描记。
4. 描记结束后进行心电图的测量及分析,并撰写实训报告。

四、实训内容

1. 心电图描记

(1)检查实验物品是否齐全,装好心电图纸,连好心电图导联线及地线。

(2)向受检者说明检查目的,做好解释工作,取下金属饰品及电子表,一般情况下患者记录前应休息5～10分钟。

(3)受检者仰卧于检查床上,四肢放松,平稳呼吸,暴露胸部、腕部和踝部。

(4)用导电糊或生理盐水涂抹安放电极处皮肤。

(5)打开心电图机开关,预热心电图机1～2分钟。

(6)正确安放探查电极,具体连接方法见本章第一节。

(7)调定标准电压为1mV,走纸速度为25mm/s,打开走纸键,输入1mV定标电压,确定定标电压是否准确(心电图笔针上下移动10个小格,每帧图在定标不变的情况下至少应有一个定标标记)。观察有无交流电干扰,若有则打开抗干扰键。

(8)依次调拨导联选择键,按Ⅰ、Ⅱ、Ⅲ、aVR、aVL、aVF、V_1、V_2、V_3、V_4、V_5、V_6顺序描记,每个导联记录3～5个完整的心动周期心电图波形。胸导联基线起伏时应嘱患者屏气后再做记录。

(9)关闭电源,取下电极放置得当,帮助受检者整衣下床。

(10)在描记的心电图上,注明受检者的姓名、性别、年龄、描记时间并标明各导联。

2. 心电图的测量及分析

(1)对心电图记录质量进行分析:导联有无标错;有无肌电和交流电干扰;有无呼吸对描记结果的影响;定标电压、走纸速度是否合乎要求(有特殊变化要注明)。

(2)找出一个心动周期,指出心电图上的4波(P、QRS、T、U波)、2段(PR段和ST段)、2间期(P-R间期和Q-T间期)。

(3)确定主导心律,并指出窦性心律的特点。

(4)判断心电轴的偏移,先采用目测法,然后用振幅法具体计算心电轴度数。

(5)测量P-P或R-R间期,先观察心律是否规整,然后计算心率。

(6)分析各导联中P波的方向、形状、时间和电压有无异常。

(7)分析各导联QRS波群形态并给予命名,说出自V_1至V_5导联R波及S波的变化规律,测量各导联QRS波时间和电压。

(8)分析各导联中T波形态、方向、电压及与QRS波形的关系。
(9)测量P-R间期及Q-T间期,判断有无异常。
(10)分析ST段有无偏移,如有偏移,测量抬高或降低的幅度。
(11)对以上分析进行总结并做出心电图的初步诊断。

(余新超)

实训二　异常心电图分析

一、实训目的

1.通过本次实验,能够对心肌梗死、室性期前收缩、阵发性心动过速、心室扑动与颤动的心电图进行分析并做出心电图诊断。

2.通过本次实验,在教师的指导下,能够分析房室肥大、心肌缺血、窦性心律失常、房性及交界性期前收缩、心房扑动与颤动、房室传导阻滞的心电图并做出初步诊断。

3.进一步熟悉常见异常心电图的分析步骤。

二、实训准备

异常心电图幻灯片或原始心电图若干份、幻灯机、分规、直尺。有条件的学校可采用计算机辅助教学。

三、实训方法

1.教师首先进行集体辅导,用幻灯片或计算机讲解常见心电图的分析方法及特点。
2.学生每2人一组,每组几份原始心电图,要求学生独立分析。
3.教师巡回指导。
4.实验结束写出实验报告单。

四、实训内容

常见疾病心电图的分析要点。

1.心肌梗死　确定是否为心肌梗死,主要根据是什么;确定是什么部位的心肌梗死,确定依据是什么;确定是哪期的心肌梗死,各期心肌梗死特点如何;确定是否合并其他心电图改变;总结心肌梗死的心电图特征,心肌梗死需要和哪些疾病的心电图鉴别;各有何心电图特点。

2.期前收缩　期前收缩心电图共同特征有哪些,期前收缩分哪几种,各自有什么特征,测量代偿间歇等。

3.房室传导阻滞　房室传导阻滞的分型;各型房室传导阻滞的心电图特征;各型房室传导阻滞P波与QRS波群脱落的关系如何。

4.心房扑动与颤动　找出房扑波(F波)房颤波(f波),观察房扑波与房颤波的特点,观察QRS波形的特点,分别计算心房率和心室率。

5.心肌缺血　心肌缺血的表现有哪些,重点观察 ST-T 变化,测量 ST 段移位的程度,观察缺血主要表现在哪些导联。

6.阵发性心动过速　阵速的共同心电图特征有哪些,室上速与室速 QRS 波形上有何区别,计算心室率。

7.心室扑动与颤动　心室扑动与颤动的心电图有何特点,临床意义如何。

本章小结

　　心电图是利用心电图机将心脏活动周期产生的电活动记录下来的曲线。临床上通过对心电图的测量分析,可了解心脏的生物电是否正常,从而对心律失常、心肌病变等疾病作出诊断。

　　首先要了解心电图各波产生的机制、心电向量与心电图形成的关系、心电图各导联的连接方法及心电轴的判定方法和临床意义。

　　正常心电图的波形是由 P 波、QRS 波、T 波、U 波、P-R 间期、ST 段及 Q-T 间期组成,需牢记其正常值及测量方法。

　　常见异常心电图注意要点:心房肥大主要表现在 P 波的改变;心室肥大主要表现在 R 波改变、QRS 时间延长、ST 段改变等变化;心肌缺血主要表现在 T 波及 ST 段的改变;心肌梗死主要表现在 T 波、ST 段及出现 Q 波异常;心律失常要掌握各种窦性心律失常、期前收缩、阵发性心动过速、心房及心室扑动与颤动、房室传导阻滞的心电图特征;另外,还要熟悉高血钾、低血钾及洋地黄中毒的心电图改变特征。

　　心电图的分析,一是要一般浏览,二要确定基础心率,三要判断心脏的位置,四要分析 P 波、QRS 波群及其相互关系,五要分析 ST-T 段改变,最后是分析结果,结合临床资料,作出心电图的诊断。

　　心电监护是 ICU 和 CCU 的主要监护内容之一。护理人员要熟练操作心电监护仪,分析患者心电有无异常,并采取必要的处理措施。

　　关键词:心电图;心房、心室肥大;心肌梗死;心律失常;期前收缩;房室传导阻滞;心电监护

课后思考

1.心电图各导联的连接方法有哪些?
2.简述心电轴的判断方法和临床意义。
3.左右房室肥大的心电图特征有哪些?
4.简述心肌缺血、损伤的心电图特征。
5.简述房性、室性期前收缩的心电图特征。
6.简述房室传导阻滞的分型及心电图特征。

(余新超)

第七章 影像学检查

案例

患者,男,41岁。因寒战、发热、咳嗽、咳痰4天,咳铁锈色痰1天入院。伴有右侧胸部持续性钝痛,四肢酸软、乏力,体温最高39℃,既往身体健康。辅助检查:白细胞$9.5×10^9$/L,中性0.727,淋巴0.267,血红蛋白129g/L,血沉73mm/h。体格检查:右上肺部出现实变体征及湿性啰音。胸部正位X线摄影示右肺上叶大片状阴影,下缘清楚以水平裂为界,病变范围与肺叶解剖形态一致。诊断为右肺上叶大叶性肺炎。

问题:
1. 该病人为什么要做胸部X线摄影检查?
2. X线摄影检查如何诊断大叶性肺炎?
3. 该病人做X线摄影检查前有哪些准备工作?

本章学习目标

1. 掌握各种影像学检查前的准备、注意事项、适应证和禁忌证。
2. 熟悉影像学检查的临床应用。
3. 了解各系统组织器官的正常及基本病变的X线表现。
4. 认知与受检病人交流的重要性,并在病人的配合下熟练进行影像学检查前的准备。

影像学检查是借助于不同的成像手段使人体内部器官和结构显现影像,从而了解人体的解剖、生理功能状况及病理变化的检查方法,是一种特殊的"视诊"。了解不同影像学检查方法的特点、应用原理及临床应用,掌握检查前的准备,有助于护士更好地理解影像学检查的临床意义及其与护理的关系。

第一节 X线检查

一、概述

(一)X线的产生

X线是1895年德国物理学家伦琴(Roentgen)发现的,由于当时不知道这种射线的性质,故命名为未知数X,沿用至今。

当加高压电于球管的两级,就可将钨丝产生的电子群以高速度从阴极射向阳极(钨靶),撞击钨靶而受阻就可产生X线。产生X线必须具备以下三个条件:①自由活动的电子群;②真空条件下,电子群的高速运行;③应具备适当物质作为靶面来阻止高速电子,使其转变为X线。X线发生装置主要包括X线管、变压器和操作台。

(二)X线的特性

X线属于电磁波,与X射线成像相关的特性有:

1. 穿透性　X线的波长很短,具有很强的穿透力,它是X线成像的基础。
2. 荧光效应　X线能激发荧光物质(如钨酸钙及硫化锌镉等),产生肉眼可见的荧光。荧光效应是进行透视检查的基础。
3. 感光效应　X线投射到涂有溴化银的胶片上,感光而产生潜影,经显影和定影处理,感光的溴化银中的银离子被还原为金属银,并沉积于胶片的胶膜内,在胶片上呈黑色。未感光的溴化银,在定影及冲洗过程中,从胶片上被洗掉,显示出胶片片基的透明色,使胶片上呈现出黑白影像。感光效应是X线摄影的基础。
4. 电离与生物效应　X线通过任何物质都可使该物质发生电离,产生正负离子。X线照射机体后,能使细胞产生生物学方面的改变,即生物效应,故需要对长期接触者进行防护,同时生物效应也是X线治疗的基础。

(三)X线成像的基本原理

X线能够使人体在荧光屏或胶片上形成影像,首先是由于X线具有穿透性、荧光效应和感光效应等特性,其次是由于人体组织之间有密度和厚度的差别。

1. 自然对比　正常人体各组织器官的密度、厚度各不相同。病理情况下,同一组织内,病变组织与正常组织之间的密度与厚度会有差异,以致对X线的吸收量也产生差异。密度高、组织厚的部分吸收X线量就多,而密度低、组织薄的部分吸收X线量就少。这就使照射到荧光屏或胶片上的X线量各不相同,从而得到不同的影像,因此形成了极好的对比度。这种人体组织自然存在的密度差异,称为自然对比。
2. 人工对比　某些器官、组织的密度大致相同,不能形成很好的自然对比,为了提高对比度,则需将对人体无害的高密度或低密度物质引入人器官内或其周围间隙,使其产生对比以显影,这种对比称为人工对比。这种检查方法称造影检查,引入的物质称为对比剂或造影剂。

(四)X线检查的防护

X线穿透人体将产生一定的生物效应。因此日常工作中要注意防护,可以采用屏蔽防护和距离防护,常用铅或含铅的物质作为屏障以吸收不必要的X线,或通过增加X线源与人体的间距以减少曝射量。病人方面,应选择恰当的X线检查方法,控制照射次数和范围,设计正确的检查程序。放射工作者应遵照国家有关放射防护卫生标准的规定,制定必要的防护措施,正确进行X线检查操作,认真执行保健条例,工作中应做到加强自我保护,并尽量运用距离防护。

二、X线检查方法

X线检查方法包括普通检查、特殊检查和造影检查。

1. **普通检查** 包括透视和摄片。X线通过人体受检部位到达荧光屏后所产生的影像称为透视。它是最常用的X线检查方法。其主要优点是可转动患者,进行多体位观察;可同时观察器官的形态和功能;操作方便;费用较低;可立即得到结果。缺点是影像对比度及清晰度较差,受器官密度和厚度的影响,且缺乏客观的记录,不利于复查对比。

X线通过人体受检部位到达X线胶片,使胶片感光,经显影、定影处理后,在胶片上显示被检部位的影像,叫摄片。X线摄片是应用最广泛的检查方法。优点是成像清晰,对比度较好;可作为客观记录留存,利于复查对比。缺点是对于功能方面的观察不如透视方便和直观,费用比透视高。

2. **特殊检查** 包括X线体层摄影、高千伏摄影、X线放大摄影、X线荧光摄影、软X线摄影等。自CT等现代成像技术应用以来,只有软X线还在应用。

3. **造影检查** 造影检查是将造影剂引入器官内或其周围,使之产生明显对比以显示其形态与功能的方法。临床常用密度高于或低于组织结构和器官的物质(如钡剂、碘剂、二氧化碳等)进行X线检查,即造影检查。造影检查扩大了X线检查应用的范围。

三、X线检查前的准备

(一)X线一般检查的准备

检查前详细阅读申请单,了解检查目的、方法及体位,并向被评估者说明,以取得配合,嘱其除去体表不透X线的物品如金属纽扣、发夹、饰物、敷料等。训练病人作好屏气动作及保持应有的体位,并嘱其在摄片时停止活动。摄取腹部、盆腔、下部脊椎时,应摄片前1天睡前口服泻剂或摄片前清洁灌肠,清除肠道内容物。向对X线检查有疑虑者解释X线曝射量在容许范围不会影响健康等,消除其顾虑。

(二)造影前的准备

由于造影检查部位、用于检查的造影剂种类及造影方法不同,所需要的准备及注意事项也不完全相同。某些病人在使用碘剂时可产生过敏反应,故用碘剂造影前应做碘过敏试验。护士应熟悉各种造影的具体要求,协助病人做好各项准备,随时处理检查中可能出现的问题。

1. 常规准备
(1)术前评估和解释:造影检查前首先应了解被检查者有无造影检查的禁忌证,特别是应用含碘造影剂时,要询问既往有无过敏反应,了解患者有无造影剂的禁忌证,如严重的心、肝、肾疾病及过敏体质等。检查前简要向被检查者介绍有关检查的目的、方法、可能经历的痛苦和注意事项,从身心两方面提高其对检查的承受力,使检查得以顺利进行。
(2)碘过敏试验:凡需用碘造影剂进行造影时,应提前做碘过敏试验,常用的方法有:
1)口服试验:检查前2天服用一定量造影剂,观察受试者反应,如出现结膜红肿、恶心、呕吐、手脚麻木及皮疹等,视为阳性。
2)皮内试验:用3%碘剂0.1ml进行皮内试验,观察20分钟,若皮肤局部出现红肿、硬结,直径达1cm以上者,视为阳性。
3)静脉注射试验:检查前1天用同剂型碘造影剂1ml进行静脉注射,观察15分钟,若出现胸闷、心慌、气急、咳嗽、恶心、呕吐、头晕、头痛、荨麻疹等不适,视为阳性。
(3)碘过敏反应的处理原则。
1)轻度反应:当病人出现全身灼热感、头晕、面部潮红、胸闷、气急、恶心、呕吐、皮疹等轻度碘过敏反应时,一般经吸氧或短时休息可好转,必要时可给予肾上腺素1mg皮下注射。
2)重度反应:若病人出现喉头水肿、支气管痉挛、呼吸困难、心律失常,甚至心跳骤停等严重过敏反应时,应立即停止检查,给予吸氧、抗过敏和对症治疗等抢救措施。

2. 常用造影检查的准备
(1)胃、十二指肠造影:主要用钡剂,经口服进入消化道,观察消化道的形态和功能。
1)适应证:①先天性胃肠道异常。②消化道出血、腹痛、恶心、呕吐,需明确病因者。③上腹部肿块,确定与胃肠道的关系。④胃十二指肠手术后的复查。
2)禁忌证:①胃肠道穿孔。②急性胃肠道出血,需出血停止后2周,大便潜血阴性后才可进行。③肠梗阻。④不明原因的急性上腹部疼痛。
3)检查的护理:①检查前3天禁服不透X线(如钙、铁、铋剂等)的药物。②检查前12小时禁食、禁饮。③上消化道出血者一般在出血停止和病情稳定数天后方可检查。
(2)钡灌肠结肠造影:目前多用双重造影法,即注入硫酸钡以后,再注入一定量的空气充盈胃肠道,使胃、小肠、结肠的肠腔、形态、黏膜显示得更加细腻。
1)适应证:①结肠先天异常。②结肠肿瘤和肿瘤样病变。③结肠慢性炎症,如结核。④结肠梗阻、肠套叠的诊断。
2)禁忌证:①结肠穿孔或坏死。②急性阑尾炎等结肠急性化脓性病变。
3)检查的护理:①检查前1天进半流质、少渣饮食。睡前服番泻叶或硫酸镁制剂50ml,使肠腔排空。②检查当日晨清洁灌肠2次。③造影前禁食6h,充分排便。
(3)心血管造影:
1)适应证:①典型的胸痛,疑心绞痛者。②心电图ST-T改变,疑冠心病者。③中老年人各种心律失常,需除外冠心病者。④心脏扩大、心力衰竭、心电图有心肌梗死波形,需与原发心肌病鉴别者。⑤心绞痛需行冠状动脉旁路手术或经皮冠脉成形术者。⑥心肌梗死后期,经检查证明仍有存活的缺血心肌,需行冠脉介入治疗者。⑦室壁瘤需手术切除及冠脉搭桥者。⑧心瓣膜置换前,需了解冠脉情况。⑨先天性心脏病疑有冠脉畸形者。

2)禁忌证:①过敏、甲亢、骨髓瘤患者。②严重心肺功能不全者。③频发顽固的心动过速者。④严重的电解质紊乱,需纠正后才可进行。⑤久病卧床、年老体弱及严重肝肾功能不全者。

3)检查的护理:①向家属交代病情、造影目的以及可能出现的问题,征得家属同意并签手术同意单。对病人简要说明操作过程,消除病人的顾虑和取得其配合。②训练病人的深吸气、憋气和强有力的咳嗽动作。③术前1天常规备皮、做碘过敏试验,并禁食6h以上。术前于左下肢建立静脉通道,上检查床后进行心电监测。④术中严密观察病情,保证液体通路,及时用药,配合医生参加抢救工作。⑤术后一般需沙袋压迫6h,卧床24h,避免局部出血、血肿,同时检测心律、血压、心电图变化及足背动脉的搏动情况。

(4)泌尿系造影:以静脉肾盂造影为例。

1)适应证:①肾、输尿管病变:包括肿瘤、畸形、结石、结核和积水等。②原因不明的血尿。③肾与肾外包块的鉴别。

2)禁忌证:①碘过敏病人、甲亢、骨髓瘤病人。②泌尿系统急性炎症或严重蛋白尿时。③肾功能不良或尿素氮高于3.5mmol/L(10mg/dl),造影一般不显影。④妊娠或产褥期。

3)检查的护理:①造影术前1天服番泻叶6~9g蓖麻油20~30ml清洁肠道。②术前禁食12h。③做碘过敏试验。

四、X线检查的临床应用

(一)呼吸系统

呼吸系统X线检查方法包括透视、摄片、体层摄影、支气管造影等。

1. 正常X线表现

(1)胸廓:由骨骼和周围的软组织组成(图7-1)。①胸大肌:表现为两侧肺中野中外带扇形密度增高影,外下缘清晰锐利,呈一斜线与腋前皮肤皱褶相连,一般右侧明显。②胸锁乳突肌:表现为两肺尖内侧带状致密影。③锁骨上皮肤皱褶:表现为与锁骨平行的中等致密影,通常宽3~5mm。④女性乳房及乳头:表现为两肺下野半圆形致密影,下缘清楚;乳头较大时,可在肺下野形成结节状阴影。⑤肋骨:共12对,后肋自内上斜向外下走行,前肋自外上斜向内下走行,前端软骨不显影,呈游离状。⑥肩胛骨:标准胸片上肩胛骨投影到肺野之外,如肩关节旋转不足,其内缘常与肺中外带重叠。⑦锁骨:双侧对称,位于胸廓的外上方,略呈横置的"S"形。⑧胸骨与胸椎:后前位上胸骨与胸椎及纵隔影重叠,隐约可见1~4胸椎,有时可于纵隔旁看到胸骨柄及胸椎横突影。

(2)肺:①肺野:在胸部正位片上,表现为纵隔两旁均匀一致的透亮区,称为肺野。为方便病灶定位,将一侧肺野纵行分为三等分,分别称为内、中、外带。②肺门与肺纹理:肺由肺血管、支气管和淋巴管等组成,主要成分是肺动脉;后前位上,肺门位于两肺中野内带2~4前肋间,肺纹理呈树枝状自肺门发出,向外走行,逐渐变细至肺野外带消失。③肺叶:在胸部正位片上,由于各肺叶在影像上的部分重叠,不能显示各肺叶的界限,但结合侧位片可以确定各肺叶的大致位置。

(3)纵隔:后前位上,表现为两肺野之间呈上窄下宽的中央致密阴影。

(4)横膈:后前位上,两侧膈肌向上呈半圆形凸出,上缘轮廓光滑。
(5)胸膜:正常时不显影,只有胸膜反褶处,X线与胸膜走行方向平行时,表现边缘光滑的线条密度增高影,见于肺尖胸膜及叶间胸膜反褶处。

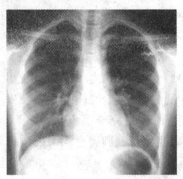

A. 正位　　　　　　　　B. 左侧位

图 7-1　正常胸部

2. 基本病变 X 线表现

(1)支气管阻塞性病变。

1)阻塞性肺气肿:肺气肿是由于支气管部分阻塞产生活瓣作用,导致肺组织过度充气而膨胀的一种状态。根据气肿范围大小可分2种。①局限性肺气肿,表现为局部透亮度增高,肺纹理减少或消失。②弥漫性肺气肿,表现为两肺透亮度增高,肺纹理稀疏,膈肌下降,肋间隙增宽,肋骨上举,心影狭长,胸骨后间隙增宽。

2)阻塞性肺不张:肺不张是指肺部分或完全无气不能膨胀而导致的肺体积缩小。根据肺不张的范围可分为三种。①小叶性肺不张,表现为多发性小斑片阴影。②肺段不张,表现为基底向外,尖端指向肺门的三角性致密阴影。③肺叶不张,不同肺叶不张的表现不同,但其共同的特点是肺叶缩小,密度增高,叶间裂向心性移位,纵隔向患侧移位,邻近肺组织可出现代偿性肺气肿。④一侧性肺不张,表现为患侧肺野均匀致密,纵隔向患侧移位,膈肌升高,肋间隙变窄,健侧肺可有代偿性肺气肿。

(2)肺部病变。

1)渗出与实变:表现为斑点状、片状密度增高阴影,边缘模糊,密度不均;也可为按肺段或肺叶的大片状高密度实变影。常见于肺部各种炎症和浸润型肺结核。

2)增殖:表现为密度较高的结节状或梅花状阴影,边缘清楚。常见于肺结核和各种慢性肺炎。

3)纤维性化:小范围的纤维性病变表现为较局限的条索状阴影,边缘清晰锐利;较广泛的纤维性病变表现为大片状阴影,密度不均,气管、纵隔向患侧移位,肺门上提,肺纹理呈垂柳状;弥漫性纤维性病变表现为紊乱的索条状、网状或蜂窝状阴影。常见于慢性肺炎、肺脓肿、肺结核等。

4)空洞与空腔:空洞为病变肺组织坏死、液化,经支气管引流排出后而形成。表现为大小、形状不同的透亮区。根据洞壁的厚度、形态,可分三种类型:①虫蚀样空洞,又称无壁空洞,表现为大片状致密阴影中出现多个小透亮区,似虫蚀样。②薄壁空洞,洞壁薄于3mm,表现为边缘清楚,内壁光滑的圆形透亮区,一般内无液平面。③厚壁空洞,洞壁厚于3mm,形态不一。空腔是肺内腔隙的病理性扩大。表现为壁菲薄的透亮区腔内无液平,周围无实变。多见于肺大泡、肺气囊和含气肺囊肿。

5) 肿块:肿块可分为良性肿块和恶性肿块。良性肿块表现为边缘清晰锐利的圆形、椭圆形阴影;恶性肿块表现为不规则的块状致密阴影,边缘呈分叶状,有毛刺。

6) 钙化:表现为边缘清晰锐利,形态不一,可为斑点状、块状或球状高密度影。多发生于退行性变或坏死组织内。

(3) 胸膜病变。

1) 胸腔积液:胸腔积液是指多种疾病所致的胸膜腔液体积聚。少量积液立位检查难以发现,液体量达到300ml以上时,立位表现为肋膈角变钝,液体可随呼吸和体位改变而移动。中等量积液表现为中下肺野呈均匀的致密影,肋膈角完全消失,上缘呈外高内低的弧形边缘,是胸腔积液的典型X线表现。大量积液表现为患侧肺野呈均匀的致密影,有时仅见肺尖部透亮,肋间隙增宽,膈肌下降,纵隔向健侧移位(图7-2)。

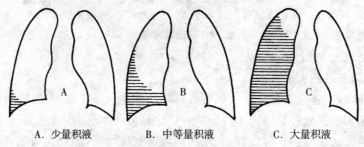

A. 少量积液　　B. 中等量积液　　C. 大量积液

图7-2　胸腔积液示意图

2) 气胸与液气胸:空气进入胸膜腔内称为气胸。表现为肺野外带呈高度透亮区,其中无肺纹理,其内侧可见压缩肺的边缘。大量气体进入胸腔,肺组织完全压缩于肺门,边缘清楚,患侧膈肌下降,肋间隙增宽,纵隔向健侧移位。胸腔积液和气同时存在称为液气胸。立位检查时,表现为横贯一侧胸腔的液平面,其上方为高度透亮的空气带和被压缩的肺组织,下方为致密的液体影,液体面可随体位而改变,但始终保持与地面平行。

3) 胸膜肥厚、粘连及钙化:轻度胸膜肥厚、粘连表现为肋膈角变钝,膈肌变平。广泛胸膜肥厚、粘连时,患侧肺野表现为均匀的致密阴影,或沿胸廓内缘呈带状致密影,肋间隙变窄,膈肌升高,纵隔向患侧移位。胸膜钙化表现为片状、条状或不规则高密度影,有时包绕于肺表面呈壳状。

3. 常见疾病的X线诊断

(1) 大叶性肺炎:多为肺炎球菌引起的肺部急性炎症,病变常累及1个肺叶或1个肺段。X线表现与病理改变有密切关系。充血期可无阳性发现,或只表现为病变区肺纹理增多,肺野局部透亮度略低。实变期表现为密度均匀的致密影,形态与肺叶或肺段一致,其中可见透明的支气管。消散期表现为实变区的密度逐渐减低,范围缩小,呈散在的斑片状阴影,最后可以完全吸收或只遗留少量索条影。

(2) 支气管肺炎:病变常见于两肺中、下肺野的内、中带,表现为肺纹理增多、增粗和模糊,沿肺纹理分布的斑点状或斑片状模糊影,密度不均。

(3) 肺结核:是由结核杆菌引起的肺部慢性传染病。按新的结核病分类法肺结核分为五类。

1) 原发型肺结核(Ⅰ型):是原发型肺结核为初次感染所发生的肺结核,多见于儿童。X

线表现为原发综合征和胸内淋巴结结核。原发综合征包括原发病灶、淋巴管炎及淋巴结炎，典型者可形成哑铃状。原发病灶表现为边缘模糊的云絮高密度影；淋巴管炎表现为自原发病灶引向肺门的一条或数条索条状致密影；淋巴结炎表现为原发病灶同侧肺门或纵隔淋巴结肿大形成的结节影。胸内淋巴结结核根据外缘是否清楚分为结节型和炎症型。

2）血行播散型肺结核（Ⅱ型）：是结核杆菌经血流播散引起的肺结核。当大量结核杆菌一次或短期内多次进入，可形成急性粟粒性肺结核，表现为两肺弥漫分布大小相等、密度相同、分布均匀的粟粒状结节影。当少量结核杆菌在较长时间内多次进入血循环，可形成亚急性或慢性血行播散型肺结核，表现为大小不一、密度不同、分布不均，小者如粟粒，大者可为较大的结节，多集中于上、中肺野。

3）继发型肺结核（Ⅲ型）：是指再次感染结核杆菌所引起的肺结核，是成年人常见的肺结核。X线表现多种多样。①渗出性实变：表现为锁骨上、下区片状或云絮状致密影，边缘模糊，范围较大时呈肺段或肺叶分布的大片状致密影（图7-3）。②干酪样肺炎：表现为大叶性或肺段性致密影，密度不均，其中可见虫蚀样空洞。③结核球：常表现为锁骨下区、单发的圆形、椭圆形或分叶状，边缘清楚，密度较高而不均匀，其内可见小空洞以及钙化；常伴有散在的纤维增生病灶，即所谓的"卫星病灶"。④继发型肺结核晚期：表现为厚壁空洞、广泛的纤维索条影及支气管播散灶，同时还可见纤维组织增生或胸膜增厚引起的组织结构移位、支气管扩张、代偿性肺气肿或肺心病等。

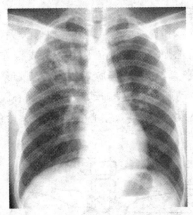

图7-3 继发型肺结核（渗出性）

4）结核性胸膜炎（Ⅳ型）：是结核杆菌或其代谢产物进入处于高敏状态胸膜腔中引起的胸膜炎症，结核性渗出性胸膜炎显示不同程度的胸腔积液，表现为胸腔积液和胸膜肥厚的相应征象。

（4）肺肿瘤：肺肿瘤分为原发性与转移性两类，原发性肿瘤又可分为良性与恶性。良性肿瘤少见，恶性中约98%为原发性支气管肺癌。

1）原发性支气管肺癌：按部位可分为中心型和周围型。①中心型肺癌：早期可无异常发现，后期形成肺门肿块。右肺上叶支气管肺癌的肺门部肿块和右肺上叶肺不张连在一起，下缘可形成横"S"状，为典型征象（图7-4）。②周围型肺癌：早期瘤体较小，表现为密度较高、轮廓模糊的结节状或球形影（图7-5），有时似小片状渗出病变。后期瘤体逐渐增大，边缘毛糙或有短毛刺,肿块中心坏死、液化形成壁厚、偏心性空洞。

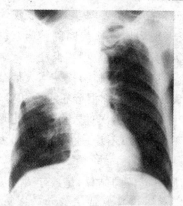
图7-4 中心型肺癌

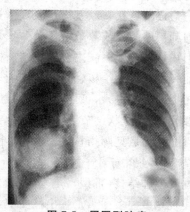
图7-5 周围型肺癌

2)肺转移性肿瘤:血行转移表现为两肺多发圆形或结节状致密影,大小不一,密度均匀,轮廓大都清楚,以两肺中、下野多见。淋巴转移表现为肺门及纵隔淋巴结增大,肺纹理呈网状增多,沿肺纹理有细小的结节状阴影,以下肺野较多见。

(二)循环系统

循环系统检查主要包括透视、摄片及造影检查。造影检查包括显示心、大血管内腔形态及血液动力学改变的心血管造影和显示食管与心、大血管关系的食管钡餐造影。

1.正常 X 线表现 后前位心脏、大血管位于胸部中线偏左。右缘上段为上腔静脉和升主动脉的复合影像,青年人较平直,为上腔静脉,老年人呈弧形,为升主动脉;下段呈弧形,为右心房的右缘。左缘上段为主动脉弓;中段肺动脉段,也称心腰部;下段为左心室段,在肺动脉段与左心室段之间尚有一小段为左心耳,左心室与肺动脉段的搏动相反,两者的交点称相反搏动点(图7-6)。

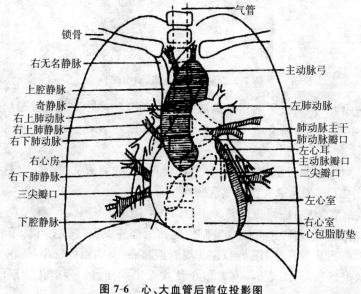
图7-6 心、大血管后前位投影图

2.基本病变X线表现

(1)心脏增大的类型:在后前位上常见有三种心型。①二尖瓣型:心影呈梨形,主动脉结缩小,肺动脉段突出,左心缘下段圆隆。②主动脉型:心影呈靴形,主动脉结增大,肺动脉段凹陷,左心缘下段向左扩展。③普通增大型:心影呈烧瓶形,均匀或不均匀地向两侧增大,肺动脉段平直。

(2)肺淤血:指肺静脉回流受阻导致血液在肺内淤滞。表现为两肺门影增大,肺纹理增多、增粗、边缘模糊,肺野透亮度减低,上肺静脉增粗。

(3)肺水肿:指肺毛细血管内液体大量渗入肺间质及肺泡。肺水肿可分为间质性和肺泡性。间质性肺水肿是肺淤血加重的结果,在肺淤血的X线所见的基础上,肺野内出现间隔线,常见的是克氏(Kerley)B线,表现为肋膈角区与胸壁垂直的线状影,常伴有胸膜下和胸腔积液。肺泡性肺水肿表现为肺野中、内带大片状模糊影,两肺受累呈"蝶翼状"为其典型表现。

3.常见疾病的X线诊断

(1)风湿性心脏瓣膜病:风湿性心脏瓣膜病是风湿性心肌炎遗留的瓣膜病,以二尖瓣最为常见。

1)二尖瓣狭窄:心脏外形多呈"二尖瓣"型,左心房和右心室增大,左心室缩小,重者可出现肺淤血及肺循环高压,直接征象是二尖瓣钙化(图7-7)。

2)二尖瓣关闭不全:轻度二尖瓣关闭不全时肺血可正常或轻度肺淤血,左心房轻度增大,左心室增大不明显,重度二尖瓣关闭不全可见左心房和左心室明显增大,常伴右心室增大,同时也出现肺淤血。透视下左心房和左心室搏动增强。

(2)慢性肺源性心脏病:表现为慢性胸肺疾病,如慢性支气管炎、肺气肿、肺结核、支气管扩张、胸廓畸形等征象,显示肺动脉高压,右心室增大,有时伴有右心房增大。

(3)高血压性心脏病:轻者心脏形态无明显改变,仅见搏动增强;重者心影呈"主动脉"型,主动脉增宽,主动脉结突出,左心室增大;合并左心衰时,左心房增大,出现肺淤血和肺水肿。

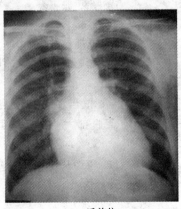 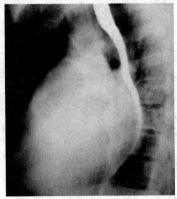

A. 后前位　　　　　　　　　　B. 左侧位

图7-7　风湿性二尖瓣狭窄

(三)消化系统检查

消化系统疾病主要用胃肠道造影检查,一般透视和摄片用于急腹症、腹外伤和不透X线的异物检查。

1. 正常X线表现

(1)食管:食管吞钡充盈显示为一条边缘光滑整齐的管状影,右前斜位可见由上而下分别为主动脉弓、左主支气管和左心房三个生理性压迹,并可见其蠕动波。食管黏膜皱襞表现为数条纤细纵形而平行的条纹透亮影(图7-8)。

(2)胃:胃小弯和胃窦大弯侧轮廓一般光滑整齐,胃底和胃体大弯侧常呈锯齿状。胃底黏膜皱襞粗大而弯曲,呈不规则的网状或脑回状;胃体黏膜皱襞与胃长轴一致,靠近大弯侧逐渐粗大而呈斜行或横行走向;胃窦黏膜皱襞呈纵行,有时为斜行或横行(图7-9)。胃的蠕动呈波浪形环行收缩,一般同时可见2~3个蠕动波。

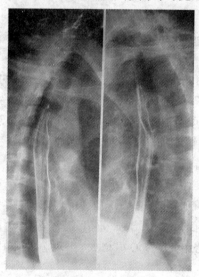
图7-8 正常食管

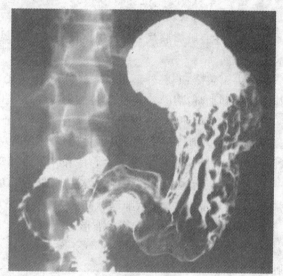
图7-9 正常胃

(3)十二指肠:十二指肠呈"C"字形包绕胰头。球部呈三角形或锥形,轮廓光滑,两缘对称,尖部连接降部,底部平整,中央为幽门管开口。球部黏膜皱襞呈纵形,降部以下黏膜皱襞呈羽毛状。球部蠕动为整体收缩,降部以下的蠕动多呈波浪状。

(4)空肠与回肠:空肠与回肠之间无明显分界。空肠主要位于左上和中腹部,黏膜皱襞呈羽毛状,皱襞密集,蠕动活跃。回肠主要位于中下和右下腹部,管腔略小,可呈环状或管状,黏膜皱襞稀少,蠕动不活跃。

(5)结肠:结肠位于腹部四周。钡灌肠可见多数大致对称的袋状突起,为结肠袋,以右半结肠明显,左半结肠逐渐变浅,乙状结肠接近消失,直肠没有结肠袋。

2. 基本病变X线表现

(1)轮廓的改变:胃肠壁上的病变,均可使轮廓发生改变。①龛影:胃肠道壁上的溃疡形成或凹陷达到一定的深度后,被钡剂充填,切线位表现为向外突出的乳头状、三角形钡影,正位呈圆形或椭圆形致密钡斑影。②憩室:胃肠道管壁形成的囊状突出,表现为局限性囊袋状膨出影。③充盈缺损：胃肠道壁上向腔内生长的肿块不能被钡剂充盈，显示为钡影中的密度减低区。

(2)黏膜皱襞的改变：黏膜异常表现对发现早期病变和鉴别诊断有重要价值。①黏膜皱襞的平坦：表现为黏膜皱襞的条纹影不明显，甚至完全消失，常见于溃疡。②黏膜皱襞的破坏：表现为黏膜皱襞的中断、消失，代之以杂乱不规则的钡影，多由恶性肿瘤侵蚀所致。③黏膜皱襞增宽和迂曲：表现为黏膜皱襞的增宽和紊乱，多见于慢性胃炎。④黏膜皱襞纠集：表现为黏膜皱襞从四周向病变区集中，呈放射状，常见于慢性溃疡病。

(3)管腔大小的改变：主要表现为管腔狭窄或扩张。①狭窄：指管腔持久性缩小。恶性肿瘤引起的狭窄范围局限，边缘不整齐，管壁僵硬，常触及包块。②扩张：指管腔持久性扩大。狭窄近侧常扩张，表现为管腔扩大，常伴有气液平面。

(4)功能的改变：主要包括张力、蠕动和分泌功能的改变。

3.常见疾病的X线诊断

(1)胃、十二指肠溃疡：以十二指肠溃疡较多见。

1)胃溃疡：多见于胃小弯侧。直接征象是龛影，切线位呈乳头状(图7-10)、三角形钡影，边缘光滑整齐；正位呈圆形致密钡斑影；龛影口部明显狭窄，形如颈状，称为"狭颈征"；龛影口部表现为边缘光整的密度减低区，形如颈部戴一项圈，称为"项圈征"。正位呈圆形或椭圆形致密钡斑影，周围黏膜皱襞呈放射状纠集。间接征象主要包括：发生于小弯侧，引起痉挛收缩，形成"B"形胃；胃液分泌增多，形成气液面；胃的张力、蠕动早期增强，晚期多减弱。

2)十二指肠溃疡：多发生在球部。直接征象是龛影，切线位呈突出于腔外的小锥形、乳头状或半圆形，边缘光滑整齐；正位呈圆形或椭圆形致密钡斑影，周围可有透亮带，也可见黏膜皱襞纠集。球部变形是十二指肠球部溃疡的重要征象，表现为山字形、三叶形、葫芦形等(图7-11)。钡餐检查时，钡剂到达溃疡部位不易停留而迅速通过，称为"激惹征"。

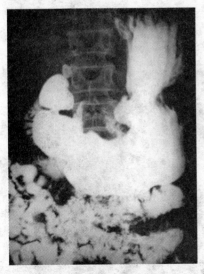
图7-10　胃小弯溃疡

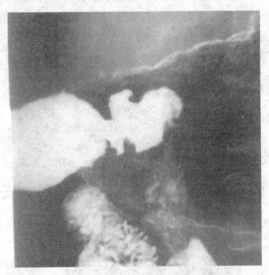
图7-11　十二指肠溃疡

(2)食管癌：根据食管癌的病理形态可分为蕈伞型、髓质型、溃疡型、浸润型。蕈伞型表现为圆形或椭圆形充盈缺损，其边缘不规则，形如菜花状。髓质型表现为腔内不规则的充盈缺损,其轮廓不整齐,表面常见大小不一的龛影,管腔狭窄常不对称,其上方食管有不同程度的扩张。管腔呈偏心性狭窄,其上段食管扩张较轻。溃疡型表现为边界清楚、轮廓不规则和形态不同的龛影,常以纵向发展呈长条扁平状。浸润型表现食管腔长短不一的狭窄,其上方食管明显扩张,狭窄段黏膜皱襞破坏、消失,管壁僵硬,边缘较整齐(图7-12)。

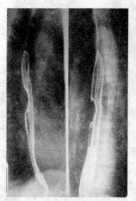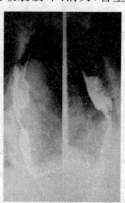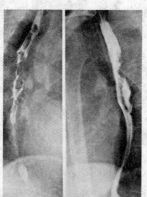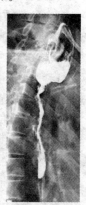

A.蕈伞型　　　　　B.髓质型　　　　　C.溃疡型　　　　　D.浸润型

图7-12　食管癌

（3）胃癌：按胃癌的大体形态可分为增生型、溃疡型、浸润型。①增生型表现为突入胃腔内基底广阔的充盈缺损,轮廓不规则或呈分叶状,表面凹凸不平,局部胃壁僵硬,蠕动消失。②溃疡型表现为位于胃轮廓之内的龛影,形状不规则,多呈半月形;龛影口部有突向龛影的弧形压迹,称为"指压征";龛影口部向外伸出钡剂充填的树根状影,称为"裂隙征";龛影周围绕以不规则的透明带,称为"环堤征";切线位上,环堤呈半月状,称为"半月征";龛影周围黏膜皱襞中断、消失;局部胃壁僵硬,蠕动消失。③浸润型可分为局限浸润型和弥漫浸润型。局限浸润型表现为局限的胃壁僵硬,蠕动消失,黏膜皱襞平坦、破坏、消失,局部胃腔缩窄变形;弥漫浸润型表现为全胃或大部分胃壁受浸润,胃腔缩小,胃壁僵硬,蠕动消失,轮廓毛糙,扩张受限,形如皮革样,称为"皮革样胃"(图7-13)。

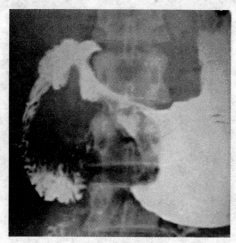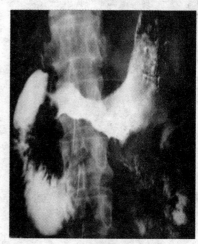

A. 增生型　　　　　　　　B. 浸润型

图7-13　胃癌

(4)结肠癌:主要检查方法是钡灌肠。主要表现为肠腔内出现不规则的充盈缺损;黏膜皱襞破坏、消失;管壁僵硬、结肠袋消失;管腔呈偏心性或环形狭窄,与正常部分分界明显;龛影较大,形状多不规则,边缘有尖角,周围常有不同程度的充盈缺损和狭窄。

(四)泌尿系统

泌尿系统的主要检查方法有腹部透视、摄片和造影。透视主要观察腹部有无不透X线异常阴影,如结石、钙化等。摄片是常规的检查方法,主要显示肾脏外形、轮廓、大小、位置及有无阳性结石和异常钙化等。

1. 正常X线表现

(1)肾:在腹部平片上,肾影呈长轴自内上向外下斜行,正常肾影呈蚕豆状,边缘光整,外缘为凸面,内缘凹陷为肾门。肾影长12~13cm,宽5~6cm,位于第12胸椎至第3腰椎之间,一般右肾略低于左肾。在尿路造影片上,可显示肾盂、肾盏的形态、大小和结构。正常肾盂形态变异较大,多呈喇叭形,少数为分叉状或壶腹状。肾盏包括肾大盏和肾小盏,肾大盏自肾盂发出,略呈长管状,其末端分出数个肾小盏,肾小盏呈短管状,末端稍膨大,切线位顶端呈杯口状凹陷。

(2)输尿管:在腹部平片上不显影。在尿路造影片上,输尿管显示细长条状影,行走柔和,边缘光滑,有轻度弯曲,上起于肾盂,沿腰椎两旁下行,在骶髂关节内侧越过骨盆缘入盆腔,再斜行进入膀胱。输尿管有3个生理狭窄区,即与肾盂交界处、跨越骨盆边缘处及进入膀胱处。

(3)膀胱:在膀胱造影片上,其形状、大小取决于充盈程度及与周围器官的关系。充盈时呈卵圆形,横置于耻骨联合上,边缘光滑,其顶部可略凹陷,为子宫或乙状结肠压迫所致。

2. 常见疾病的X线诊断

(1)泌尿系结石:可发生于肾至尿道的任何部位,主要发于肾和膀胱。结石90%为含钙盐结石,在X线片上显影,称"阳性结石";少数为尿酸盐类结石,在X线片上不显影,称"阴性结石"。肾、输尿管膀胱结石X线片一般可在相应部位见到不同形状的密度增高影。静脉尿路造影可进一步明确结石的部位,发现阴性结石,并可以了解输尿管及肾积水情况。

(2)泌尿系肿瘤:多见于肾癌和膀胱癌。

1)肾癌:多见于40岁以上男性,易单发于肾上极。腹部平片可见肾影局部呈分叶状突出,少数可见斑点状、条状或弧形钙化。尿路造影可见肿瘤压迫使肾盏伸长、狭窄、变形甚至闭塞。若肿瘤波及多个肾盏,形成"手握球"或"蜘蛛足"状改变。肿瘤向肾盂肾盏内生长,可产生不规则的充盈缺损。

2)膀胱癌:多为乳头状癌,可单发或多发。平片一般无阳性表现,偶有钙化。膀胱造影表现为不规则、宽基底的充盈缺损,病变区膀胱壁变僵直,膀胱容积缩小。

(五)骨与关节系统

骨、关节系统的主要检查方法是摄片。透视主要用于寻找、定位不透X线异物,四肢骨折、关节脱位的复位。

1. 正常X线表现

(1)长骨:长骨可分为骨干与骨端。

1)骨干:主要包括骨皮质、骨松质、骨髓腔和骨膜。①骨皮质表现为密度均匀致密,中段最厚,向两端逐渐变薄。骨松质由致密骨小梁互相交叉构成网格样骨纹理。骨髓腔位于骨干中央呈管状,表现为一条边缘不清、较为透亮的带状区。骨膜正常情况下不显影。

2)骨端:表现为边缘光滑,于韧带附着处稍不规则,骨端皮质菲薄,并可见到较清楚的纵横交错的骨小梁。

3)儿童长骨的特点:儿童长骨与成人不同,可分为骨干、干骺端、骨骺及骨骺板。骨干与成人表现相似。干骺端为骨干两端较粗大的部分,与骨干无明显分界线,骺侧为一不规则的致密线,称为"先期钙化带"。骨骺位于骨的两端,X线上不显影,当出现继发骨化中心时,表现为小点状骨化影,逐渐增大形成松质骨,其边缘由不规则逐渐变为光整,最后与骨干愈合。骨骺板表现为一横行透亮带,称为"骨骺线"。

(2)四肢关节:包括关节面、关节软骨和关节囊。关节面表现为边缘锐利、光滑的致密影。关节软骨、关节囊都是软组织,不能显影。关节间隙表现为骨性关节面之间显示一透亮间隙,其宽度因年龄和部位而异。

(3)脊柱:由椎骨及其间的椎间盘组成。正位片上,椎体呈长方形,由上向下逐渐依次增大,骨小梁纵行排列比横行明显,周围为一层密度均匀的骨皮质,轮廓光滑;椎体两侧有横突影,其内侧可见椭圆形致密影,称"椎弓环";椎弓根的上下方为上下关节突的投影;棘突位于椎体中央偏下方,呈尖向上的类三角形致密影。椎间隙位于相邻椎体之间,呈横行透亮影,相邻椎间隙宽度近似,侧位可以更好地观察。

2. 基本病变的X线表现

(1)骨骼基本病变:①骨质疏松,表现为骨密度减低和骨小梁稀疏;在长骨可见骨松质中骨小梁变细、减少,骨皮质变薄;椎体内结构呈纵行骨小梁影,周围皮质变薄,严重者椎体内结构消失,椎体变扁,上下缘内凹,椎间隙增宽,有时可见椎体压缩呈楔状。②骨质软化,表现为骨密度减低,骨小梁和骨皮质边缘模糊,尤以腰椎和骨盆明显。③骨质破坏,表现为局部骨质密度减低,骨小梁稀疏或消失而形成骨质缺损,其中无骨质结构,早期呈筛孔状,若骨皮质表层破坏,则呈虫蚀状骨质缺损。④骨质增生硬化,表现为骨质密度增高,骨小梁增粗、增多、增密,骨皮质增厚,骨骼增粗变形,骨髓腔变窄或消失。⑤骨膜增生,表现与骨皮质平行的细线状致密影,可形成线状、葱皮状、花边状、垂直状、放射状和三角状等形式。⑥骨质坏死,坏死的骨质成为死骨,死骨表现为局限性骨质密度增高。⑦骨、软骨内钙化,表现为局限性颗粒状或小环状无结构的致密影。

(2)关节基本病变:①关节肿胀,表现为关节周围软组织肿大,密度略增高,结构层次欠清晰。②关节破坏,破坏只累及关节软骨时,仅见关节间隙变窄;累及关节面骨质时,则出现相应的骨质破坏和缺损;严重破坏时,可引起关节半脱位或变形。③关节强直,骨性强直表现为关节间隙部分或完全消失,并有骨小梁贯穿两侧骨端。纤维性强直表现为关节间隙狭窄,关节面略不规则,无骨小梁贯穿。

3. 常见疾病的X线诊断

(1)骨折:表现为不规则的透亮线,称为"骨折线",是骨折的直接征象,在骨皮质显示清楚,松质骨则表示为骨小梁中断、扭曲和错位。骨折线贯穿骨骼全径称为"完全骨折";仅有部分骨皮质、骨小梁断裂称为"不完全骨折"。根据骨折线的走行和形态,可分为横行、纵行、斜行、螺旋形骨折等(图7-14);同一块骨骼骨折断裂3处以上者称为"粉碎性骨折";颅骨可出现凹陷、线形及星形骨折;椎体压缩骨折表现为椎体楔状变形,中间出现致密带,前缘皮质断裂。儿童长骨骨折常表现为骨皮质皱褶、凹陷或隆起而不见骨折线,称为"青枝骨折";另一类是骨骺分离,表现为骨骺的移位、骨骺线增宽,看不见骨折线。骨折的愈合可分为:肉芽组织修复期表现为骨折线仍清楚可见或稍模糊;骨痂形成期表现为骨折线模糊,断端密度增高;骨性愈合期表现为骨痂体积变小、致密,边缘清楚,骨折线完全消失,可见到骨小梁结构;塑形期表现为骨折的痕迹完全或接近完全消失,恢复原来的骨形态。

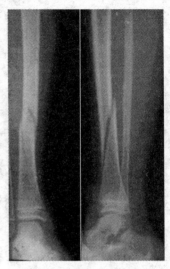

图7-14　胫骨骨折

(2)关节脱位:按脱位的程度分为完全脱位和半脱位。完全脱位表现为相对关节面完全脱离、移位。半脱位表现为相对关节面部分脱离、移位,但还有部分对在一起。

(3)椎间盘脱出:是指椎间盘纤维环破裂,髓核突出。表现为椎间隙均匀或不对称性狭窄,椎体后缘多出现骨赘。脊椎排列变直或侧弯。髓核向椎体脱出,可于椎体上或下面显示圆形或半圆形凹陷区,边缘有硬化线。

(4)化脓性骨髓炎:根据起病和病理改变,化脓性骨髓炎可分为急性和慢性。

1)急性化脓性骨髓炎:易发于儿童和青少年,以胫骨、股骨、肱骨和桡骨多见。发病2周内可见软组织肿胀;2周后,在干骺端骨松质中出现局限性骨质疏松和分散的不规则虫蚀样骨质破坏,并向骨干延伸,范围扩大,可达全骨干,有时可引起病理性骨折;在骨皮质周围出现线状、葱皮状及花边状骨膜反应,广泛时易形成包壳;可引起骨坏死,形成长条状死骨,密度增高,与周围骨质分界清楚。

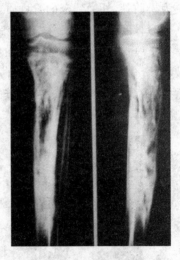

图7-15　慢性化脓性骨髓炎

2)慢性化脓性骨髓炎:多继发于急性化脓性骨髓炎,主要是因为脓腔或死骨的持续存在。表现为骨皮质增厚,骨干增粗,轮廓不整,骨髓腔狭窄或消失。骨膜增生呈葱皮状、花边状等形态。仍可见骨质破坏和死骨(图7-15)。

(5)骨、关节结核:是以骨质破坏和骨质疏松为主,好发于儿童和青年。

1)脊椎结核:表现为椎体骨质破坏,椎体塌陷变扁或呈楔状。椎间隙变窄或消失。病变广泛时,常出现后突畸形。

2)长骨结核:多发于骨骺及干骺端。可分为中心型和边缘型。中心型:早期表现为局限性骨质疏松,随后可出现散在的点状骨质破坏,逐渐扩大呈圆形或椭圆形,有时可出现沙粒状死骨,骨膜反应少见。边缘型:早期表现为局部骨质不均匀破坏,进一步发展形成不规则的骨质缺损,可伴有骨膜反应,死骨少见。

(6)退行性骨关节病:也称"骨性关节炎",是一种关节软骨退行变引起的慢性骨关节病。多见于45岁以上。四肢表现为节间隙变窄,关节边缘唇状骨质增生,骨性关节面硬化致密、增厚,关节面下方可见小圆形透亮区,如关节软骨脱落,则为关节内游离体。脊椎表现为椎间隙变窄,椎体关节面骨质硬化及边缘骨赘形成(图7-16),相邻椎体可连接成骨桥,椎体上下关节突变尖,关节面硬化及关节间隙变窄,椎间孔狭窄、变形,有时在椎间盘内可见气体影。

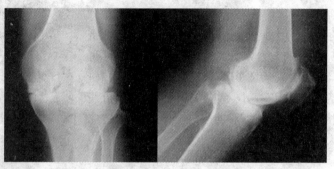

图7-16 退行性膝关节病

(7)骨肿瘤:分良性及恶性,恶性又分为原发性和继发性。

1)骨软骨瘤:又称"外生骨疣",是最常见的良性肿瘤。多见于青少年,好发于股骨远端及胫骨近端的干骺端。表现为长骨干骺端背向关节生长的带蒂或广基的骨性突起。瘤体中央为松质骨,外为致密的骨皮质,其顶端有不规则菜花状钙化影(图7-17)。

2)骨巨细胞瘤:又称"破骨细胞瘤",是一种介于良恶性间的常见肿瘤。多见于青壮年,易发于股骨远端、胫骨近端及桡骨远端。典型表现为长骨的偏心囊状或皂泡样膨胀性骨质破坏,骨皮质变薄,周围只留一薄层骨性包壳,边缘清楚,肿瘤内无钙化或骨化,邻近无骨膜增生(图7-18)。如肿瘤边缘出现筛孔状或虫蚀状骨质破坏,骨嵴残缺紊乱,并侵犯软组织,则提示为恶性。

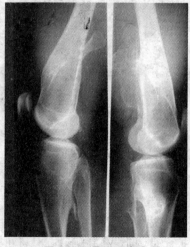

图7-17 骨巨细胞瘤

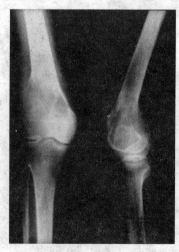

图7-18 骨软骨瘤

3)骨肉瘤:是常见的原发性恶性肿瘤。多见于青少年,好发于股骨远端、胫骨近端及肱骨近端干骺端。主要表现为骨髓腔内不规则骨质破坏,不同形式的骨膜增生,软组织肿块和其中的肿瘤骨等。大致可分为成骨型、溶骨型和混合型。

(王亚娟)

第二节 CT 检 查

普通 X 线成像是把主体的三维结构拍摄成平面的二维图像,影像互相重叠,影像的分辨率不高,一些器官和组织,特别是由软组织构成的器官仍不能显影。电子计算机体层摄影(computer tomography)简称 CT,是电子计算机和 X 线结合的新的技术。CT 是利用 X 线束对人体选定层面进行扫描取得信息,经计算机处理而获得的重建图像,其密度分辨率明显优于普通 X 线图像,从而显著扩大了人体的检查范围,提高了病变的检出率和诊断的准确率。

一、CT 设备和成像的基本原理

(一)CT 的设备

CT 设备主要由以下三部分组成:①扫描部分由 X 线管、探测器和扫描架组成,用于对被检查部位进行扫描;②计算机系统,将扫描收集到的数据信息进行处理、存储及图像重建;③图像显示和存储系统,将经计算机处理、重建的图像显示在显示器上,或用照相机拍摄于照片上,也可存储于光盘或磁盘中(图 7-19)。

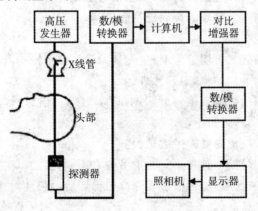

图 7-19 CT 的基本设备

(二)CT 成像的基本原理

1.CT 成像的基本原理 CT 是利用 X 线束对人体某部位一定厚度的层面进行多方向扫描,扫描所得信息经计算而获得断面图像。

2.CT 图像的特点 CT 图像不仅以不同灰度显示组织密度的高低,还可将组织对 X 线吸收系数换算成 CT 值,说明其密度高低的程度。

CT 是断层图像,常用的是横断面。为了显示整个器官,需要多个连续的层面图像。通过CT设备上图像的重建程序使用，可重建冠状面、矢状面及三维图像。

二、CT常用检查方法

CT常用的检查分平扫、增强扫描、造影扫描等。

1. 平扫 指不用对比剂的普通扫描。一般先作平扫。

2. 增强扫描 指经静脉注入水溶性有机碘对比剂后再行扫描的方法，较常应用。血管内注入碘对比剂后，使血供丰富的组织、器官以及病灶的碘含量增高，增加正常组织与病变间的密度差，可以使病变显示更为清楚。

3. 造影扫描 指将某一器官或结构利用对比剂使其显影，然后再行扫描的方法。分为血管造影和非血管造影。造影扫描临床应用不多。例如向脑池内注入碘苯六醇或注入空气行脑池造影再扫描，称之为脑池造影CT扫描，可清楚显示脑池及其中的小肿瘤。

三、CT检查的临床应用

（一）CT检查的护理

CT检查的护理工作相当重要，关系到检查的效果和扫描图像的质量。主要有以下两方面：

1. 一般准备

(1) 做好解释工作，消除被检者的紧张与焦虑情绪。

(2) 了解病史及有关影像检查资料，以供扫描时定位和诊断参考。

(3) 去除扫描范围内病人穿戴的金属饰物和异物，如发夹、假牙、金属拉链、皮带扣等，以减少移动性伪影。

(4) 儿童或不合作的病人可用镇静剂，危重病人需请临床医护人员陪同并监护。

(5) 腹部检查前4～8h应禁食，急诊除外。

(6) 胸腹部检查前应训练病人平静呼吸与屏气，喉部扫描时嘱病人不要做吞咽动作，眼部扫描时嘱病人两眼球向前闭眼不动。

(7) 增强扫描的病人应预先做碘过敏试验。

2. 特殊准备 检查部位不同，扫描前的准备各有不同，要加以注意：

(1) 做腹部、腹膜后腔的检查，扫描前要先口服稀释后的阳性对比剂，作用是使胃肠道充盈，使所观察的部位与胃肠道区分开。

(2) 盆腔检查时要在检查前5h起口服阳性对比剂，总量1 500ml，隔1h服300ml让膀胱充盈。

(3) 查泌尿系统结石则在检查前不能做碘过敏试验，因可干扰检查结果的准确性。

(4) 脊柱检查注意扫描部位有无金属类饰物等。颈椎扫描时应避免做吞咽动作。

（二）CT检查的临床应用

CT诊断现已广泛应用于临床，但CT设备比较昂贵，检查费用偏高，某些部位的检查，诊断价值尤其是定性诊断还有一定限度，所以不宜将CT检查视为常规诊断手段，应在了解其优势的基础上,合理地选择应用。

1. 中枢神经系统疾病　CT对颅内肿瘤、脓肿与肉芽肿、寄生虫病、外伤性血肿与脑损伤、缺血性脑梗死与脑出血一级椎管内肿瘤与椎间盘脱出等病诊断效果好,诊断较为可靠。

2. 头颈部疾病　CT对框内占位病变、早期鼻窦癌、中耳小胆脂瘤、听小骨破坏与脱位、内耳骨迷路的轻微破坏、耳先天发育异常以及鼻咽癌的早期发现等检查均有一定价值。

3. 胸部疾病　CT对支气管肺癌的早期诊断和显示肺癌的内部结构,观察肺门和纵隔有无淋巴结转移、淋巴结结核以及纵隔肿瘤的准确定位等具有显著的优越性,亦可较好地显示肺间质和肺实质病变。

4. 腹部和盆腔疾病　CT可用于肝、胆、胰腺、脾、肾、肾上腺、膀胱、前列腺、子宫及附件、腹腔及腹膜后病变的诊断,对于明确占位性病变的部位、大小以及与邻近组织结构的关系、淋巴结有无转移等具有重要的作用。

5. 脊柱和骨关节病变　CT可用于脊柱退形变,如椎管狭窄、椎间盘病变,脊柱外伤和脊柱肿瘤的诊断。对于骨关节病变,可显示骨肿瘤的内部结构和对软组织的侵犯范围。

(王亚娟)

第三节　磁共振成像

磁共振成像(magnetic resonance imaging,MRI)是利用原子核在强磁场内发生共振所产生的信号,经图像重建的一种成像技术。与其他影像学技术比较,MRI具有无电离辐射危害,无骨性伪影,能多方向(横断、冠状、矢状切面等)和多参数成像,软组织分辨率最高,无需使用对比剂即可显示血管结构等优点。近年来,核磁共振成像技术发展十分迅速,已日臻成熟完善,检查范围基本覆盖了全身各系统。

一、MRI成像基本原理

MRI是生物磁自旋成像技术,是利用人体内氢原子核在磁场中的变化规律进行成像,其物理学基础较为复杂。本节重点介绍临床检查方法及应用。

二、MRI检查方法

MRI常用的检查技术有普通扫描和增强扫描,可以获得任何方向的断面图像。

1. 普通扫描　普通扫描也称MRI平扫,是指血管内不注入对比剂的一般扫描。适用于绝大多数病人,尤其是初诊病人。

2. 增强扫描　是指经静脉注入注对比剂后的扫描方法。适用于在普通扫描发现病变或可疑有病变后。

三、MRI检查前的准备

(1)检查时应携带相关检查资料,尤其是相关检查部位的X线片、CT、MR等影像检查资料,供MRI检查时参考。

(2)去除病人身上的金属物体,特别是铁磁性物质;妊娠3个月内者应延期或停止检查。

(3)了解病人体内有无金属异物或假体,女性病人如带有铁磁性金属节育环,应于检查前取出。

(4)向病人解释制动的意义,使病人保持静止。儿童或不合作的病人可用镇静剂,有意识障碍、昏迷、精神症状等不能有效配合检查的病人及危重病人,应有临床医生监护。

(5)腹部检查前让病人口服 0.5mmol/L 的 Gd-DTPA 500~1 000ml,使胃肠道显影,也可使用胃肠蠕动抑制剂。

(6)盆腔检查前给予肠蠕动抑制剂,如膀胱检查应于检查前 2h 饮水充盈膀胱。

四、MRI 检查的临床应用

1. 中枢神经系统　在中枢神经系统疾病的诊断中,除对颅骨骨折特异性不高及颅内急性出血信号变化较复杂外,其他如对脑部肿瘤、颅内感染、脑血管病变、脑白质病变、脑发育畸形、脑退行性病变、脑室及蛛网膜下腔病变、脑挫伤、颅内亚急性血肿以及脊髓的肿瘤、感染、血管性病变及外伤等的诊断中,MRI 均具有明显的优势。MRI 已成为颅颈交界区、颅底、后颅窝及椎管内病变的最佳检查方法。

2. 心血管系统　MRI 可显示心脏大血管内腔与心壁和血管壁的结构,对主动脉瘤、大动脉炎、肺动脉栓塞以及大血管发育异常等进行诊断,也用于诊断心肌、心包、心腔等病变,还可用于观察纵隔肿瘤及其与血管之间的解剖关系、肺门肿块以及纵隔淋巴结的转移等情况。

3. 肌肉关节系统　MRI 已成为肌肉、肌腱、韧带、软骨病变影像检查的主要手段之一。对关节周围病变、关节内病变及骨髓腔内病变均具有重要的诊断价值。

4. 腹部与盆腔　MRI 对腹部与盆腔器官如肝、胰、脾、肾、肾上腺、前列腺病变的发现、诊断与鉴别也具有一定的价值。

5. 骨骼、肺、胃肠道　MRI 在显示骨骼、肺、胃肠道方面有一定的局限性。

(王亚娟)

第四节　超声检查

超声检查是利用超声波的物理特性和人体器官组织声学特性相互作用后,以波形、曲线或图像的形式显示和记录,从而对人体组织的形态结构、物理特性和功能状态作出判断并进行疾病诊断的一种非创伤性检查方法。超声检查具有操作简便、无创伤、无痛苦、重复性强、临床应用广泛等特点。

一、超声成像的基本原理

(一)超声的物理特性

超声是指频率超过人耳听觉范围,即大于 20 000Hz 的声波。一般临床诊断用的超声频率范围为 2~10 兆赫兹(MHz),而最常用的频率范围为 2.5~5MHz。

1. 超声波的方向性　指超声波在传播的过程中,沿超声发射的方向呈直线传播的特性。

这是超声对人体器官进行定向探测的基础。

2. 反射、折射和散射　声波在人体组织内按一定方向传播的过程中,遇到不同声阻抗的分界面,即产生反射与折射,可利用超声波的这一特性来显示不同组织界面、轮廓,分辨其相对密度。超声在介质中传播与介质的声阻抗密切相关。当一束超声波在介质中传播,遇到两种声阻抗不同的介质构成声学界面,一部分声波就会从界面上反射回来,称为"反射";而另一部分则能穿过界面进入第二种介质,称为"折射";当超声波遇到小界面或界面小于波长时,会发生声波向许多方向的分散辐射,称为"散射"。

3. 吸收和衰减　吸收是指超声波在介质中传播时,由于介质的导热性和黏滞性以及介质分子之间的内摩擦,介质吸收声能,使声能损耗的现象。衰减是指超声波在介质中传播时,入射声能随着传播距离的增加而逐渐减弱的现象。

4. 多普勒效应　超声束遇到运动的反射界面时,其反射波的频率将发生改变,此现象称为"多普勒效应"。多普勒效应已广泛应用于心血管等活动脏器的检测,在判定血流的方向、流速和性质等血液动力学方面有重要价值。

(二)超声成像的基本原理

超声成像的基本原理和过程主要依据超声在介质中传播的物理特性。超声射入人体内,由表面到深部,将经过不同声阻抗和不同衰减特性的器官与组织,从而产生不同的反射与衰减。这种不同的反射与衰减就是构成声像图像的基础(图7-20)。

不同的组织、器官反射与衰减不同,将接收到强弱不同的回声,用明暗不同的光点依次显示在荧屏上,则可显出人体的断面超声图像,称之为"声像图"。声像图是以明(白)暗(黑)之间不同的灰度来反映回声的有无和强弱,无回声则为暗区,强回声则为亮区(白影)。

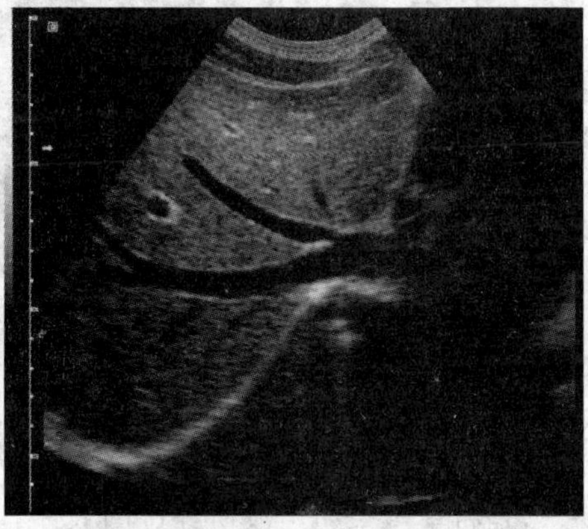

人体器官表面有被膜包绕,被膜同其下方的组织的声阻抗差大,形成良好界面反射,声像图上出现完整而清晰的周边回声,从而显示出器官的轮廓。根据周边回声能判断器官的形状与大小。

图 7-20　肝脏 B 超断面图像

(三)人体组织学的声学类型

根据组织内部声阻抗及声阻抗差的大小,将人体组织器官分为四种类型(表7-1)。

表7-1　人体组织器官声学类型

反射类型	组织器官	二维超声图像表现
无反射型	胆汁、尿液等液性物质	无回声
少反射型	心脏、肝、脾等实质脏器	低亮度,低回声区
多反射型	心瓣膜、肝包膜等	高亮度,高回声区
全反射型	含气肺、含气肠、骨骼等	极高亮度,强回声区,后伴声影

二、超声检查的方法

超声诊断的原理基本相同,但由于成像的方法不同,表现的形式也各不相同,根据成像的方法,可将超声检查分为以下几种类型。

(一) A 型(amplitude mode)诊断法

是以波幅的高低代表回声的强弱,目前已基本淘汰。

(二) B 型(brightness mode)诊断法

是以光点的亮度代表回声的强度,回声强则光点亮,回声弱则光点暗,无回声则形成暗区。因其采用多声束连续扫描,故可显示脏器的二维图像。当扫描速度超过每秒 24 帧时,则能显示脏器的活动状态,称为"实时显像"。根据探头及扫描方式不同,又可分为线型扫描、扇型扫描及凸弧扫描等。本法是目前临床使用最为广泛的超声诊断法,也是最重要、最基本的一种超声诊断法(图 7-21)。

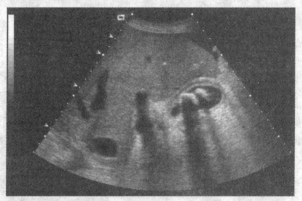

图 7-21 胆囊炎合并胆囊结石 B 超断面图像

(三) M 型(motion mode)诊断法

是将单声束超声波所经过的人体各层解剖结构的回声以运动曲线的形式显示的一种超声诊断法。本法主要用于探查心脏,称 M 型超声心动图描记术。常与扇形扫描心脏实时成像相结合使用。

(四) D 型(doppler mode)诊断法

是利用多普勒效应对心脏、血管内血流方向、速度和状态进行显示的方式。多与 B 型诊断法相结合,在 B 型图像上进行多普勒采样,临床多用于检测心脏及血管的血流动力学状态,尤其是先天性心脏病和瓣膜病的分流及返流情况,有较高的诊断价值。根据超声仪器性能及显示方式,大致可分为两类:其一为频谱型多普勒;其二为彩色多普勒血流显像(color Doppler flow imaging,CDFI)。彩色多普勒血流显像不仅能清楚显示心脏大血管的形态结构与活动情况,而且能直观和形象地显示心内血流的方向、速度、范围,有无血流紊乱及异常通路等,故有人称之为非损伤性心血管造影法。

目前一台彩色多普勒显像仪已包括了B型超声显像,M型超声显像、频谱多普勒显示和彩色多普勒血流显像。新近的彩色多普勒显像仪还具有三维超声显像、彩色多普勒能量图、组织多普勒成像技术等新功能。

三、超声检查前准备

1. 腹部检查宜空腹进行;必要时需饮水充盈胃腔,以此作"透声窗",进行胰腺或腹内深部病变的检查;胆管系统检查需前晚进清淡饮食,当天禁用早餐,使胆囊充盈胆汁,以利胆囊内病变的显示;在需要评价胆囊收缩功能或了解胆管有无梗阻时,则应备用脂肪餐。

2. 妇产科或前列腺等盆腔内脏器或病变检查,需清洁肠道并适度充盈膀胱,一般于检查前1h饮水300~500ml,急诊时可用导尿管注入300ml生理盐水,以使盆腔内脏器显示清晰。

3. 婴幼儿或不合作者可予以镇静剂,待安静后再行检查。

4. 心、大血管及浅表器官等部位的检查,一般不需特殊准备。

5. 若进行介入性超声时,首先应了解病人凝血功能情况,并准备好必需的器械,同时做好消毒隔离和无菌操作,严格防止交叉感染。

四、超声检查的临床应用

超声检查能形象地显示脏器和病变的解剖结构、功能状态及血流情况,在临床上的用途很广泛,主要包括以下几个方面。

1. 检测肝、胰、脾、肾、子宫等实质性脏器和胆囊、膀胱等含液体器官的正常结构与病理解剖,能准确鉴别囊性和实质性病变。

2. 能清晰地显示从早孕到分娩前的整个妊娠过程。

3. 能全面、直观、实时地显示心脏、大血管及外周血管结构、功能与血流动力学状态,以及心脏、瓣膜的运动状态和血流状况。

4. 检测各种脏器内的占位性病变的物理特性及有无转移。

5. 诊断各种积液并估计积液量的多少。

6. 随访病变脏器治疗后的动态变化。

7. 引导穿刺活检或导管置入,进行辅助诊断与治疗。

(王亚娟)

第五节 核医学成像

核医学成像又称"放射性核素显像",是利用放射性核素示踪技术进行医学成像,以完成疾病诊断的方法。

一、核医学成像的基本原理

放射性药物注入人体后,可选择性地聚集在特定的组织、脏器或病变部位,它们发射能穿透组织的核射线,借助核医学成像设备,可在体外探测到脏器与邻近组织、脏器内正常组织与病变组织的放射性浓度差异,并以一定的模式成像,获得可反映脏器和病变组织的形态、位置、大小、功能和代谢等状况的核医学影像。

(一)显像种类

1.阴性显像　利用正常脏器有选择性浓缩放射性药物的能力,而病变组织浓缩能力缺乏或减弱,显示的图像呈放射性缺损区或"冷"区。

2.阳性显像　病变组织选择性浓缩放射性药物,而正常脏器摄取能力缺乏或减弱,则病变组织在图像上呈放射性浓聚区或"热"区。

(二)显像方式

1.静态显像　即在注入放射性药物一定时间后显示其在脏器或病变组织内的分布,用于检查器质性病变,特别是占位性病变。

2.动态显像　在注入放射性药物后一定时间内多次显像,以动态观察其在脏器或病变组织内的分布,所得结果不仅反映病变部位,而且能反映病变部位的功能情况。

二、常用放射性药物及核医学仪器

1.诊断用放射性药物　放射性药物种类繁多,常用的有^{99}钼、^{99m}锝、^{113}铟、^{131}碘等,主要发射γ光子。

2.核医学仪器　核医学仪器是用于探测注入人体内的放射性核素所发射的γ射线,通过能量转换、信号放大、计算机处理等一系列过程,从而获得核医学图像的仪器。目前常用的显像仪器为γ相机、单光子发射体层成像(简称SPECT)仪、正电子发射体层成像(简称PET)仪及PET-CT。

三、核医学成像检查前准备

1.常规准备

①向受检者解释检查目的、意义,以消除其恐惧心理。②应用放射性药物前必须认真核对受检者姓名、放射性药物名称、化学形式和活性等。③在检查或治疗中,病人可能会发生病情变化,检查前应备好抢救药物和用物。

2.脑代谢显像　检查前禁食6h以上,注射显像剂前安静休息至少30min。

3.脑血流灌注显像　检查前30min给受检者口服过氯酸钾400mg,以封闭脉络丛、甲状腺、唾液腺等易吸收示踪剂的组织,减少对显像的干扰。

4.心肌显像　用显像剂^{99m}Tc-MIBI者,于注药后30min摄脂肪餐,以加速显像剂自胆囊排出,减少对心肌的干扰;用^{201}TlCl(氯化铊)作显像剂者,检查前4h起禁食直至检查完毕。

5.肝胆显像　检查前病人禁食至少12h以上,同时须自备煮鸡蛋或炸鸡蛋2个。

6.肝血流血池显像　注药前1h常规口服过氯酸钾400mg。

7.骨显像　受检者注入显像剂后饮水1 000~1 500ml,一般在注射后2~4h显像。显像前排空膀胱,以更好地显示骨盆。尿失禁的受检者应防止尿液污染衣裤和皮肤而造成假阳性。

8.肾显像　检查前30min饮水300ml,以保证有一定的尿量,但检查前应排空膀胱,防止膀胱内尿液对肾显影的干扰。

9.肺显像　在吸入显像剂前应指导受检者正确使用呼吸口罩,解释雾化吸入的要求。咳嗽有痰者应将痰排尽后再进行吸入,哮喘病人应先喷解痉剂,以增加显像剂吸入的量。

10.甲状腺吸碘试验和甲状腺显像

①检查前需禁食含碘食物2～4周,如海带、紫菜、海鱼、海虾等。②停用含碘及含溴药物2～8周,如碘化物、复方碘溶液、碘酊、含碘片、普鲁苯辛、过氯酸钾、硫氰酸盐等。③某些中草药,如海藻、昆布、贝母等需停用2～6个月。④甲状腺片及抗甲状腺药物停服4～6周。⑤激素类药物需停用2～4周。⑥被检者检查日晨应空腹,服用Na^{131}I 2h后进食。

四、核医学检查在临床的应用

核医学成像方法简单、灵敏、特异、无创伤、易于重复、结果可靠,除组织脏器形态外,还能反映其功能和代谢,因此临床上应用广泛,用于中枢神经系统、内分泌系统(主要为甲状腺)、呼吸系统、心血管系统、消化系统、泌尿系统、骨骼系统的疾病诊断。

(一)心肌灌注显像

1.冠心病心肌缺血的早期诊断　诊断心肌缺血为本检查的主要适应证。缺血区的典型表现是可逆性减淡缺损区。本法能直观缺血的部位、范围及严重程度,也能提示冠状动脉病变的部位。

2.心肌梗死的定位及大小判断　根据不可逆性减淡缺损的影像表现可诊断心肌梗死,并可显示梗死的部位及体积,提示冠状动脉狭窄的部位。

3.急性心肌梗死溶血栓　治疗后救活心肌的危险性分级和预后估测:心肌灌注显像正常者将来发生心脏事件的危险性低,预后良好。心肌灌注显像显示多支病变、缺血区大、缺血严重,是预后不良的表现,提示患者处于高危状态。

(二)甲状腺显影

1.异位甲状腺的定位诊断　在正常的甲状腺区无放射性影,而在舌骨下、胸骨后或相应部位发现异位的甲状腺。

2.甲状腺结节功能判断及良恶性鉴别　甲状腺结节局部放射性分布分为热结节、温结节、凉结节、冷结节4种。冷或凉结节见于囊肿、腺瘤、腺瘤囊性变结节性甲状腺肿和甲状腺癌,患癌概率为10%～20%;温结节恶性变的概率较小,约5%;热结节则很少恶变。

3.甲状腺癌转移灶的定位　表现为浓集放射性碘,一般分化较好的甲状腺癌如滤泡癌、乳头状癌摄^{131}I功能较高,而分化不良的癌摄^{131}I的功能低。

本章小结

影像检查主要包括普通X线检查、磁共振成像、计算机体层摄影检查(CT)、超声检查、核医学检查等。

X线检查方法包括普通检查(透视和摄影)、造影检查和特殊检查。X线诊断就是对X线影像进行认真、细致的观察,分辨正常与异常,了解影像所反映的正常与病理的解剖特点,综合X线各种病理表现,联系临床资料包括病史、症状、体征及其他临床检查结果进行分析推理,最后作出正确的X线诊断。

CT的成像密度分辨率高,弥补了普通X线成像对于软组织结构显示较差的缺点。CT是经计算机重建的断面图像,无组织结构的重叠,对中枢神经系统、胸部、腹部及骨骼与关节等疾病的诊断和鉴别诊断具有极高的价值。

MRI可以多参数、多方位成像,不用造影剂即可显示血管,其临床应用越来越广泛。尤其对中枢神经系统病变的定位、定性诊断极其优越。

超声检查是利用超声波的物理特性和人体组织对超声反射不同的原理,对人体组织的形态结构、物理特性和功能状态以及病变情况,作出诊断的一种非创伤性检查方法。超声检查方法包括A型诊断法、B型诊断法、M型诊断法、D型诊断法。超声检查能够显示脏器的解剖结构和某些功能状态,现已广泛应用于内、外、妇产、儿科和眼科等临床科室。

核医学检查是应用放射性核素示踪技术的原理,选择合适的示踪剂,并将其引入体内,在体外利用射线探测装置,描记示踪剂在特定脏器一定时间内放射强度的变化过程,获得脏器的放射性核素分布图像,可显示脏器形态和功能两方面的信息,在临床上广泛应用于内分泌、泌尿、循环和骨关节等系统疾病的诊断。

本章关键词: X线检查;造影剂;磁共振成像;计算机体层摄影;超声检查;核医学检查

课后思考

1. X线的特性有哪些?透视与摄片的基础是什么?
2. 如何做好造影前的准备工作?
3. 简述碘过敏反应的处理原则。
4. 简述肺野、肺门和肺纹理的概念。
5. 心脏、大血管X线检查的常用体位有哪几种?
6. 胃肠钡餐检查前的准备有哪些?
7. 何谓龛影?何谓充盈性缺损?溃疡病直接X线征象是什么?
8. 简述超声检查的临床用途。
9. 超声检查前受检者的准备有哪些?
10. 简述CT检查前的准备及临床应用。
11. 简述MRI检查前的准备及临床应用。

(王亚娟)

实训 阅片

一、实训目的

1. 熟悉 X 线检查前准备。
2. 了解各系统正常的 X 线表现及常见病、多发病的 X 线表现。

二、实训准备

普通 X 线片若干张及看片灯,有条件的学校可采用计算机辅助教学。

三、实训内容

1. 观察各系统正常 X 线表现及常见病、多发病的 X 线表现。①认识正常影像表现。②认识异常影像表现。③异常表现的分析归纳。④疾病的综合诊断。
2. 学会 X 线检查前准备。

四、实训方法

1. 教师集体辅导,讲解 X 线平片的分析方法及步骤。
2. 学生可 3~5 人一组,每组几张 X 线平片,让学生自己分析,了解正常或异常影像的特点,并说出 X 线检查前准备。
3. 教师总结、点评。

五、实训注意事项

1. 应注意每个患者的检查目的各不相同:有些是进行疾病诊断或排除某些疾病;有些是治疗后复查,观察治疗效果;有些是临床诊断较为明确,目的是进一步确定病变的数目和范围,以利于治疗方案的选择。
2. 注意观察,尝试确定图像的质量是否合乎要求,图像是否能够满足检查的目的要求。
3. 对图像应全面、系统、认真地观察和分析,不应遗漏。
4. 诊断时必须结合临床资料,包括患者的年龄、性别、职业、生长和居住地、临床症状、体征和实验室检查。

(王亚娟)

第八章

实验室检查

案例

男性,45岁,咳嗽咳痰咳血伴发热1周入院,1周前淋雨后出现发热,咳嗽,后进行性加重出现黄痰及痰中带血丝。病人既往有乙肝病史5年,未予治疗。在当地予以相应治疗未见好转,现入我院进一步治疗。

问题:
1. 该病人入院后要做哪些常规检查?
2. 如果胸片发现不明性质阴影,应进一步做哪些检查?
3. 有乙肝病史还要做哪些检查?

本章学习目标

1. 掌握临床常用各项检测标本的正确采集方法及临床意义;血液、尿液、粪便三大常规检查。
2. 熟悉肝、肾功能检测及血液生化检测的参考值及临床意义。
3. 了解出血性疾病检测、脑脊液检测和免疫学检测等。
4. 加强与检查对象的交流与沟通,告知检查目的及意义,取得病人的配合,以便熟练及准确地采集到合格的实验室标本。

实验室检查是运用各种物理学、化学、生物化学、分子生物学、微生物学、细胞学、免疫学及遗传学等学科的实验技术,对病人的血液、体液、骨髓、排泄物、分泌物等标本进行检测,以求获得反映机体功能状态与疾病相关的病理变化等有关资料,对协助诊断、推测预后、制定治疗方案等有其独特的作用。实验室检查与临床护理有着十分密切的关系。一方面,大部分实验室检查的标本需护士去采集;另一方面,实验室检查的结果作为客观资料的重要组成部分之一,又可协助和指导护士观察、判断病情、作出护理诊断。因此,实验室检查是健康评估的重要组成部分。护士必须熟悉常用实验室检查的目的,标本采集的要求、方法以及结果的临床意义。

第一节 血液一般检查

本节主要内容是血常规检查,包括红细胞、白细胞、血小板的检查,同时还包括对贫血及出血疾病的一些基本的实验室检查手段。要掌握其参考值异常的主要临床意义。

一、红细胞计数和血红蛋白测定

红细胞(RBC)计数和血红蛋白(Hb)测定是评估红细胞系统疾病的基本方法,与血细胞比容结合,可用于检测贫血、红细胞增多和真性红细胞增多症。

【标本采集方法】 抽取静脉血1~2ml,置于含抗凝剂的试管中,并立即轻轻颠倒混匀。血液标本注入试管时不宜用力或过快,以免溶血。注意血液与抗凝剂的比例要适当。

【参考值】 红细胞及血红蛋白的参考见表8-1。

表8-1 红细胞及血红蛋白的参考值

人群	RBC($\times 10^{12}$/L)	Hb(g/L)
成年男性	4.0~5.5	120~160
成年女性	3.5~5.0	110~150
新生儿	6.0~7.0	170~200

【临床意义】 血红蛋白浓度、血细胞比容和红细胞计数是贫血、红细胞增多和真性红细胞增多症的诊断和分类的重要指标。血红蛋白测定的临床意义与红细胞计数相同。血红蛋白低于参考值的下限可确定为贫血,但血红蛋白在参考值范围内也不能排除贫血,如急性失血和慢性贫血的进展期血红蛋白不减低。

1.红细胞和血红蛋白生理性变化 红细胞数量受许多生理因素的影响。除年龄、性别外,还受生活环境和习惯、体力活动强度等的影响。

2.红细胞和血红蛋白病理性增多

(1)原发性增多:见于真性红细胞多症、良性家族性红细胞增多症等。真性红细胞增多症RBC可达$(7\sim10)\times 10^{12}$/L,Hb>180g/L。同时白细胞、血小板计数也高于正常。

(2)继发性增多:由于缺氧(慢性心、肺疾病,异常血红蛋白病,肾上腺皮质功能亢进等)刺激导致促红素(EPO)大量分泌所致。也可见于某些疾病引起EPO病理性分泌增加,如肾脏疾病、恶性肿瘤等。

(3)相对性增多:见于呕吐、高热、腹泻、多尿、多汗、大面积烧伤等因素造成的暂时性血液浓缩。原发疾病纠正后,RBC、Hb便恢复正常。

3.红细胞和血红蛋白病理性减少 各种病理因素导致红细胞、血红蛋白低于正常参考值下限,称为贫血。其发生机制为红细胞生成障碍、造血原料缺乏和利用障碍、红细胞破坏过多和失血等。

贫血的程度按血红蛋白值衡量可分四级:①Hb<120g/L(女性Hb<110g/L)为轻度贫血;②Hb<90g/L为中度贫血;③Hb<60g/L为重度贫血;④Hb<30g/L为极重度贫血。

二、白细胞检查

白细胞(WBC)计数是测定单位容积外周循环血液中各种白细胞的总数。白细胞分类计数(DC)是测定各种白细胞的相对百分率或绝对数量。

【标本采集方法】 同红细胞计数。

【参考值】

1. 白细胞计数 成人$(4\sim10)\times10^9/L$；新生儿$(15\sim20)\times10^9/L$；6个月~2岁$(11\sim12)\times10^9/L$。

2. 白细胞分类计数 见表8-2。

表8-2 成人白细胞分类参考值

细胞名称	百分率(%)	绝对值$(\times10^9/L)$
中性粒细胞(N)		
杆状核(Nst)	0~5	0.04~0.05
分叶核(Nsg)	50~70	2~7
嗜酸粒细胞(E)	0.5~5	0.05~0.5
嗜碱粒细胞(B)	0~1	0~0.1
淋巴细胞(L)	20~40	0.8~4
单核细胞(M)	3~8	0.12~0.8

【临床意义】 通常白细胞数高于$10\times10^9/L$称为"白细胞增多"，低于$4\times10^9/L$称为"白细胞减少"，而白细胞数的增高与减少主要受中性粒细胞数量的影响。

1. 中性粒细胞 (1)中性粒细胞(N)增多：可分生理性增多和病理性增多两种。

1)生理性增多：可见于新生儿(年龄因素)、日间差异(清晨低,午后高)、妊娠和分娩时、高温、严寒、剧烈疼痛、剧烈运动、劳动及进食后。

2)病理性增多：可见于：①急性感染：是最常见的原因，尤其是化脓性球菌所致的局部或全身感染，但极重度感染时，白细胞计数反而减少。②严重的组织损伤与坏死：如严重外伤、大面积烧伤、大手术后、心肌梗死等。③急性失血：急性大出血时，1~2h即可导致白细胞主要是中性粒细胞明显增高，内出血者较外出血者更显著，故白细胞计数可作为内出血早期诊断的参考指标。④急性中毒：如外源性药物、化学物质、生物毒素所致的中毒及内源性尿毒症、糖尿病酮症酸中毒等。⑤非造血系统恶性肿瘤及急、慢性粒细胞白血病。⑥应用皮质激素等药物也可以引起白细胞增多。

(2)中性粒细胞减少：可见于：①某些感染：如病毒性感染、特殊杆菌感染(如伤寒、副伤寒)及原虫感染(如黑热病、疟疾)。②某些血液病：如再生障碍性贫血、粒细胞减少症、粒细胞缺乏症、非白血性白血病等。③慢性理化损伤：是引起中性粒细胞减少的常见原因。物理因素有电离辐射，化学因素有化学药物(如氯霉素、抗肿瘤药、抗甲状腺药、免疫抑制剂等)。④其他：如脾功能亢进、自身免疫性疾病等。

2. 嗜酸粒细胞(E) (1)嗜酸粒细胞增多：可见于：①变态反应性疾病：为临床上最常见的引起嗜酸粒细胞增多的病因，如支气管哮喘、药物过敏反应、异种蛋白过敏等。②寄生虫病：肺吸虫病、蛔虫病、钩虫病等,嗜酸粒细胞可达90%以上。③皮肤病：如湿疹、银屑病、剥脱性皮炎等。④血液病：如慢性粒细胞白血病、淋巴瘤等。⑤恶性肿瘤：如肺癌。⑥传染病：一般传染病的恢复期及猩红热早期。

(2)嗜酸粒细胞减少的临床意义较小,见于伤寒初期、大手术、严重烧伤等应激状态,或长期使用肾上腺皮质激素后。

3.嗜碱粒细胞(B)　嗜碱粒细胞增多见于：①变态反应性疾病,如荨麻疹、黏液性水肿等。②骨髓增殖性疾病,如真性红细胞增多症,慢性粒细胞白血病,骨髓纤维化等。③脾切除术后。④恶性肿瘤,尤其是转移癌时。嗜碱粒细胞减少临床意义较小。

4.淋巴细胞(L)　(1)淋巴细胞增多：生理性增多见于出生后4～6天至4～6岁的儿童期。病理性增多见于：①感染：主要为病毒性感染(如传染性单核细胞增多症、风疹、麻疹、病毒性肝炎、流行性出血热等)、某些杆菌感染(如结核杆菌、布氏杆菌等)和梅毒螺旋体感染等。②急性、慢性淋巴细胞白血病。③肾移植发生排斥反应时。

(2)淋巴细胞减少：主要见于免疫缺陷综合征,应用肾上腺皮质激素、烷化剂及接触放射线后等。

5.单核细胞(M)　儿童期可有单核细胞生理性增多。病理性增多见于：①感染：如疟疾、黑热病、亚急性感染性心内膜炎、活动性肺结核。②血液病：如单核细胞白血病、恶性组织细胞病、骨髓增生异常综合征。③急性传染病的恢复期。④急性感染的恢复期。单核细胞减少一般无临床意义。

三、血液的其他检验

血液的其他检验主要分为贫血性疾病的血液检验与出血性疾病的血液检验两大类,每一类都包含一系列亚项目。主要介绍如下。

(一)贫血性疾病的检验

1.红细胞比容(Hct)测定　测定每升血液中红细胞所占容积的比值。
【标本采集方法】　同红细胞计数。
【参考值】
男性：0.40～0.50L/L(40～50%);平均0.45 L/L。
女性：0.37～0.48L/L(37～48%);平均0.40 L/L。

【临床意义】　红细胞比容除了受血浆容量影响外,主要与细胞的大小和数量有关。临床常见的使红细胞比积增高或减低的原因有：

(1)红细胞比容增高：相对性增多主要见于各种原因所致的血液浓缩,如脱水、腹泻、烧伤等,临床常以此作为计算输水病人输液量的参考依据。红细胞比容绝对性增多主要见于真性红细胞增多症。

(2)红细胞比容减低：主要见于各种原因所致的贫血。由于不同类型贫血其红细胞体积不同,红细胞比容的改变与红细胞数的改变不一定成正比,故应将红细胞计数、血红蛋白量和红细胞比容三项检验结果结合起来,计算红细胞各项平均值才有参考意义。

2.网织红细胞(Ret)计数　测定网织红细胞在单位容积血液中所含的数量。网织红胞是一种未完全成熟的红细胞。网织红细胞的多少既反映骨髓红细胞增生的情况,也间接反映骨髓的造血功能。

【标本采集方法】 同红细胞计数。

【参考值】 成人百分数:0.005~0.015(0.5%~1.5%);绝对值:(24~84)×10^9/L。
新生儿百分数:0.02~0.06(2%~6%);绝对值:(96~288)×10^9/L。

【临床意义】

(1)网织红细胞增多:提示骨髓红细胞增生活跃,常见于急性溶血性贫血、急性失血性贫血、缺铁性贫血和巨幼红细胞性贫血治疗有效时,网织红细胞可迅速增多。

(2)网织红细胞减少:提示骨髓造血功能低下,主要见于再生障碍性贫血。

(二) 出血性疾病的检验

人体内存在着相当复杂的凝血和抗凝系统。正常情况下既能通过一系列凝血反应达到伤口止血、修复的目的,又能启动一系列抗凝环节维持血管通透性,防止血栓形成。其中涉及的主要因素有血管壁的构造、血小板及各种凝血因子的质与量、抗凝物质的多少等。两个系统保持动态平衡,从而使血液循环正常进行。其中任何环节发生障碍,即可出现出血或凝血方面的异常。其中临床表现为自发性出血或轻微损伤后出血不止,称为"出血性疾病"。出血性疾病的检验大致包括血管、血小板、凝血因子及纤维蛋白溶解四个方面。

1. 毛细血管脆性试验(capillary fragility test,CFT)又称"束臂试验" 通过给血管加压一定时间后检验血管壁通透性的改变,主要反映血管壁结构功能是否正常,血小板及凝血因子对测定结果也有影响。

【操作方法】 在上臂束好血压计袖带,于肘下4cm处用色笔画一直径为5cm的圆圈,袖带内充气使血压计的压力指数保持在收缩压与舒张压之间,一般不超过100mmHg,维持8min后解除袖带压力,再等5min后计算圆圈内新出血点的数目。

【参考值】 新出血点成年男性小于5个,成年女性及儿童小于10个。

【临床意义】 试验阳性提示:①毛细血管壁异常:如遗传性出血性毛细血管扩张症、过敏性紫癜、维生素C缺乏、血管性紫癜等。②血小板数量减少或功能异常:如特发性血小板减少性紫癜、再生障碍性贫血、血小板无力症等。③血管性血友病。④其他:如高血压、糖尿病、尿毒症等。

2. 血小板计数(PC) 测定单位容积血液中血小板的含量,主要了解血小板生成与消耗之间的平衡变化。

【标本采集方法】 同红细胞计数。

【参考值】 (100~300)×10^9/L。

【临床意义】

(1)血小板减少:血小板低于100×10^9/L称"血小板减少"。见于:①造血功能障碍:如再生障碍性贫血、白血病、放射线损伤、骨髓纤维化等。②血小板破坏过多:如特发性血小板减少性紫癜、脾功能亢进。③血小板消耗亢进:如弥散性血管内凝血。

(2)血小板增多:血小板超过400×10^9/L称"血小板增多"。原发性增多见于骨髓增生性疾病,如慢性粒细胞白血病、真性红细胞增多症、特发性血小板增多症;反应性增多见于急性或慢性炎症、急性失血或溶血等。

3.出血时间(BT)测定　将皮肤刺破后,让血液自然流出到自然停止所需的时间称为"出血时间"。出血时间可反映血小板数量、功能及血管壁的结构、功能状况。

【参考值】　WHO推荐用模板法或出血测定器法测定。参考值为(6.9±2.1)分钟,超过9分钟为异常。Duke法BT国内已弃用。

【临床意义】　BT延长见于:①血小板减少:如原发性或继发性血小板减少性紫癜。②血小板功能异常:如血小板无力症。③严重缺乏血浆某些凝血因子:如血管性血友病。④血管异常:如遗传性出血性毛细血管扩张症。⑤药物影响:如乙酰水杨酸、双嘧达莫(潘生丁)等抗凝药物的影响。BT缩短临床意义不大。

4.血块退缩试验(clot retraction test,CRT)　测定血液凝固后出现血凝块退缩所需要的时间,了解血小板的数量与功能。

【参考值】　2h开始退缩,18~24h内完全收缩。

【临床意义】　血块退缩不良见于血小板减少或功能异常,如特发性或继发性血小板减少性紫癜、血小板无力症等。

5.凝血时间(CT)测定　测定离体的血液发生凝固所需的时间,了解内源性凝血机制有无异常。

【参考值】　试管法:4~12min。

【临床意义】　CT延长见于血友病,严重的肝脏损害、阻塞性黄疸、弥散性血管内凝血应用肝素、双香豆素等抗凝药物。CT缩短见于高凝状态,但敏感度差。

6.血浆凝血酶原时间测定(PT)　在血浆中加入组织因子和钙溶液后测定血浆凝固所需的时间。了解外源性凝血机制有无异常。

【标本采集方法】　抽取静脉血1.8ml,注入含3.8%枸橼酸钠溶液0.2ml的试管内充分混匀。

【参考值】　11~13s,应设正常对照。病人检测结果超过正常对照3s以上有意义。为加强检测的准确性,可计算凝血酶原时间比值(PTR):即病人血浆的凝血酶原时间/正常人血浆的凝血酶原时间,参考值0.85~1.15s。目前,常用国际标准化比值(INR)替代凝血酶原时间,正常比值为1.0±0.1。

【临床意义】　①PT延长:见于严重肝病、阻塞性黄疸、维生素K缺乏、纤维蛋白溶解亢进、先天性凝血酶原或纤维蛋白原缺乏症、应用华法令、双香豆素等抗凝药物。②PT缩短:主要见于血液高凝状态,如弥散性血管内凝血早期、脑血栓形成等。

7.血浆鱼精蛋白副凝试验(plasma protamine paracoagulation test,3P试验)　为检验血液中可溶性纤维蛋白单体复合物和纤维蛋白降解产物的试验。主要了解有无纤维蛋白溶解亢进现象。

【标本采集方法】　同血浆凝血酶原时间测定。

【参考值】　正常人为阴性。

【临床意义】　阳性是血管内纤维蛋白溶解的标志。主要见于弥散性血管内凝血的早期纤维蛋白溶解亢进时,后期因纤维蛋白进一步降解成更小的片段可转变为阴性。

(丁士勤)

第二节 尿液检查

尿液是血液中部分物质经肾小球滤过和肾小管重吸收及排泌后所形成的排泄物。尿液检查是临床常用的检验项目,不仅可以直接了解泌尿系统的生理功能和病理变化,也可以间接反映全身多脏器的功能。

一、标本的采集与保存

尿液的采集是尿液检验的关键环节之一,其采集、保存及送检的方法正确与否关系到检验结果的准确与真实性,保证尿液标本的正确采集和保存是临床护理工作的基本内容。

1. 容器 尿液的一般检验应使用清洁干燥的大口瓶,必要时加盖。尿液做细菌培养时则应使用有塞的无菌大试管。

2. 尿液标本种类 根据临床需要和实际情况,留尿的种类大致可分为下列4种:

(1)随意一次尿:指随时留取任何时间的尿液。其优点是采集方便不受限制,多用于门、急诊病人,缺点是易受饮食、药物、运动、温度等因素的影响,结果不够准确。

(2)清晨空腹尿:指晨起的第一次尿。尿液在膀胱内贮留时间较长(6~8h以上),尿液浓缩和酸化程度高,尿液中细胞、管型等有形成分检出率较高。适用于肾脏疾病进一步明确诊断及观察疗效。

(3)餐后尿:指餐后2h留取的尿液,多于午餐2h后留尿。适合于糖尿病和尿蛋白阳性病人做定性检测时使用。

(4)12h尿或24h尿:指留取12h或24h内排出的全部尿液。留尿时间也可根据需要适当调节长短,或在不同时间段内分瓶留取分段尿液。适合对尿液中所含的微量物质,如17-羟、17-酮皮质类固醇、尿糖、尿蛋白、尿电解质等进行定量检测。

3. 留取方法 不同的检测项目留尿方法不同。

(1)尿液的一般检测:通常应取新鲜尿液10~100ml不等。女性应避开月经周期以防止阴道分泌物混入尿中,男性应避免精液及前列腺液的污染。留尿时最好弃去初段尿液不要,以免尿道口的不洁成分影响检验结果。

(2)尿液的细菌培养:留尿前应停用抗生素5天,留尿时先给病人冲洗外阴部或用1:1000苯扎溴铵(新洁尔灭)棉球擦拭外阴后再留取中段尿液,留尿全程中应遵守无菌操作规程,防止非尿道细菌及环境中的细菌污染标本,留好的尿液标本应及时送检。

(3)尿液中所含物质的定量检验(多用12h尿或24h尿):测定开始的当天中餐与晚餐应限制液体摄入量200ml以下,晚餐后不再饮水;次晨8时排尿弃去,收集此后12h或24h内的所有尿液,包括粪便排出的尿液以及第二天上午8时最后排出的尿液。可按检测需要将全部尿液盛于一个容器,或分晨8时至晚8时至晨8时尿盛于两个容器,也可将每2h的尿液盛于一个容器中送检。如果尿液放置时间过长,应将尿液冷藏于或置于阴凉处保存。可添加防腐剂。

4. 尿液的送检

(1)送检时间:一般完成尿液标本收集后均应立即送检,留尿至开始检测的时间最好不要超过30min,夏季最长不能超过1h,冬季最长不能超过2h。留取12h或24h尿标本应按前述要求添加防腐剂,如遇特殊情况不能及时检测,应将标本置入冰箱保存。

(2)送检单:送检时应仔细核查瓶签并注明标本的种类、留取的准确时间,所加防腐剂种类等。

二、尿液一般性状检验

(一)尿量

1. 正常尿量　正常成人尿量一昼夜为1 000～2 000ml,尿量的多少与当日饮水量及其他途径排出的体液量有关。

2. 尿量异常　(1)多尿:每昼夜尿量>2 500ml为多尿。暂时性多尿见于饮水过多、咖啡因类药物作用、应用利尿剂、输液过多等。病理性多尿见于尿崩症、糖尿病、慢性肾小球肾炎及慢性肾盂肾炎后期、急性肾衰竭多尿期。(2)少尿:每昼夜尿量小于400ml为少尿,小于100ml为无尿。见于:①肾前性:如各种原因所致的休克、严重脱水等。②肾性:如急性肾小球肾炎、急性肾衰竭少尿期、慢性肾衰竭等。③肾后性:如各种原因所致尿路梗阻。④假性少尿:如尿潴留。

(二)外观

正常新鲜尿多呈淡黄色、清澈、透明。尿颜色受尿色素、尿胆素及尿胆原等影响。颜色深浅取决于尿液浓缩程度、酸碱度、食物及药物的影响。久置尿可出现轻微混浊甚至沉淀。

1. 血尿　尿中含有一定量的红细胞时,称"血尿",可呈淡红色云雾状、洗肉水样或混有血块。每升尿中含血量超过1ml,即可呈现淡红色,称"肉眼血尿"。如尿外观变化不明显,离心沉淀后,镜检时每高倍镜视野红细胞平均多于3个,称为"镜下血尿"。血尿多见于泌尿系统的炎症、结核、结石及肿瘤等,亦可见于血小板减少性紫癜等出血性疾病等。

2. 血红蛋白尿　尿中含有游离血红蛋白时,可呈浓茶色或酱油样色,隐血试验呈阳性,此时显微镜下不一定能发现红细胞。主要见于严重血管内溶血,如溶血性贫血、血型不合的输血、恶性疟疾、蚕豆病、阵发性睡眠性血红蛋白尿等。

3. 胆红素尿　尿内含有大量结合胆红素,呈深黄色,胆红素定性试验呈阳性,见于胆汁淤积性黄疸及肝细胞性黄疸等。

4. 脓尿　尿内含白细胞或细菌等炎性渗出物,排出的新鲜尿即混浊。主要见于泌尿系统感染如肾盂肾炎、膀胱炎等。

5. 乳糜尿　尿内含有大量乳糜微粒、蛋白质,呈乳白色,主要见于丝虫病或肾周围淋巴管阻塞,如腹腔肿瘤、结核、胸腹部创伤等。

(三)气味

尿液气味来自挥发性酸和酯类。尿液长时间放置后,尿素分解可出现氨臭味。慢性膀胱炎和尿潴留时,尿液可有氨臭味;糖尿病酮症酸中毒时,尿液可有烂苹果样气味;有机磷中毒患者尿液可有蒜臭味;苯丙酮尿症者尿液有鼠臭味。

(四)尿比重

指 4℃条件下尿液与同体积纯水的重量比。

【参考值】 正常成人在普通饮食情况下,尿比重为 1.015~1.025,最大波动范围为 1.003~1.030,新生儿则为 1.001~1.020。

【临床意义】 ①尿比重高:主要见于高热、脱水、出汗过多、周围循环衰竭等致血容量不足的肾前性少尿,尿少而比重增高。病理情况下,如尿中含有大量葡萄糖的糖尿病患者或含有大量蛋白质的肾病综合征患者,尿液比重均增高。②尿比重减低:主要见于慢性肾功能衰竭、尿崩症等。如尿液比重持续固定在 1.010 左右,提示肾实质严重损害。

三、尿液化学检查

(一)尿酸碱度(pH)测定

【参考值】 普通饮食时尿液 pH 约为 6.5,波动范围为 4.5~8.0。

【临床意义】 ①酸性尿多见于酸中毒、发热、脱水或服用氯化铵等药品的患者,亦可见于糖尿病酮症酸中毒、痛风、白血病患者。②碱性尿多见于碱中毒、泌尿系统变形杆菌感染、肾小管性酸中毒或服用碳酸氢钠等。

(二)蛋白质测定

正常人尿液中含有极少量的蛋白质,当尿中蛋白质含量超过 150mg/24h,蛋白质定性试验呈阳性,称为"蛋白尿"。

【参考值】 定性试验:阴性;定量试验:30~80mg/24h。

【临床意义】

1.生理性蛋白尿 指泌尿系统无器质性病变,尿内出现短暂、轻度蛋白质,诱因解除后可消失。常见有:①功能性蛋白尿:在剧烈活动、妊娠等因素作用下,肾血管痉挛或充血、肾小球通透性增加而致尿液中出现蛋白质(一般不超过 1 个+)。②体位性蛋白尿:又称"直立性蛋白尿",系立位时局部因素引起肾脏被动充血所致。特点为:在晨尿中无蛋白,较长时间站立后尿中蛋白量增高,而平卧休息后尿蛋白又减少或消失。

2.病理性蛋白尿 (1)肾小球性蛋白尿:是指肾小球滤过膜损伤时,其通透性增加,血浆蛋白的滤出量加大,肾小管不能将滤出的蛋白质完全重吸收而出现的蛋白尿,以清蛋白为主,蛋白质排出量常大于 1g/24h,多见于原发性或继发性肾小球疾病、肾循环障碍、缺氧等。

(2)肾小管性蛋白尿:是指肾小球滤过功能正常,而肾小管重吸收功能障碍所致的蛋白尿,通常以 α_1、β_2 微球蛋白为主,清蛋白含量正常或轻度增加,蛋白排出量常小于 1g/24h,见于肾盂肾炎、急性肾小管坏死、急慢性间质性肾炎、药物(解热镇痛药、氨基糖苷类抗生素)影响等。

(3)混合性蛋白尿:指肾小球和肾小管均受损,尿中出现小分子量和大分子量的蛋白,见于慢性肾炎、肾小管间质病、糖尿病、肾病综合征、系统性红斑狼疮等。

(4)"溢出性"蛋白尿:指肾小球滤过及肾小管重吸收功能均正常,但由于血浆中异常低分子量蛋白质,如免疫球蛋白的轻链、血红蛋白或肌红蛋白增加,这些蛋白质经肾小球滤出,肾小管不能完全重吸收而产生的蛋白尿,见于多发性骨髓瘤、巨球蛋白血症、急性溶血性疾病等。

(三)尿糖测定

正常人尿液中可有微量葡萄糖,定性试验呈阴性。当血糖>8.88mmol/L,超过肾小管重吸收能力的最大限度即肾糖阈,或近端肾小管重吸收功能障碍时,尿糖增加,糖定性试验呈阳性,称"糖尿"。

【参考值】 尿糖定性试验阴性,定量为 0.56～5.0mmol/24h 尿。

【临床意义】

1. 生理性糖尿

①饮食性糖尿:由于食糖过多或输注葡萄糖溶液过快过多所致的糖尿。②妊娠糖尿:指正常孕妇在妊娠晚期,由于细胞外液容量增加,近曲小管的重吸收功能受到抑制,肾糖阈下降而出现的糖尿。

2. 病理性糖尿 ①应激性糖尿:见于颅脑外伤,脑血管病等应激反应时,胰高血糖素分泌过多,或血糖中枢受到刺激致暂时性高血糖所致的糖尿。②血糖正常性糖尿:又称肾性糖尿,是指血糖正常,但肾糖阈降低所致的糖尿,慢性肾炎或肾病综合征也可因肾小管受损,导致对糖的重吸收障碍而出现糖尿。③血糖增高性糖尿:如糖尿病、甲状腺功能亢进、嗜铬细胞瘤、肢端肥大症等内分泌疾病时血糖增高所致的糖尿。④非葡萄糖性糖尿:如哺乳期乳糖尿、遗传性半乳糖或果糖尿、戊糖尿等。

(四)尿酮体测定

酮体是体内脂肪分解代谢的中间产物,包括乙酰乙酸、β-羟丁酸和丙酮。血中酮体增高,尿酮体检查呈阳性尿液称为"酮尿"。

【参考值】 定性试验:阴性。

【临床意义】 酮尿可见于:①糖尿病性酮尿:如糖尿病酮症酸中毒。②非糖尿病性酮尿:如妊娠剧烈呕吐、子痫、长期饥饿、禁食、全身麻醉等,重症患者长期不能进食时亦可出现酮尿。

(五)尿亚硝酸盐测定

【参考值】 定性试验:阴性。

【临床意义】 尿液亚硝酸盐试验阳性,提示存在尿路感染。常见的肠杆菌科细菌如大肠埃希菌、变形杆菌等可将硝酸盐还原为亚硝酸盐。尿液亚硝酸盐与白细胞同时检查意义更大。

四、尿液(沉渣)显微镜检查

(一)细胞

1. 红细胞

【参考值】 玻片法平均 0～3 个/HP,定量 0～5 个/μl。

【临床意义】 尿沉渣镜检红细胞>3 个/HP,称"镜下血尿"。其意义与肉眼血尿相同。镜检多形红细胞>80%时,称"肾小球源性血尿",常见于各类肾小球肾炎;镜检多形红细胞

<50%时,称"非肾小球源性血尿",常见于肾结石、泌尿系统肿瘤、肾结核和肾盂肾炎等。

2. 白细胞

【参考值】 玻片法平均0~5个/HP,定量0~10个/μl。

【临床意义】 尿中白细胞增多,提示泌尿系统有化脓性炎症,如肾盂肾炎、膀胱炎、尿道炎或肾结核合并感染等。肾移植术后及淋巴细胞白血病时,尿液中也可见淋巴细胞。

3. 上皮细胞 尿液中的上皮细胞可来自肾至尿道口的整个泌尿系统。

【参考值】 正常尿中可见少量移行上皮细胞和鳞状上皮细胞,无肾小管上皮细胞。

【临床意义】 ①大量上皮细胞伴白细胞:见于泌尿生殖系统炎症,如肾盂肾炎、膀胱炎、尿道炎等。②移行上皮成片脱落:见于肾盂、输尿管或膀胱颈部炎症。③肾小管上皮细胞:见于急性肾小管坏死、肾移植排斥反应、慢性肾炎、肾梗死等。

(二)管型

管型是蛋白质、细胞碎片等在肾小管、集合管中凝固而成的圆柱状聚体。它是尿中的蛋白质在肾小管和集合管浓缩、酸化后形成的。肾小管上皮细胞分泌的 Tamm-Horsfall 糖蛋白(T-H 糖蛋白)是形成管型的基质。当已形成管型的肾单位有尿液重新通过时,管型随尿液排出体外。正常人尿中无管型或可偶见少量透明管型。常见管型的临床意义如下:

1. 透明管型 偶见于正常人晨尿中。当肾脏有轻度或暂时性功能改变,如剧烈运动、高热、全身麻醉及心功能不全等,尿中可见少量透明管型。在肾实质病变如肾小球肾炎时,透明管型明显增多。

2. 细胞管型 ①红细胞管型:由于肾小球滤过红细胞,或肾小管出血所致,是诊断肾小球病变的重要依据,常见于急性肾小球肾炎、慢性肾小球肾炎急性发作期、急性肾小管坏死、肾移植后急性排斥反应。②白细胞管型:提示有化脓性炎症,常见于急性肾盂肾炎、间质性肾炎,亦可见于狼疮性肾炎等。③上皮细胞管型:提示肾小管有病变,为肾小管上皮细胞脱落的证据,常见于急性肾小管坏死、肾移植急性排斥反应、重金属中毒、子痫等。细胞管型的出现,提示病变在急性期。

3. 颗粒管型 提示肾单位有淤滞。可分为细颗粒管型和粗颗粒管型两种,前者见于慢性肾小球肾炎或急性肾小球肾炎后期;后者见于慢性肾小球肾炎、肾病综合征或药物中毒性肾小管损伤。

4. 蜡样管型 见于肾脏长期而严重的病变,如慢性肾小球肾炎的晚期、肾功能衰竭及肾淀粉样变等。蜡样管型的出现,提示肾脏病变严重,预后较差。

5. 脂肪管型 其基质中含有脂肪变性的肾小管上皮细胞,多见于肾病综合征、中毒性肾病及类脂性肾病等。

(三)结晶

尿液中盐类结晶的析出,取决于该物质的饱和度、尿液的pH、温度等因素。常见的有尿酸结晶、草酸钙结晶和磷酸盐类结晶,一般无临床意义。但当结晶伴随较多红细胞出现于新鲜尿液时,多为尿路结石所致。

(丁士勤)

第三节 粪便检验

粪便由食物残渣、胃肠道分泌物、脱落物、细菌和水分混合而成。对粪便进行检验可了解：①消化道及肝、胆、胰等器官有无炎症、出血、寄生虫、肿瘤等病变。②根据粪便性状了解消化状况，借以推断胰腺外分泌功能。③了解消化道内有无致病菌感染。

一、标本采集与送检

粪便标本的采集送检是否正确，直接影响到检验结果的正确性与准确性，工作中特别要注意下列问题：

(1)通常采用自然排出的新鲜粪便，必要时可用肛门指诊或采便管帮助进行粪便标本的采集。

(2)留取粪便的容器应为清洁干燥的玻璃瓶、塑料盒，或一次性使用的涂蜡纸盒。粪便中不应混合有尿液、消毒剂、污水等，以免破坏粪便中的有形成分。细菌培养时则应采用有盖的无菌容器。

(3)粪便检验一般只需指头大(5g)粪便即可，但应在粪便有脓血黏液处选材，并注意从粪便的不同部位选取标本。

(4)粪便寄生虫检验，3天前应停用抗生素，留取的粪便至少在30g以上。血吸虫毛蚴等虫卵孵化计数，应留取全部24h粪便，混匀后送检。检验阿米巴滋养体，除从粪便脓血及稀便处取标本外，还应另做涂片立即送检，室温低于20℃时，送检前载玻片应加温，送检途中要注意保温(以载玻片不烫手背为宜)，以提高阳性检出率。蛲虫虫卵检验应使用透明薄膜拭子于清晨排便前白肛门周围的皱襞处拭取标本然后送检，才易获得正确的结果。

(5)粪便隐血试验，为避免出现假阳性，病人应禁食铁剂、动物血、肝类、瘦肉及大量绿叶蔬菜3天，然后再留取粪便送检，有牙龈出血者应嘱其勿下咽。

(6)标本采集后一般在1h内检验完毕，以免pH改变以及消化酶作用等使粪便的有关成分分解破坏，从而影响检验结果的正确性。

二、粪便一般性状检查

(一)量

粪便量的多少与进食量、食物种类及消化器官的功能状态有直接关系。进食粗粮及含纤维素较多的食物，粪便量相对较多；反之，则相对较少。健康成人每天的粪便量为100～300g。在病理情况下，粪便的量、性状等均发生改变。

(二)颜色与性状

正常人的粪便因含有粪胆素而呈黄色或褐色；婴儿的粪便因含胆绿素而呈黄绿色。粪便颜色易受到食物、药物的影响。在病理情况下，粪便可呈现不同的颜色变化和性状改变。

1.黏液便　正常粪便中含有少量黏液，但因与粪便均匀混合而不易被发现。一旦出现肉眼可见的黏液,则提示黏液量增多,常见于肠道受刺激、肠道炎症或痢疾,如各种肠炎、细菌性痢疾、阿米巴痢疾等。

2.鲜血便　提示下消化道出血,常见于肛裂、痔疮、直肠息肉、直肠癌等。

3.脓便及脓血便

常见于细菌性痢疾、阿米巴痢疾、溃疡性结肠炎、结肠癌或直肠癌等。其中细菌性痢疾以脓及黏液为主,脓中带血;阿米巴痢疾以血为主,血中带脓,呈暗红色稀果酱样。

4.柏油样便　粪便呈暗褐色或黑色,质软、有光泽,如柏油状。一般提示上消化道出血量在50~100ml以上。若粪便呈柏油样,且持续2~3天,说明出血量在500ml以上;当上消化道持续大出血时,因肠蠕动增快,粪便可呈暗红色。服用铁剂、铋剂、活性炭或中药后也可排出黑色便,但无光泽,且隐血试验呈阴性。

5.胶冻状便　粪便呈膜状、纽带状,多见于肠易激综合征患者腹部绞痛之后。也见于过敏性肠炎及某些慢性细菌性痢疾患者。

6.水样或糊状便　见于各种感染和非感染性腹泻,尤其是急性胃肠炎。

7.白陶土样便　见于胆汁淤积性黄疸,提示胆管完全梗阻;钡餐造影后也可呈灰白色。

8.米泔水样便　呈乳白色淘米水样,见于霍乱、副霍乱。

9.细条状便　提示直肠和肛门狭窄,见于直肠癌、肛裂。

(三)气味

食物在肠道中经细菌作用后,产生吲哚、硫醇、粪臭素、硫化氢等很多有臭味的物质,故正常粪便有一定臭味。一般素食者味轻,肉食者味重。结肠癌、结肠溃疡合并感染时常有恶臭;阿米巴痢疾有鱼腥味;脂肪和糖类消化不良时有酸臭。

(四)寄生虫虫体

肠道较大寄生虫(蛔虫、蛲虫和绦虫等)虫体可在粪便中肉眼直接分辨。钩虫虫体需将粪便冲洗过筛后方可见到。

三、粪便化学检查

(一)隐血试验

隐血是指上消化道少量出血,粪便外观无变化,用肉眼和显微镜检查均不能证实的出血。隐血试验(OBT)是指用化学或免疫的方法来证实隐血的试验。

【参考值】　阴性。

【临床意义】　隐血试验对消化道出血鉴别诊断有一定意义,消化性溃疡,呈间歇阳性;消化道恶性肿瘤多呈持续阳性;药物致胃肠黏膜损伤、肠结核、肠息肉、钩虫病等OBT均常呈阳性反应。OBT也可作为消化道恶性肿瘤普查的一个筛选指标,连续检测可对早期发现消化道恶性肿瘤有重要价值。

(二)胆色素检验

【参考值】　粪胆红素定性试验阴性;粪胆原及粪胆素定性试验阳性。

【临床意义】 正常粪便中无胆红素而有粪胆原和粪胆素。若肠蠕动加速或婴幼儿,因排入十二指肠的胆红素来不及转化为粪胆原、粪胆素即排出体外,粪便呈深黄色,胆红素检验常为强阳性。胆管梗阻时,胆红素不能排入肠道,粪胆原、粪胆素缺如,两者的定性检验皆可呈阴性,粪便外观呈白陶土色,部分梗阻则可能呈弱阳性。溶血性黄疸时,粪胆原、粪胆素的含量会增加,粪色加深,定性检验呈强阳性。

四、粪便显微镜检查

（一）细胞

1. 白细胞　正常粪便中可偶见白细胞,且主要是中性粒细胞。白细胞增多见于肠炎和痢疾。肠炎时白细胞轻微增多,散在分布,一般<15 个/HP;细菌性痢疾时白细胞明显增多,满视野成堆分布。过敏性肠炎和肠道寄生虫病时粪便中可见较多的嗜酸粒细胞。

2. 红细胞　正常粪便中无红细胞。红细胞增多见于下消化道出血、结肠癌和炎症。在炎症时,红细胞一般伴随白细胞出现,在细菌性痢疾时以白细胞为主,红细胞常分散存在,且形态正常;在阿米巴痢疾时以红细胞为主,成堆出现,并有破碎现象。

3. 上皮细胞　正常粪便中很难发现肠道上皮细胞。在伪膜性肠炎时上皮细胞明显增多。

4. 巨噬细胞　正常粪便中少见巨噬细胞。在细菌性痢疾、结肠炎时增多。

（二）其他

寄生虫虫卵和原虫检查可诊断相应的寄生虫病;脂肪滴提示消化不良及胰腺疾病等;细菌检查对肠道感染性疾病的诊断和鉴别有重要价值。

(丁士勤)

第四节　肾功能检验

肾脏有强大的生理功能和代偿功能,临床实验室检查主要从肾小球和肾小管功能来了解肾功能状况。

一、肾小球功能检查

（一）肌酐测定

血中的肌酐(Cr)由外源性和内源性两类组成。血 Cr 主要由肾小球滤过排除,肾小管基本不重吸收且排泌量较少,在外源性肌酐摄入量稳定的情况下,血中 Cr 浓度取决于肾小球滤过功能,故测定血 Cr 浓度可作为肾小球滤过率(GFR)受损的指标。

【标本采集方法】　抽取空腹静脉血 2ml,注入干燥试管后送检。
【参考值】　血清或血浆 Cr 男性:53～106μmol/L,女性:44～97μmol/L。
【临床意义】
1. 判断肾功能损害的程度　急性肾衰竭血 Cr 明显升高,由于 Cr 较内生肌酐清除率

(Ccr)测定简便,临床更为常用,主要用于判断肾小球损伤的程度。

2. 鉴别肾性和肾前性少尿　肾性少尿血 Cr 常 >200μmol/L,血尿素氮(BUN)与 Cr 同时升高,BUN/Cr≤10∶1;肾前性少尿血 Cr<200μmol/L,BUN 升高较快,而 Cr 不相应升高,BUN/Cr>10∶1。

(二)内生肌酐清除率测定

肾单位时间内将若干毫升血液中内生肌酐全部清除出去,称为内生肌酐清除率(Ccr),Ccr 是测定肾小球滤过功能最常用的方法。Ccr 测定的适应证:①评价肾小球滤过功能,评估肾脏疾病时肾小球损伤的程度。②肾脏及有关疾病的治疗与用药指导。③肾脏移植术后的监测。

【标本采集方法】

1. 检验前连续 3 天进低蛋白饮食(<40g/d),禁食肉类,避免剧烈运动。
2. 第 4 天晨 8 时排净尿液,收集此后 24h 尿液,容器内添加甲苯 3~5ml 防腐。
3. 同日抽取静脉血 2~3ml,注入抗凝管,与 24h 尿液同时送检。

【参考值】　成人 Ccr 为 80~120ml/min,老年人随年龄增长,有自然下降趋势。

【临床意义】

1. 较早反映肾小球损害的敏感指标　肾功能早期受损时,GFR 降低至正常的 50%,Ccr 可低至 50ml/min,但血肌酐(Cr)、尿素氮(BUN)仍在正常范围内。成人 Ccr<80ml/min 应视为肾小球滤过功能下降。急性肾小球肾炎患者首先出现 Ccr 下降,并随病情好转而回升。慢性肾小球损害,Ccr 呈进行性下降。

2. 评价肾小球滤过功能受损程度　Ccr 70~51ml/min 为轻度损害;Ccr 50~30ml/min 为中度损害;Ccr<30ml/min 为重度损害。

3. 指导临床治疗　临床上常根据 Ccr 结果制定治疗方案并调整治疗手段。如 Ccr 为 30~40ml/min,应限制蛋白质摄入;Ccr≤30ml/min,噻嗪类利尿剂常无效;Ccr≤10ml/min 应进行人工透析治疗。

(三)血清尿素氮测定

血尿素氮(BUN)是蛋白质代谢的终末产物,当肾实质受损害时,GFR 降低,BUN 浓度增加,因此测定 BUN 可观察肾小球滤过功能。

【标本采集方法】　抽取空腹静脉血 2ml,注入干燥试管后送检。

【参考值】　3.2~7.1mmol/L;婴儿、儿童 1.8~6.5mmol/L。

【临床意义】

1. 判断肾功能损害的程度　器质性肾功能损害,特别是慢性肾衰竭时 BUN 明显增高,急性肾衰竭 BUN 可无变化,但 GFR 下降至 50% 以下时,BUN 才升高。因此,BUN 不能作为早期判断肾功能的指标。但对慢性肾衰竭(特别是尿毒症)病情严重程度判断有价值:①肾衰竭代偿期,BUN<9mmol/L;②肾衰竭失代偿期,BUN>9mmol/L;③肾衰竭期,BUN>20mmol/L。

2. 评价蛋白质摄入或分解情况　急性传染病、高热、上消化道大出血、大面积烧伤、大手术和甲状腺功能亢进症、高蛋白饮食等，BUN 均增高，而血 Cr 一般不增高。

二、肾小管功能检查

(一)肾脏浓缩和稀释功能试验

【标本采集方法】

1. 3h 尿比重试验　试验日病人正常饮食和活动，晨 8 时排尿弃去，此后每隔 3h 排尿 1 次至次晨 8 时，分置于 8 个容器中。分别测定尿量和比重。

2. 昼夜尿比重试验　试验日病人三餐如常进食，但每餐含水量不宜超过 500～600ml，此外不再进餐、饮水。晨 8 时排尿弃去，上午 10 时、12 时、下午 2 时、4 时、6 时、8 时及次晨 8 时各留尿 1 次，分别测定尿量和比重。

【参考值】

1. 3h 尿比重试验　昼尿量多于夜尿量，为(3～4):1；至少有一次尿比重＞1.025(多为夜尿)，一次＜1.003。

2. 昼夜尿比重试验　24h 尿总量 1 000～2 000ml，晚 8 时至晨 8 时夜尿量不应超过 750ml，昼尿量与夜尿量之比不应小于(3～4):1，尿液最高比重应在 1.020 以上，最高比重与最低比重之差不应小于 0.009。

【临床意义】

1. 原发性肾小球疾病　急性肾小球肾炎时，虽然肾小球滤过率有所下降，但由于肾小管重吸收功能尚正常，常表现为尿量减少且比重增高；慢性肾小球肾炎时，当病变累及肾髓质则可影响肾的浓缩稀释功能，出现尿量增多比重降低，最高比重与最低比重之差减少等；晚期肾功能显著下降时，肾小管重吸收功能几乎丧失，所以此时虽然滤过率已明显降低，但尿量减少尚不显著，比重常固定在 1.010 左右，称为"等张尿"；进入尿毒症期则尿少且比重固定。

2. 肾小管病变　如慢性肾盂肾炎时，肾小管重吸收功能损害早且程度重，常先表现为夜尿量增多，昼夜尿量比值改变，尿比重下降等，以后才逐渐出现尿总量增多，晚期肾功能严重损害时出现少尿、尿比重低且固定的现象。

3. 其他　高血压、肾动脉硬化等疾病引起严重肾功能损害时，可出现多尿、夜尿增多、比重下降等肾脏浓缩稀释功能减退的表现。

(二)酚红排泄试验(PSP 排泄试验)

【标本采集方法】

(1)检验前 2h 开始至检验结束禁止吸烟、饮茶或咖啡等。

(2)检验开始时嘱病人一次性饮水 300～500ml，20min 后排净尿液。

(3)排尿后静脉注射 0.6% 酚红 1ml。为了保持用量准确，最好用少量生理盐水冲洗安瓿及注射器后将残量也注入血管。20kg 以下婴幼儿的用量酌情递减。

(4)于静脉注射酚红后 15min、30min、60min 和 120min 分别收集病人尿液 4 次，将标本置于 4 个干燥清洁的容器中送检。

【参考值】　15min 排泄量≥0.25，2h 排泄总量≥0.55。

【临床意义】

1. 肾小管排泄功能的指标 对肾小管有明显损害的疾病,如肾盂肾炎、慢性肾小球肾炎、肾动脉硬化症等此项检验意义较大,排泄功能降低一般与病变严重程度呈正相关。

2. 判断肾衰竭的程度 当肾功能损害>50%时,该试验才可降低,因此不能作为早期诊断肾功能改变的指标。

(丁士勤)

第五节 肝脏病常用检查

肝脏是人体的重要器官,对蛋白质、糖、脂肪等代谢起到重要作用。包括了蛋白质、肝酶、胆红素、乙肝指标等检查,临床应用价值较大。

一、蛋白质代谢功能检验

(一)血清总蛋白和清蛋白、球蛋白比值测定

血清总蛋白(TP)为血液中各种蛋白质的总称,包括清蛋白(A)和球蛋白(G)。A/G为清蛋白/球蛋白比值。90%血清总蛋白和全部血清清蛋白是由肝脏合成,因此血清总蛋白和血清清蛋白含量是反映肝脏合成功能的重要指标。

【标本采集方法】 抽取空腹静脉血 2ml,注入干燥试管中送检,不抗凝。

【参考值】 成人 TP:60~80g/L;A:男 42~55g/L,女 37~50g/L;G:20~30g/L,A/G(1.5~2.5):1。

【临床意义】

1. 血清总蛋白增高 血清总蛋白>80g/L 称为"高蛋白血症"或"高球蛋白血症",此时总蛋白增高主要是球蛋白增高。①血液浓缩、各种原因引起的严重脱水、体液丢失过多等。②多发性骨髓瘤、淋巴瘤、原发性巨球蛋白血症等 M 蛋白血症。③类风湿性关节炎、风湿热、系统性红斑狼疮等自身免疫性疾病。

2. 血清总蛋白降低 血清总蛋白<60g/L 称为"低蛋白血症",此时总蛋白减低主要是清蛋白减低。常见原因有:①蛋白质摄入不足或蛋白质消耗增加:如恶性肿瘤、甲亢、重症结核、营养不良、长期饥饿、消化吸收不良等慢性消耗性疾病。②蛋白合成障碍:如各种肝炎、肝硬化引起的肝细胞损伤。③蛋白质丢失过多:如严重烧伤、肾病综合征、急性大出血、蛋白丢失性肠病等。

3. 血清球蛋白减少 见于肾上腺皮质功能亢进、长期应用肾上腺皮质激素和使用免疫抑制剂所致的免疫功能抑制。

4. A/G 减低或倒置 多因清蛋白减少和(或)球蛋白增高所致。多见于中度以上慢性病毒性肝炎、肝硬化、原发生肝癌、M 蛋白血症等。

(二)血清蛋白电泳

【标本采集方法】 抽取空腹静脉血 1ml,注入干燥试管中送检,不抗凝。

【参考值】 醋酸纤维素膜法:清蛋白 0.62～0.71,α_1 球蛋白 0.03～0.04,α_2 球蛋白 0.06～0.10,β 球蛋白 0.07～0.11,γ 球蛋白 0.09～0.18。

【临床意义】

1. 肝病型　慢性肝炎、肝硬化、原化性肝癌,可见清蛋白、α_1、α_2、β 球蛋白减少和 γ 球蛋白增加。

2. M 蛋白血症型　清蛋白轻度降低,单克隆 γ 球蛋白明显升高,在 γ 区带、β 区带或 β 与 γ 区带之间出现明显的 M 蛋白区带,多见于多发性骨髓瘤、原发性巨球蛋白血症。

3. 肾病型　清蛋白降低,α_2 和 β 球蛋白增高,见于肾病综合征、糖尿病肾病。

4. 炎症型　α_1、α_2、β 三种球蛋白均增高,见于急、慢性炎症或应激反应。

5. 其他型　结缔组织病常伴有 γ 球蛋白增高;先天性低 γ 球蛋白血症时 γ 球蛋白减低。

二、胆红素代谢功能检验

(一)血清胆红素测定

【标本采集方法】 抽取空腹静脉血 2ml,注入干燥试管中送检,不抗凝。

【参考值】 成人:血清总胆红素(STB)3.4～17.1μmol/L,血清结合胆红素(CB)0～6.8μmol/L,血清非结合胆红素(UCB)1.7～10.2μmol/L。

【临床意义】

1. 判断黄疸的有无及其程度　隐性黄疸 STB 为 17.1～34.2μmol/L;轻度黄疸 STB 为 34.2～171μmol/L;中度黄疸 STB 为 171～342μmol/L;重度黄疸 STB＞342μmol/L。

2. 判断黄疸的类型及原因　溶血性黄疸 STB 轻度增高,而 UCB 明显增高,CB/STB＜0.2;阻塞性黄疸 STB 显著升高,主要为 CB 升高,CB/STB＞0.5;肝细胞性黄疸 STB 多在 17.1～171μmol/L 之间,且 CB 与 UCB 均升高,CB/STB 比值在 0.2～0.5 之间。

(二)尿胆红素与尿胆原测定

【标本采集方法】

(1)留取新鲜尿液 20～30ml,置于干燥清洁的容器中送检。尿胆原检验最好取晨尿,如果做定量检测,则须留 24h 尿液。

(2)尿胆原易在空气中氧化,棕色容器较适宜,容器最好加盖并立即送检,不要长时间暴露在空气中,并避免光照。

(3)尿中含某些药物,如磺胺类、普鲁卡因、苯唑青霉素等可使试验呈假阳性反应,或使溶液混浊干扰测试结果。检验前应避免使用上述药物。

(4)饱餐、饥饿、运动等生理情况可引起尿胆原轻度增高,留取标本时应注意排除上述情况。

【参考值】 正常人尿胆红素定性为阴性,定量≤2mg/L;尿胆原定性为阴性,定量≤10mg/L。

【临床意义】

1. 尿胆红素试验阳性　提示血中 CB 增加。见于:①肝细胞性黄疸和阻塞性黄疸。②门脉周围炎、纤维化等肝内小胆管高压所致的胆汁淤积。

2. 尿胆原增加 见于溶血性黄疸(呈强阳性)及肝细胞性黄疸(轻度升高),而胆汁淤积性黄疸呈阴性。

血清胆红素、尿液胆红素和尿胆原等检查对黄疸的诊断与鉴别诊断(见表 8-3)。

表 8-3 正常人及三种黄疸的胆色素代谢检查变化

分类	血清胆红素(μmol/L)				尿内胆色素		粪便颜色
	STB	CB	UCB	CB/STB	尿胆红素	尿胆原	(粪胆原)
正常人	3.4~17.1	0~6.8	1.7~10.2	0.2~0.4	阴性	阴性或弱阳性	正常
溶血性黄疸	轻度增高	+	+++	<0.2	阴性	+++	深
肝细胞性黄疸	中度增高	++	++	0.2~0.5	++	+	变浅/正常
阻塞性黄疸	明显增高	+++	+	>0.5	+++	阴性	变浅/白色

三、血清酶学检验

(一)血清转氨酶测定

用于肝脏疾病检查的转氨酶主要是丙氨酸氨基转移酶(ALT)和天门冬氨酸氨基转移酶(AST)。转氨酶测定主要用于:①诊断和鉴别诊断肝胆疾病、心肌梗死、骨骼肌损伤。②作为临床用药的参考指标。③监测病情变化和治疗反应。

【标本采集方法】 抽取空腹静脉血 1ml,注入干燥试管中送检,不抗凝。

【参考值】 ①连续监测法(37℃):ALT<40U/L,AST<40U/L。②比色法(Karmen法):ALT 5~25 卡门单位,AST 8~28 卡门单位。③ALT/AST≤1。

【临床意义】 肝脏疾病转氨酶的变化见表 8-4。

表 8-4 肝脏疾病转氨酶的变化

肝脏疾病	转氨酶变化
急性肝炎	ALT 与 AST 均显著增高,但以 ALT 升高为主,ALT/AST>1
慢性肝炎	ALT 与 AST 轻度升高或正常,ALT/AST>1,如 AST/ALT>1,则提示可能转为慢性活动性肝炎
急性重症肝炎	转氨酶活性变化可与肝损伤程度不成正比,病程初期即表现出 AST 升高比 ALT 升高更明显,说明肝细胞损伤严重(有线粒体损伤);若病情恶化时,可出现黄疸加重,ALT 无明显增高,胆红素明显升高,转氨酶却减低,即"胆酶分离"现象
非病毒性肝病	ALT 与 AST 轻度升高或正常,ALT/AST<1。乙醇性肝病时,AST 升高明显,而 ALT 可正常,可能因为乙醇致线粒体损坏及抑制吡哆醛活性有关
肝硬化	转氨酶活性取决于肝细胞坏死和肝纤维化的程度,终末期血清转氨酶活性可正常或降低
胆汁淤积	肝内、外胆汁淤积时,转氨酶轻度升高或正常,借此可与肝实质细胞损伤相鉴别

1. ALT 变化 ALT 是肝脏特异性酶,ALT 仅存在于肝细胞质中,血清值升高表明肝细

胞膜存在渗漏并退化,升高的程度与受累细胞数量有关。血清 ALT 活性高于参考值上限 15 倍,是无论起因于病毒、毒物还是循环系统导致的急性肝细胞坏死的一项指标。ALT 诊断肝胆疾病的敏感性为 83%,特异性为 84%。

2.AST 变化　AST 主要分布于心肌,其次是肝脏和骨骼肌。肝细胞 70% 的 AST 存在于线粒体,30% 存在于细胞质。血清 AST/ALT 比值<1 表明轻度肝损害和一些炎症性病变。AST/ALT 比值>1(特别是>2)表明是坏死性的严重肝脏疾病,主要见于慢性活动性肝炎和乙醇性肝损害。AST 诊断肝胆疾病的敏感性为 71%。另外,AST 对可疑新近发病的心肌梗死的诊断灵敏度为 96%,在胸痛发作后 12h 诊断的特异性为 86%。

(二)血清碱性磷酸酶测定

正常人血清中的碱性磷酸酶(ALP)主要来源于肝脏、骨骼、肠道,其中以肝源性和骨源性为主。肝脏的 ALP 经胆汁排入小肠,ALP 检测可鉴别诊断胆汁淤积状况。ALP 的测定主要用于:①肝胆疾病的诊断与监测:梗阻性黄疸、胆汁性肝硬化、肝细胞性疾病、原发性肝肿瘤、肝转移性癌。②骨病的诊断与监测:原发性骨病,如变形性骨炎、佝偻病、原发性骨瘤等;继发性骨病,如骨转移瘤、多发性骨髓瘤、骨折愈合等。

【标本采集方法】　与 ALT 采集的方法相同。

【参考值】　磷酸对硝基苯酚连续监测法(30℃):成人 40~110U/L;儿童<250U/L。

【临床意义】

1.肝胆系统疾病　各种肝内、肝外胆管阻塞性疾病,ALP 明显升高,且与胆红素升高相平行。ALP 对胆汁淤积性疾病诊断的灵敏度高(80%~100%),其升高的持续时间亦长。以肝实质病变为主的肝胆疾病(如肝炎、肝硬化),ALP 仅轻度升高(主要与肝源性 ALP 的释放有关),因而血清 ALP 反映肝细胞损害并不灵敏。

2.黄疸的鉴别　同时测定 ALP 和 ALT 有助于黄疸的鉴别诊断:①胆汁淤积性黄疸:ALP 多明显增高,而 ALT 仅轻度增高。②肝细胞性黄疸:ALT 活性很高,ALP 正常或稍增高。③肝内局限性胆管梗阻:ALP 明显增高,ALT 无明显增高,胆红素不增高。④毛细胆管性肝炎:ALP 和 ALT 均明显增高。

3.其他　多种骨病及骨折愈合期,血清 ALP 升高;如佝偻病、甲状旁腺功能亢进、妊娠、新生儿骨质生成和正在发育的儿童,血清 ALP 也增高。

(三)γ-谷氨酰转移酶测定

γ-谷氨酰转移酶(γ-GT 或 GGT)在体内分布较广,其活性强度的顺序为肾、胰、肝、脾。血清中的 GGT 主要来自肝胆系统,在各种肝胆系统疾病时,血清 GGT 均可明显升高。GGT 测定主要用于:①肝胆管疾病的诊断、鉴别诊断与监测。②结合其他实验进行慢性乙醇中毒(长期酗酒)的监测。

【标本采集方法】　抽取空腹静脉血 2ml,注入干燥试管中送检,不抗凝。

【参考值】　GluCANA 法(37℃):男性 8~58U/L,女性 8~30U/L。

【临床意义】

1.原发性或转移性肝癌　肝癌时由于肝内胆管阻塞,肝细胞合成 GGT 增多,同时癌细胞也合成GGT,可使血清中GGT显著升高,且GGT活性与肿瘤大小及病情严重程度呈平行关系。因此,GGT的动态观察有助于判断疗效和预后。

2.胆汁淤积性黄疸　肝内或肝外胆管阻塞时,GGT排泄受阻,易随胆汁反流入血,使血中GGT明显升高,其增高程度比肝癌时更明显,而且与血清中胆红素、ALP的变化相一致。阻塞发生愈快,上升愈迅速;阻塞愈重,上升愈显著。通过ALT和GGT/ALT比值有助于区分肝细胞性黄疸和胆汁淤积性黄疸。

3.病毒性肝炎和肝硬化　急性肝炎时,GGT中度增高,但上升幅度明显低于ALT。若持续升高,提示转为慢性肝病;慢性肝炎、肝硬化的非活动期,GGT可正常,若持续升高,提示病变活动或病情恶化;在肝炎恢复期,GGT仍可升高,提示尚未痊愈,如长期升高,可能有肝坏死。

4.其他　酗酒者GGT可升高,乙醇性肝病GGT多数显著升高,故GGT对乙醇性肝病的诊断有一定的价值。

(四)单胺氧化酶测定

单胺氧化酶(MAO)大部分存在于肝细胞线粒体内,能促进结缔组织形成,其增高程度与肝脏结缔组织增生量密切相关。MAO反映肝脏纤维化的程度。

标本采集方法　与GGT标本采集方法相同。

【参考值】　0～3U/L(速率法,37℃)。

【临床意义】

1.肝脏疾病　肝硬化晚期和肝癌合并肝硬化患者MAO活性增高,其增高程度与肝脏纤维化程度呈正比,但对早期肝硬化的诊断并不灵敏。急性肝炎、轻度慢性肝炎MAO大多正常;部分重度肝炎患者血清MAO增高,提示肝细胞坏死和纤维化形成;暴发性肝炎、严重脂肪肝若伴有急性肝坏死时,MAO自肝细胞和线粒体逸出,使血清MAO增高。

2.肝外疾病　如慢性心力衰竭、糖尿病、甲状腺功能亢进、硬皮病等,MAO活性也可增高。

四、乙型病毒性肝炎标志物检验

现已确定的肝炎病毒有甲、乙、丙、丁、戊型5种类型,其中乙型肝炎病毒(HBV)流行最广,对人类健康威胁最大,也是目前研究得比较清楚的一种类型。检验血中有无其标志物是诊断乙型肝炎、确定其病变类型、判断其发展预后的重要指标。

乙型肝炎标志物共有3对,包括乙型肝炎病毒表面抗原(HBsAg)及表面抗体(抗-HBs)、乙型肝炎病毒核心抗原(HBcAg)及核心抗体(抗-THBc)、乙型肝炎病毒e抗原(HBeAg)及e抗体(抗-THBe)。其中核心抗原全部存在于肝细胞核中,释放时抗原周围常被HbsAg包裹很难直接测定,所以临床只对标志物中的其他两对半进行检验。

【标本采集方法】　抽取静脉血3～4ml,注入干燥试管中送检,不抗凝。

乙型肝炎是一种主要通过血行播散的传染病,因此静脉抽血时除须特别注意无菌操作的各项环节外,还要严格执行消毒隔离制度,所用过的注射器及污染物必须严格消毒处理后方可丢弃,同时还要防止医源性交叉感染。

【临床意义】 乙型病毒性肝炎标志物检验结果多用阴性（－）和阳性（＋）表示，必要时可用滴度表示阳性程度。

1. HBsAg 阳性　是 HBV 感染的指标，其滴度高低与传染性有关。如仅此项阳性提示感染过 HBV 或是 HBV 携带者。

2. 抗-HBs 阳性　可因隐性感染 HBV、急性乙型肝炎恢复后以及注射乙型肝炎疫苗后产生，是机体对 HBsAg 产生免疫力的标志，也是乙型肝炎好转康复的标志。

3. HBeAg 阳性　是 HBV 复制的指标，与传染性强弱相关。在慢性活动性肝炎、肝硬化、肝癌病人中检出率高，可提示病情的发展和转归。

4. 抗-HBe 阳性　一般认为是机体 HBV 复制减少的标志，传染性可能较前减弱。

5. 抗-HBc 阳性　是 HBV 对肝细胞损害程度的标志，也可反映 HBV 的复制情况。一般见于慢性肝炎及 HBV 长期携带者，可检出 HBsAg 及抗-HBs 阴性的乙型肝炎病人。结果的综合判断参见表 8-5。

表 8-5　乙型病毒性肝炎标志物五项检验结果综合判断

HBsAg	抗-HBs	HBeAg	抗-HBe	抗-HBc	临床意义	传染性
−	−	−	−	−	过去和现在均未感染 HBV	无
−	+	−	−	−	HBV 感染已康复，曾有 HBV 感染或急性感染恢复期抵抗 HBV 抗体产生	无
−	+	−	+	−	HBV 感染已康复，有抵抗 HBV 抗体产生	基本无
−	+	−	+	+	既往感染或急性 HBV 感染恢复期，有抵抗 HBV 抗体产生	较小
−	−	−	+	+	曾有 HBV 感染或急性感染恢复期	小
−	−	−	−	+	曾有 HBV 感染或急性感染恢复期	较小
+	−	−	−	−	急性 HBV 感染早期或 HBV 携带者	有
+	−	−	−	+	急性 HBV 感染早期，慢性 HBV 携带者	有
+	−	−	+	+	急性 HBV 感染趋向康复	有
+	−	+	−	+	急性或慢性 HBV 感染	强
+	+	+	−	+	急性或慢性 HBV 感染	较强
+	+	−	+	−	急性 HBV 感染趋向康复	有
−	−	−	+	+	急性 HBV 感染中期	有

第六节　脑脊液检验

脑脊液（CSF）是存在于脑室和蛛网膜下腔的无色透明液体，主要由脑室脉络丛细胞主动分泌和超滤形成，经蛛网膜绒毛及脊神经根周围间隙回吸收入静脉，由于脉络丛对血浆中某些物质的滤过具有选择性，形成了血脑屏障，故正常脑脊液成分比较恒定。病理情况下血脑屏障被破坏，CSF将发生改变。因此，CSF检查对中枢神经系统器质性病变的诊断具有重要意义。

一、脑脊液检验标本采集

(一)物品准备

准备腰椎穿刺包、3支无菌试管、酒精灯、火柴及必要的麻醉用品。

(二)体位

病人侧卧于硬板床上，取头膝向胸腹屈曲位，背与床边垂直。

(三)标本采集

腰椎穿刺成功后将流出的脑脊液收集于3个无菌试管中，分送细菌学、化学或免疫学、细胞计数检验，每管含脑脊液1～2ml即可。收集标本时应遵守无菌操作规程，并注意勿将血液带入标本，各管于标好具体的采集时间后即时送检。

(四)注意事项

穿刺过程中出现瞳孔扩大或不等大、意识不清、脉搏细数、呼吸深慢等脑疝症状时应立即停止放液，并迅速向椎管内回注生理盐水10～20ml，必要时采取有关的紧急措施进行抢救。

(五)CSF检查的适应证

①有脑膜刺激症状者；②疑有颅内出血或脑膜白血病者；③原因不明的头痛、抽搐、昏迷或瘫痪者；④需经椎管内给药治疗、麻醉或椎管造影者。

(六)CSF检查的禁忌证

①有颅内高压者；②疑有颅后窝占位性病变者；③处于休克、全身衰竭状态者；④穿刺局部有炎症者。

二、脑脊液一般性状检查

(一)颜色

正常CSF为无色、清晰透明的水样液体。常见的异常CSF有：①红色：见于脑室或蛛网膜下腔出血或穿刺损伤所致，前者在留取标本时，3管标本均为红色，离心后上清液淡红色或黄色，隐血试验阳性；后者3管标本红色逐渐变淡，离心后上清液无色，隐血试验阴性。②黄色：常见于陈旧性蛛网膜下腔出血、椎管梗阻、重症黄疸等。③乳白色或灰白色：见于化脓性脑膜炎。④淡绿色：见于铜绿假单胞菌性脑膜炎。

（二）透明度

正常脑脊液清晰透明。引起CSF混浊的原因有细胞数量增多、蛋白含量增多、存在病原菌等。病毒性脑炎、神经梅毒等CSF清晰透明或微浊；结核性脑膜炎CSF呈毛玻璃样混浊；化脓性脑膜炎CSF呈脓性或块样混浊。

（三）凝块或薄膜

正常脑脊液放置24h后不发生凝固，也不形成薄膜。当脑脊液蛋白含量增多，特别是纤维蛋白原增高时，CSF离体后易发生凝固。①化脓性脑膜炎时，CSF静置1～2h即可出现凝块或沉淀。②结核性脑膜炎时，CSF静置12～24h可在表面形成薄膜，取此膜涂片查结核杆菌阳性率高。③神经梅毒CSF可出现小絮状凝块。④蛛网膜下腔梗阻时，CSF呈黄色胶冻状。

三、脑脊液化学检查

（一）蛋白质

【参考值】 ①Pandy定性：阴性。②定量：成年人腰椎穿刺为0.2～0.4g/L；新生儿蛋白质含量稍高于成人。

【临床意义】 蛋白质含量增高提示血脑屏障受到破坏。见于：①中枢神经系统炎症，如化脓性脑膜炎显著增高，结核性脑膜炎中度增高，病毒性脑膜炎轻度增高；②脑出血、蛛网膜下腔出血。③中枢神经系统癌肿及转移癌。④蛛网膜下腔梗阻，如脊髓肿瘤、蛛网膜下腔粘连、椎间盘突出等。

（二）葡萄糖

【参考值】 成人2.5～4.5mmol/L，儿童3.1～4.5 mmol/L。

【临床意义】

1. 葡萄糖减低　中枢神经系统感染性疾病，如化脓性脑膜炎、结核性脑膜炎、新型隐球菌性脑膜炎等。以化脓性脑膜炎早期减低最明显，结核性脑膜炎、新型隐球菌性脑膜炎常在中、晚期减低，糖含量越低预后越差。病毒性脑膜炎则糖含量正常。

2. 葡萄糖增高　①早产儿。②糖尿病、颅脑外伤等高血糖。③血性脑脊液。

（三）氯化物

【参考值】 成人120～130 mmol/L，儿童111～123 mmol/L。

【临床意义】

1. 氯化物减低　①细菌感染氯化物减低，尤以结核性脑膜炎为甚，其降低早于葡萄糖，减低程度与病情轻重相关，与蛋白质含量增高有关；②呕吐、腹泻、脱水等致低氯血症时，CSF氯化物减低。

2. 氯化物增高少见　主要见于尿毒症、肾炎、心力衰竭等。

四、脑脊液显微镜检查

(一)细胞计数及白细胞分类

【参考值】 无红细胞;白细胞极少量,成人:$(0\sim8)\times10^6/L$;儿童:$(0\sim15)\times10^6/L$,主要为淋巴细胞和单核细胞(二者之比为7:3),无分叶核细胞。

【临床意义】 当 $WBC>10\times10^6/L$ 时有意义。

1. 中枢神经系统感染 WBC 在 $(10\sim50)\times10^6/L$ 为轻度增多,$(50\sim100)\times10^6/L$ 为中度增多,常 $>200\times10^6/L$ 为重度增多。①化脓性脑膜炎的细胞显著增多,常 $>500\times10^6/L$,以中性分叶核为主。②结核性脑膜炎的细胞中度增多,常 $<500\times10^6/L$,早期以中性分叶核为主,以后淋巴细胞增多,中性粒细胞、淋巴细胞、浆细胞同时存在是结核性脑膜炎的特点。③病毒性脑膜炎的细胞轻度增多,为 $(10\sim50)\times10^6/L$,一般不超过 $200\times10^6/L$,以淋巴细胞为主。④新型隐球菌脑膜炎的细胞轻至中度增多,以淋巴细胞为主。

2. 中枢神经系统肿瘤 细胞总数正常或轻度增多,以淋巴细胞为主,可找到肿瘤细胞、白血病细胞或癌细胞;系统性红斑狼疮可找到狼疮细胞。

3. 颅内寄生虫病 可见嗜酸粒细胞增多。

4. 脑及蛛网膜下腔出血 可见大量红细胞和中性分叶核细胞。

(二)细胞学检查

脑脊液细胞学检查重点在于检查脑脊液肿瘤细胞。

五、脑脊液检查项目的选择与应用

CSF 检查对中枢神经系统疾病的诊断及鉴别诊断有重要意义,但一定要严格掌握适应证。传统的 CSF 一般检查远不能满足临床需要,结合临床要恰当选择一些其他指标,才能对中枢神经系统疾病做出准确诊断。常见中枢神经系统疾病的脑脊液检查特点(表8-6)。

表8-6 常见中枢神经系统疾病的脑脊液检查特点

疾病	压力	外观	凝固性	蛋白质	葡萄糖	氯化物	细胞增高	细菌
化脓性脑膜炎	↑↑↑	混浊	凝块	↑↑	↓↓↓	↓	显著,N	化脓菌
结核性脑膜炎	↑↑	毛玻璃样混浊	薄膜	↑	↓	↓↓	中度,N、L	结核菌
病毒性脑膜炎	↑	透明或微混	无	↑	正常	正常	L	无
隐球菌性脑膜炎	↑	透明或微混	可有	↑↑	↓	↓	L	隐球菌
流行性乙型脑炎	↑	透明或微混	无	↑	正常或↑	正常	N、L	无
脑出血	↑	血性	可有	↑↑	↑	正常	RBC	无
蛛网膜下腔出血	↑	血性	可有	↑	↑	正常	RBC	无
脑肿瘤	↑	透明	无	↑	正常	正常	↑	无
脑脓肿	↑	透明或微混	有	↑	正常	正常	L	有或无
神经梅毒	↑	透明	无	↑	正常	正常	↑	L	无

(一)中枢神经系统感染性疾病的诊断与鉴别

首先选择 CSF 一般检查,基本可作出诊断与鉴别。

(二)脑血管疾病的诊断与鉴别

根据 CSF 外观、细胞计数等基本可作出诊断。

(三)中枢神经系统恶性疾病诊断

疑有转移性癌肿或脑膜白血病,选择细胞病理学检查,找到肿瘤细胞或白血病细胞,具有确诊意义,还可以做肿瘤标志物检查。

(丁士勤)

第七节　临床常用血生化检查

一、空腹血糖

血糖即血液中的葡萄糖,是供给机体能量的主要物质。空腹血糖(FBG)为糖代谢紊乱中最常用的筛查指标。

【参考值】　成人 FBG:3.9~6.1mmol/L(酶法)。

【标本采集方法】

(1)病人晚餐后一般不再进食,最好不吸烟。

(2)次晨抽取空腹静脉血 1ml,注入干燥试管中送检,不抗凝。亦可注入含抗凝剂的试管,混匀后送检。

(3)注意取血部位、标本性质及测定方法影响检测结果。一般动脉及毛细血管(包括动、静脉血成分)血测出的血糖值高于静脉血,进食后尤为显著;由于红细胞的含糖量略低,所以测定全血血糖的结果会低于血浆或血清中的血糖值。这些在结果判定时应予注意。如不在常规部位采血的标本,最好在相应的化验单上注明采血部位及标本性质。

【临床意义】

(一)空腹血糖增高

1. 生理性血糖增高

见于饭后 0.5~1h 及摄入高糖食物后。

2. 病理性低血糖

①高血糖症,空腹血糖过高,但未达糖尿病诊断标准。②各型糖尿病,此时血糖明显增高,超过肾糖阈值(8.88mmol/L)。③内分泌疾病,如巨人症或肢端肥大症、皮质醇增多症、甲状腺功能亢进症、嗜铬细胞瘤等。④应激性高血糖,可见于颅脑外伤、脑卒中、心肌梗死、急性感染等。⑤药物影响,如噻嗪类利尿剂、口服避孕药等。⑥血液浓缩等。

(二)空腹血糖减低

1.生理性低血糖

饥饿和剧烈运动后。

2.病理性血糖降低

①药源性低血糖,如胰岛素用量过多、口服降糖药过量等。②内源性胰岛素分泌过多,如胰岛B细胞瘤、胰腺腺瘤等。③缺乏抗胰岛素激素,如肾上腺皮质激素、生长激素等。④肝糖原贮存缺乏性疾病,如重症肝炎、肝硬化、肝癌等。⑤严重营养不良等。⑥特发性低血糖。

二、口服葡萄糖耐量试验

口服葡萄糖耐量试验(OGTT)是诊断糖尿病的重要指标。临床上对空腹血糖正常或稍高,偶有尿糖,但糖尿病症状尚不明显的患者,常用 OGTT 试验来明确诊断。

【参考值】 FBG<6.1 mmol/L,口服葡萄糖后30~60 min 血糖升高达峰值,为7.8~9.0 mmol/L,峰值<11.1 mmol/L,2h 血糖<7.8 mmol/L,3h 血糖恢复至空腹水平。每次尿糖均为阴性。

【标本采集方法】

(1)适用于空腹血糖正常或稍高诊断不明确者。

(2)受试前3天正常饮食(每日碳水化合物摄入量>150g),受试前晚餐后禁食或禁食10~16h。

(3)受试前 8h 内禁止吸烟、饮酒或咖啡等刺激性饮料;停用胰岛素及肾上腺皮质激素类药物并卧床休息,注意避免剧烈运动和精神紧张。

(4)试验时多采用葡萄糖75g 溶于 200~300ml 温开水中,嘱病人一次饮完。于摄入葡萄糖前及服糖后 0.5h、1h、2h 及 3h 各抽取静脉血 1ml 并搜集尿标本,共 5 次。

【临床意义】

(一)诊断糖尿病

①FBG>7.0mmol/L。②OGTT 峰值>11.1mmol/L,2h 血糖仍>11.1mmol/L。③具有糖尿病临床症状,随机血糖>11.1mmol/L,且伴有尿糖阳性。

(二)糖耐量异常

FBG<7.0mmol/L,OGTT 2h 血糖在 7.8~11.1mmol/L,称为糖耐量减低。见于空腹血糖过高、2型糖尿病、痛风、肥胖病、甲状腺功能亢进症、肢端肥大及皮质醇增多症等。

(三)其他

如空腹血糖降低,服糖后血糖上升不明显,2h 后仍处于低水平,则可使葡萄糖耐量曲线低平,可见于胰岛B细胞瘤、甲状腺功能亢进症、腺垂体功能减低症及肾上腺皮质功能减退症等。

三、血清电解质

(一)血清钾测定

【参考值】 3.5~5.5mmol/L。

【采集标本方法】 血清钾、钠、氯化物、钙、磷标本采集方法相同。

(1)抽取空腹静脉血3ml(单项测定时应为2ml),注入干燥试管中送检,不抗凝。

(2)注意测定试管中切勿混入草酸钾、柠檬酸钠等抗凝剂及其他杂质。

(3)测定前应尽量避免引起电解质非自然改变的因素,如大量饮水饮食,剧烈运动,服用利尿剂等。

【临床意义】

1.血清钾增高 血清钾高于5.5mmol/L为高钾血症。血清钾增高见于:①摄入过多,如输入大量库存血、补钾过多过快、过度使用含钾药物等。②钾排泄故障,如急性或慢性肾功能衰竭、肾上腺皮质功能减退、长期使用潴钾利尿剂、长期低钠饮食等。③细胞内钾外移增多,如大面积烧伤、创伤、挤压综合征、血管内溶血等组织损伤以及缺氧、酸中毒等。

2.血清钾减低 血清钾低于3.5mmol/L为低钾血症。血清钾低于3.0mmol/L,可出现严重室性心律失常。血清钾减低见于:①摄入不足,如长期低钾饮食、禁食、营养不良或吸收障碍、大手术后,不能进食又未补钾。②丢失过多,如严重呕吐、腹泻、大量出汗、肾小管酸中毒、长期应用糖皮质激素、服用排钾利尿剂及肾上腺皮质功能亢进等。③钾向细胞内转移,如碱中毒、大量应用胰岛素等。④分布异常,如肾性水肿或输入无钾液体,细胞外液稀释,血钾降低。

(二)血清钠测定

【参考值】 135~145mmol/L。

【临床意义】

1.血清钠增高 血清钠超过145mmol/L为高钠血症。血清钠增高见于:①钠摄入过多:如输入含钠溶液过多或进食过量钠盐。②水分摄入不足:如水源断绝、不能进食、术后禁食伴有补液不足等。③水分丢失过多:如大量出汗、烧伤、严重呕吐、长期腹泻、糖尿病性多尿等。④肾排钠减少:如肾上腺皮质功能亢进、原发性或继发性醛固酮增多症、脑血管病或脑外伤等。

2.血清钠降低 (1)丢失过多:①胃肠道丢失:如严重呕吐、腹泻、胃肠瘘等。②肾性丢失:如慢性肾上腺皮质功能不全、慢性肾功能不全、糖尿病酮症酸中毒等。③皮肤黏膜丢失:如大面积烧伤,大量出汗等。④医源性丢失:如浆膜腔积液反复抽吸、引流、大量使用利尿剂等。

(2)细胞外液被稀释:主要原因是水钠潴留,但水多于钠。如饮水过多的精神性烦渴;慢性肾功能不全、肝硬化失代偿期等;尿崩症、肾上腺皮质功能减退、剧烈疼痛等抗利尿激素分泌过多;高血糖或使用甘露醇等使细胞内液外渗。

(3)消耗性疾病或摄入不足:如肺结核、肿瘤、肝硬化等消耗性疾病;饥饿、营养不良、长期低钠饮食等。

(三)血清钙测定

【参考值】 总钙:2.25~2.58mmol/L;离子钙:1.10~1.34mmol/L。
【临床意义】

1.血钙增高 血清总钙超过2.58mmol/L为高血钙症。①摄入过多,如静脉输入钙过多、饮用大量牛奶等。②溶骨作用增强,原发性甲状旁腺功能亢进、多发性骨髓瘤、骨肉瘤等。③吸收减少,如大量应用维生素D。④排出减少,如急性肾功能不全。

2.血钙降低 血清总钙低于2.25mmol/L为低血钙症。①成骨作用增强,如甲状旁腺功能减低、恶性肿瘤骨转移等。②吸收减少,如维生素D缺乏、婴儿手足搐搦症及骨质软化症等。③摄入不足,如长期低钙饮食。④钙离子吸收障碍,如长期腹泻及小肠吸收不良综合征等;⑤肾脏疾病。

(四)血清氯测定

【参考值】 95~105mmol/L。
【临床意义】

1.血氯增高 血清氯高于105mmol/L为高血氯症。①摄入过多,如食入或静脉补充大量的$NaCl$、$CaCl_2$、NH_4Cl等。②排出减少,如急慢性肾功能不全少尿期、尿道梗阻等;③血液浓缩,如频繁呕吐、反复腹泻、大量出汗等。④肾上腺皮质功能亢进,致肾小管重吸收增多。⑤低蛋白血症。⑥呼吸性碱中毒,使血氯代偿性增高。

2.血氯减低 血清氯低于95mmol/L为低血氯症。①丢失过多,如严重呕吐、腹泻、胃肠引流等消化液的丢失;糖尿病、慢性肾功能不全、慢性肾上腺功能不全等随尿液的丢失。②摄入不足:饥饿、营养不良、低盐治疗等。

(五)血清磷测定

【参考值】 0.97~1.61mmol/L。
【临床意义】

1.血磷增高 见于甲状旁腺功能减低、维生素D过量、肾功能不全、多发性骨髓瘤、肢端肥大及骨折愈合期等。

2.血磷降低 见于活性维生素D缺乏、长期应用含铅制剂、甲状旁腺功能亢进、佝偻病、重症糖尿病、长期腹泻引起吸收不良及肾小管疾病等。

四、血清心肌酶和心肌蛋白

(一)肌酸激酶测定

肌酸激酶(CK)主要存在于胞质和线粒体中,以骨骼肌和心肌含量最多,在脑组织中也少量存在。CK有3种同工酶,CK-MM(肌型)、CK-BB(脑型)、CK-MB(心肌型),其中CK-MB占总CK的5%以下。总CK对心肌缺乏特异性,而CK-MB特异性较总CK高。

【参考值】 连续监测法(37℃)男 37～174U/L,女 26～140U/L。

【标本采集方法】

(1)抽取空腹静脉血 2ml,注入干燥试管中送检,不抗凝。

(2)病人检测前要充分休息,避免剧烈运动并停用有可能引起心肌损害导致血清酶增高的药物。

【临床意义】 总 CK 升高可见于急性心肌梗死(AMI)、进行性肌萎缩、皮肌炎及肌肉其他损伤的患者。CK-MB 可用于 AMI 的早期诊断。在 AMI 发生后 6～8h 就开始升高,24h 达高峰,3～4 天后恢复正常。在 AMI 病程中,如 CK-MB 再次升高,提示心肌再次梗死或个别梗死范围扩展。

(二)乳酸脱氢酶测定

乳酸脱氢酶(LDH)测定有多种同工酶,包括:LDH_1、LDH_2、LDH_3、LDH_4、LDH_5 等,在心肌、骨骼肌和肾脏含量丰富,其中 LDH_1 在心肌中含量最高。

标本采集方法 同肌酸激酶测定。

【参考值】 速率法 95～200U/L(37℃);连续监测法 104～245U/L。

【临床意义】 心肌梗死后 8～10h 开始升高,2～3 天后达高峰,可持续 10～14 天恢复正常;心肌梗死时同工酶 $LDH_1/LDH_2>1$,以 LDH_1 增高为主。LDH 诊断 AMI 灵敏度高,但特异性不高,一定要与临床症状紧密结合。另外,心力衰竭、心包炎伴肝淤血时 LDH 活力可中度增高;肝脏疾病、恶性肿瘤、骨骼肌病和肾病等也可增高。

(三)肌钙蛋白测定

心肌肌钙蛋白(cTn)有 3 种亚单位,分别为肌钙蛋白 C(TnC)、心肌肌钙蛋白 T(cTnT)和心肌肌钙蛋白 I(cTnI),TnC 在骨骼肌和心肌中是相同的,而 cTnI 和 cTnT 是特异性存在于心肌细胞内的,且不能透过完整的细胞膜,故健康人血中含量极微。

【参考值】 cTnT:①0.02～0.13µg/L,②>0.2µg/L 为临界值,③>0.5µg/L 可以诊断急性心肌梗塞;cTnI:①<0.2µg/L,②>1.5µg/L 为临界值。

【临床意义】 ①诊断 AMI,cTnT 和 cTnI 是目前 AMI 的诊断标志物,灵敏性、特异性都较 CK-MB 高,且诊断窗口期长。在 AMI 发生 3～6h 血中 cTnT 和 cTnI 很快升高,可持续几天乃至 2 周。②不稳定型心绞痛预后的判断,如不稳定型心绞痛患者出现 cTn 阳性,提示已发生微小心肌损伤,预后较差。

五、血清脂质

(一)血清总胆固醇测定

【参考值】 ①成人合适水平<5.18mmol/L;②边缘水平 5.18～6.19mmol/L;③升高>6.22mmol/L。

【标本采集方法】

1.病人素食或低脂饮食 3 天。

2. 抽取空腹静脉血 2ml,注入干燥试管中送检,不抗凝。

【临床意义】

1. 总胆固醇增高　①长期高胆固醇和高脂肪饮食。②严重胆管梗阻,如胆结石、肝脏肿瘤、胰头癌等。③高脂血症、冠心病、动脉粥样硬化(AS)。④其他,如糖尿病晚期、肾病综合征、甲状腺功能减退症、脂肪肝等。

2. 总胆固醇降低　严重肝病如肝细胞性黄疸、门脉性肝硬化晚期等;亦可见于营养不良,严重贫血、恶性肿瘤等慢性消耗性疾病及甲状腺功能亢进症。

(二)血清甘油三酯测定

甘油三酯(TG)是脂肪组织的主要成分,为机体恒定的供能来源。

【标本采集方法】　同血清总胆固醇测定。

【参考值】　①成人合适水平≤1.70mmol/L;②边缘水平 1.70～2.25mmol/L;③升高大于 2.26mmol/L。

【临床意义】　①TG 升高:常见于高脂血症、冠心病、AS、糖尿病中晚期、肾病综合征、甲状旁腺功能减退、脑血管血栓、心肌梗死及口服避孕药等。②TG 降低:见于严重肝病、甲状腺功能亢进症、营养不良、先天性低(或无)脂蛋白血症等。

六、血清脂蛋白

脂蛋白是血脂在血液中存在、转运及代谢的形式,超速离心法根据密度不同将脂蛋白分为乳糜颗粒、极低密度脂蛋白、低密度脂蛋白、高密度脂蛋白及中间密度脂蛋白。

(一)低密度脂蛋白胆固醇测定

低密度脂蛋白(LDL)主要作用是将胆固醇转运至末梢组织细胞内,故可促进 AS 的发生,是 AS 的危险因子之一,临床上常用 LDL 胆固醇(LDL-C)的含量来反映 LDL 水平。

【标本采集方法】　同血清总胆固醇测定。

【参考值】　①成人合适水平<3.37mmol/L;②边缘水平 3.37～4.12mmol/L;③升高>4.14mmol/L。

【临床意义】　LDL-C 与 AS、冠心病的发生呈正相关,为致 AS 因子,在总胆固醇中 LDL-C 所占比例越多,发生 AS 的危险性越高。

(二)高密度脂蛋白胆固醇(HDL-C)测定

高密度脂蛋白(HDL-C)是一种保护因子,有抗 AS 的作用。临床上常用 HDL-C 的含量来反映 HDL 水平。

【标本采集方法】　同血清总胆固醇测定。

【参考值】　①成人合适水平>1.04mmol/L;②危险水平≤0.91mmol/L。

【临床意义】　HDL-C 与血清 TG 水平呈负相关,也与冠心病的发生呈负相关,可用于评价冠心病的危险性,虽然 HDL-C 是一种"好胆固醇",但并非越高越好,HDL-C 增高还可见于原发性胆汁性肝硬化等。高 TG 血症常伴有低 HDL-C,肥胖者 HDL-C 多偏低,吸烟可使 HDL-C 下降,少量饮酒及长期体力活动可使 HDL-C 升高;HDL-C 降低见于 AS、脑血管病、糖尿病、肾病综合征等。

(三)载脂蛋白测定

载脂蛋白(Apo)是脂蛋白中的蛋白部分,一般分为 ApoA、ApoB、ApoC、ApoE、Apo(a) 5 种。

【标本采集方法】 同血清总胆固醇测定。

【参考值】 ①ApoⅠ:1.2～1.6g/L;②ApoB:0.8～1.1 g/L;③ApoAI/B:1～2。

【临床意义】 载脂蛋白测定主要用于评价和预测 AS 和冠心病的危险性。$ApoA_1$ 与 AS 和冠心病的发生呈负相关,而 $ApoB_{100}$ 与 AS 和冠心病的发生呈正相关。用 $ApoA_1/ApoB$ 比值来进行 AS、冠心病危险性评价,较其他任一单项血脂指标均可靠,更有临床价值,被普遍采用。

(丁士勤)

第八节 临床常用免疫学检查

临床免疫学检查常用于感染性疾病、自身免疫行疾病、免疫缺陷病、肿瘤等疾病的诊断与疗效检测。

一、血清免疫球蛋白

是一组具有抗体活性的球蛋白,Ig 分为 IgG、IgA、IgM、IgD、IgE 5 类。

【标本采集方法】 静脉血 2ml,防止标本溶血。

【参考值】 IgG:7.0～16.6g/L;IgA:0.7～3.5g/L;IgM:0.5～2.6g/L;IgD:0.6～2.0mg/L;IgE:0.1～0.9mg/L(ELISA 法)。

【临床意义】

1. 免疫球蛋白增高 ①单克隆性免疫球蛋白增高:即仅某一种 Ig 增高而其他种类不增高,见于免疫增殖性疾病,如多发性骨髓瘤、巨球蛋白血症等。②多克隆性免疫球蛋白增高:即机体受抗原刺激后,Ig 同时增高,见于各种慢性感染、自身免疫性疾病、慢性肝病、淋巴瘤等。③IgE 是亲细胞抗体,增高见于变态反应、寄生虫病及皮肤过敏等,亦见于肝病、系统性红斑狼疮、类风湿性关节炎、肾病综合征等。

2. 免疫球蛋白减少 见于各种先天性或获得性免疫缺陷病,如先天性无丙球蛋白血症,亦可见于长期使用免疫抑制剂者。

二、血清补体

是血清中具有酶活性、不耐热的球蛋白,由三组球蛋白分子组成。

(一)总补体溶血活性(CH_{50})测定

【标本采集方法】 静脉血 2ml,防止标本溶血。

【参考值】 CH_{50}：50～100kU/L。

【临床意义】 总补体溶血活性测定主要反映传统途径补体 C_1～C_9 活化的活性。①CH_{50}增高：见于急性炎症、组织损伤和某些恶性肿瘤。②CH_{50}降低：更有意义，见于各种免疫复合物性疾病，如肾小球肾炎、各种自身免疫性疾病、感染性心内膜炎、慢性肝病等。

（二）血清补体 C_3 含量测定

【标本采集方法】 静脉血 2ml。

【参考值】 免疫比浊法：0.80～1.50g/L。

【临床意义】 ①C_3增高：见于急性炎症、传染病早期、某些恶性肿瘤和移植排斥反应。②C_3降低：主要见于急性肾小球肾炎、链球菌感染后肾炎、狼疮性肾炎等，也见于获得性红斑狼疮、类风湿关节炎等。

（三）血清补体 C_4 含量测定

【标本采集方法】 静脉血 2ml。

【参考值】 免疫比浊法：0.20～0.60g/L。

【临床意义】 ①C_4增高：见于急性风湿热、结节性动脉周围炎、关节炎、皮肤炎和组织损伤如心肌硬死等。②C_4降低：见于自身免疫性肝炎、系统性红斑狼疮、类风湿性关节炎、狼疮性肾炎、多发性硬化症等。

三、肿瘤标志物

（一）甲胎蛋白（AFP）测定

是胎儿发育早期由肝脏和卵巢合成的一种血清糖蛋白，胎儿出生不久即逐渐消失。当肝细胞或生殖腺胚胎发生恶变时，原已丧失合成 AFP 能力的细胞又重新开始合成，使血 AFP 增高。

【标本采集方法】 空腹静脉血 2ml。

【参考值】 定性：阴性；定量：<25μg/L。

【临床意义】 甲胎蛋白增高主要见于原发性肝细胞癌，诊断阈值为>300μg/L，也有约10%的原发性肝细胞癌患者 AFP 阴性，AFP 增高也见于生殖腺胚胎瘤、病毒性肝炎、肝硬化、孕妇等，但不如原发性肝细胞癌明显。

（二）癌胚抗原（CEA）测定

【标本采集方法】 空腹静脉血 2ml。

【参考值】 定性：阴性；定量：<15μg/L。

【临床意义】 癌胚抗原是一种广谱肿瘤标志物，特异性不强。明显升高见于胰腺癌、结肠癌、肺癌、乳腺癌患者。病情好转时 CEA 浓度下降，病情加重时 CEA 可升高。另外，胰腺炎、结肠炎、肝脏疾病、肺气肿及支气管哮喘时也可见 CEA 轻度升高。检测胃液和唾液中的 CEA 对胃癌诊断有一定价值。

(三)前列腺特异抗原(PSA)测定

【标本采集方法】 空腹静脉血 2ml

【参考值】 定性:阴性;定量:≤4.0μg/L。

【临床意义】 约90%左右的前列腺癌患者血清PSA升高,术后可见PSA明显下降。若术后见PSA水平升高,提示可能有转移或复发。良性前列腺瘤、前列腺增生症或急性前列腺炎时,可见PSA轻度升高。

(四)其他肿瘤标志物测定

1. 糖链抗原19-9(CA19-9) 是一种糖蛋白。胚胎期分布于胎儿胰腺、肝胆和肠等组织。正常成人合成少,血清含量甚微。CA19-9是存在于血清中的胰腺癌、胃肠癌相关抗原。增高主要见于胃癌、肝癌、胰腺癌、胆管癌、胆囊癌、直肠癌等消化系统恶性肿瘤。

2. 癌抗原125(CA125) 是一种糖蛋白。正常组织中CA125含量极低,主要存在于卵巢肿瘤的上皮细胞内和患者血清中。正常人血清中CA125极少。CA125是卵巢肿瘤相关抗原,可用于恶性浆液性卵巢癌、上皮性卵巢癌的辅助诊断,同时也是卵巢癌手术和化疗后疗效观察的指标。

3. 癌抗原15-3(CA15-3) 是一种乳腺癌相关抗原,属糖蛋白。正常人血清中CA15-3含量甚微。CA15-3主要是乳腺癌的标志,主要用于乳腺癌的疗效监测,乳腺癌患者血清CA15-3水平明显升高,如果术后血清CA15-3水平未能恢复正常,提示尚有残存的肿瘤,若肿瘤复发,恢复正常的血清水平可又升高。

四、自身免疫检测

自身免疫病(AID)是指免疫系统对自身成分的免疫耐受性减低或破坏,产生自身抗体损伤含有相应自身抗原的组织器官而造成的疾病。诊断自身免疫病的重要方法是做自身免疫检测。

(一)血清类风湿因子检测

类风湿因子(RF)是变性IgG刺激机体产生的一种自身抗体,主要存在于类风湿性关节炎病人的血清和关节液内,包括IgG、IgA、IgM、IgD和IgE 5种类型。

【标本采集方法】 不抗凝静脉血 2ml。

【参考值】 阴性。

【临床意义】 RF阳性主要见于类风湿关节炎。IgA-RF与骨质破坏有关,早期IgA-RF增高常提示病情严重,预后不良;IgE-RF增高时,已属疾病晚期。此外,RF阳性也见于冷球蛋白血症、系统性红斑狼疮以及肝病、慢性感染等。

(二)血清抗核抗体检测

抗核抗体(ANA)为以细胞核成分为靶抗原的自身抗体的总称。依其与细胞核不同抗原成分起反应而分为:识别嘌呤和嘧啶碱基的抗双链DNA抗体(dsDNA)、抗单链DNA抗体(ssDNA)和抗 Z-DNA 抗体;识别所有 snRNP 核心蛋白的抗 Sm 抗体,可识别所有 snRNP 核心蛋白 A 到 G;识别组蛋白的抗组蛋白抗体(AHA)。

【标本采集方法】 静脉血 2ml。

【参考值】 阴性。

【临床意义】

1. 抗 dsDNA 抗体　阳性见于活动期系统性红斑狼疮(SLE),阳性率70%~90%。本试验是 SLE 诊断标准之一,特异性达 95%,敏感性较低,但对于 SLE 的诊断和治疗监测极为重要,也是迄今为止发现的参与 SLE 发病机制唯一的一种自身抗体。

2. 抗 Sm 抗体　抗 Sm 抗体为系统性红斑狼疮所特有,诊断疾病的特异性为 99%,且能反映疾病活动程度。抗 Sm 抗体阳性还见于中枢神经系统、肾病、肺纤维化及心内膜炎等疾病。

3. 抗组蛋白抗体　阳性见于系统性红斑狼疮、药物性狼疮、类风湿关节炎及原发性胆汁性肝硬化。

(三)抗组织细胞抗体检测

1. 血清抗线粒体抗体测定　抗线粒体抗体(AMA)是一组以线粒体内膜和外膜蛋白为靶抗原,具有非器官特异性和非种属特异性特点的自身抗体。

【标本采集方法】 静脉血 2ml。

【参考值】 ELISA:阴性。

【临床意义】 AMA 阳性主要见于肝脏疾病,如原发性胆汁性肝硬化时 AMA 阳性率可达 90%以上。胆总管阻塞性肝硬化、肝外胆管阻塞和继发性胆汁性肝硬化 AMA 皆为阴性。

2. 血清抗甲状腺球蛋白抗体测定　甲状腺球蛋白是由甲状腺滤泡细胞合成的一种糖蛋白,抗甲状腺球蛋白抗体(TGA)是自身抗体之一。

【标本采集方法】 静脉血 2ml。注意事项:采血前病人就停服用甲状腺药。

【参考值】 电化学发光法:<115U/ml。

【临床意义】 血清 TGA 异常多见于甲状腺功能亢进、桥本甲状腺炎,突眼性甲状腺肿、慢性淋巴细胞性甲状腺炎等。

3. 血清抗甲状腺微粒体抗体测定　抗甲状腺微粒体抗体(TMA)是针对甲状腺微粒体的一种自身抗体,靶抗原为甲状腺过氧化物酶。

【标本采集方法】 静脉血 2ml。

【参考值】 ELISA 法:P/N<2。

【临床意义】 TMA 异常多见于甲状腺功能亢进、桥本甲状腺炎以及甲状腺肿瘤、单纯性甲状腺肿、亚急性甲状腺炎等。

临床上 TGA 及 TMA 联合检测可提高检出诊断阳性率。

(丁士勤)

本章小结

实验室检查内容包括以下几个方面:①血液、尿液、粪便三大常规检测是临床诊断中必要的重要检查项目。②血液相关的其他检测,包括出血、血栓与止血检测、血液生化检测等。③肾功能检测,包括肾小球功能检测和肾小管功能测定。④肝功能检测,主要内容有蛋白质代谢功能检测、胆红素代谢试验、血清酶学测定等,同时对乙型肝炎标志物检测的项目及临床意义进行了阐述。⑤其他实验室检测项目,包括脑脊液检测、自身免疫检测、肿瘤标志物检测等。

实验室检查与临床护理有着十分密切的联系。因大部分实验室检查的标本须由护士采集,而标本的采集方法及采集合格标本对检验结果非常重要。如果标本采集不合格,会对检验结果带来显著影响,甚至会产生错误的结果。同时实验室检查的结果作为客观资料的重要组成部分之一,可协助指导护士观察、判断病情,从而做出正确而全面的护理诊断。

本章学习的重点是掌握以上各项检查所需标本的采集方法,并熟悉血、尿、粪三大常规,肝、肾功能,生物化学检测的正常参考值及其临床意义。

本章关键词: 血、尿、粪常规检查;肾功能检查;肝功能检查;免疫学检查。

课后思考

1. 血常规检查正常参考值及主要临床意义是什么?
2. 尿蛋白测定的临床价值有哪些?
3. 肾小球功能检查包括哪几个方面?
4. 肝功能检查、蛋白质代谢及血清酶学检查的临床意义是什么?
5. 如何进行乙型病毒性肝炎标志物 5 项检验结果综合判断?
6. 口服糖耐量试验的正常参考值是多少?
7. 常见血电解质的正常值及临床意义是什么?
8. 简述心肌肌钙蛋白测定的临床意义。
9. 简述血清脂质及血清脂蛋白的测定价值。

(丁士勤)

实训 血液、尿液、粪便常规标本采集方法

一、实训目的

1. 能熟练运用毛细血管采血法采集血液标本。
2. 学会尿粪常规、血糖、血脂、乙肝 5 项检查的标本采集法。

二、实训准备

75％乙醇、棉球、无菌干棉球、一次性消毒采血针。一次性微量吸管、2ml移液管、试管。

三、实训内容

1. 血常规检查标本的采集。
2. 尿液、粪便标本的采集方法及注意事项。
3. 血糖、血脂、乙肝5项检查的标本采集方法及注意事项。

四、实训方法

1. 示教采血方法 教师进行血液标本采集示教(尿液及粪便的标本采集到教学医院分组进行操作)。

(1)准备:取试管1个,加2ml生理盐水。

(2)按摩:在采血的左手中指或环指指尖内侧轻轻按摩,使局部组织自然充血。

(3)消毒采血部位:用75％的乙醇消毒采血部位皮肤,待干。

(4)针刺采血:采血者用左手拇指和示指固定采血部位皮肤,并使其皮肤与皮下组织紧绷,右手持一次性消毒采血针自指尖腹内侧迅速刺入2～3mm。待血液自然流出后,用无菌干棉球擦去第一滴血,血液再次自然流出时,用一次性微量吸管吸血至$10\mu l$刻度处。用无菌干棉球擦净微量吸管外部后,将吸管插入装有生理盐水的试管底部,缓慢排出吸管内血液,并用上清液冲洗管内余血2～3次,混匀后送检。

2. 学生分组实习

(1)2人一组,互相进行血液标本采集。

(2)教师巡回,对学生进行检查和指导。

(3)讨论血尿粪常规、血糖、血脂、乙肝5项检查的标本采集方法及注意事项。

(4)教师集中总结、点评。

(5)实验结束,学生按要求写好实验报告,并交老师修改。

(丁士勤)

第九章
护理诊断思维方法和步骤

案例

男性,55岁,工人,发热、咳嗽5天。患者5天前洗澡受凉后,出现寒战,体温高达40℃,伴咳嗽、咳痰,痰量不多,为白色黏痰。无胸痛,无痰中带血,无咽痛及关节痛。门诊给双黄连及退热止咳药后,体温仍高,在38℃到40℃之间波动。病后纳差,睡眠差,大小便正常,体重无变化。既往体健,个人史、家族史无特殊。体检:T 38.5℃,P 100次/分钟,R 20次/分钟,Bp 120/80mmHg。发育正常,营养中等,神清,无皮疹,浅表淋巴结不大,头部器官大致正常,咽无充血,扁桃体不大,颈静脉无怒张,气管居中,胸廓无畸形,呼吸平稳,左上肺叩浊,语颤增强,可闻湿性啰音,心界不大,心率100次/分钟,律齐,无杂音,腹软,肝脾未及。化验:Hb130g/L,WBC 11.7×10^9/L,分叶79%,嗜酸1%,淋巴20%,plt210×10^9/L,尿常规(一),便常规(一)初步诊断为:左侧肺炎(肺炎球菌性可能性大)。

问题:
1. 如何分析该患者的临床问题?
2. 该患者目前存在哪些主要的护理诊断问题?

本章学习目标

1. 掌握护理诊断的定义,合作性问题及护理诊断的陈述与提出。
2. 熟悉护理诊断的思维方法和步骤;常用护理诊断。
3. 了解护理诊断的注意事项。
4. 在护理诊断过程中注意培养科学严谨的工作作风及以人为本的人文意识。

"护理诊断"的概念最早于1950年由美国学者麦克迈纳斯(McManus)首先提出。弗吉尼亚·弗莱(Virginia Fry)于1953年引用"护理诊断"一词描述护理过程的步骤,并提出护理诊断应由护士来完成,但当时未引起重视。直到1973年美国护士会才将护理诊断纳入了护理程序,并授权在护理实践中使用。之后,有关护理程序和护理诊断学说逐渐被护理界广大同仁接受,并以此作为护理学发展的重要标志。

第一节 护理诊断的思维方法

1990年,北美护理诊断协会(NANDA)将"护理诊断"定义为:护理诊断是护士针对个体、家庭、社区对现存或潜在的健康问题及生命过程反应的一种临床判断。从定义中可以看出护理诊断的本质和内涵。护理诊断的前提是临床实践,作出临床判断的过程是一个逻辑思维的过程;护理诊断是护士将临床实践过程中所获得的各种临床资料经过归纳、综合、分析、推理、评价后,对被评估者的生理、心理、社会、文化和精神等各个方面或家庭、社区中现存或潜在的健康问题提出的符合临床思维逻辑的判断。

一、科学思维在健康评估中的应用

健康评估的目的就是作出护理诊断。健康评估通过被评估者对健康问题或生命过程的反应来识别被评估者的护理需要、临床问题;将收集的健康史、身体评估及其他评估的结果等主观资料和客观资料进行分析、归纳、推理,形成护理诊断。

诊断性思维有两大要素:其一是临床实践,即与被评估对象的接触与交流,通过各种临床护理活动,如问诊、体检、观察病情变化等工作,细致而周密地发现问题、分析问题、解决问题,又不断提出新的问题。此即实践出真知的道理。没有实践,就没有临床思维。其二是科学思维,即将被评估对象对现存的或潜在的健康问题或生命过程的反应的一般规律运用到判断特定个体反应的思维过程,也是对具体护理问题的综合比较、逻辑联系、判断推理的过程。这一过程是复杂、迅速的联系和整合过程,是任何仪器设备都不能替代的思维活动。

因此,健康评估时要求评估者必须系统、全面、完整、准确地收集被评估者的健康资料,善于总结临床经验,动态观察病情变化,分清主次缓急,具体情况具体分析,找出被评估者现存的或潜在的健康问题以及医护合作性问题,分析其可能的原因。只有掌握科学的思维方法,才能作出及时、正确的判断,通过护理职能解决或缓解护理问题,达到预期的护理目标。

二、护理诊断的思维方法

(一)比较与分类思维

比较是确定对象之间异同关系的一种逻辑思维方法,包括相同点的比较、相异点的比较和同异综合比较。临床常用比较法对临床资料进行分析,从寻找被评估者与健康人之间的不同(症状)点入手,再由浅入深地进行比较分析。

分类是根据事物的本质属性或显著特征将对象划分为具有稳定性和系统性,同时具有从属关系的分类的逻辑方法。如在护理诊断过程中可将收集到的资料按 Marjory Gordon 的11个功能性健康型态进行分类分析。

(二)分析与综合思维

分析法是将客观对象的整体分解为各个部分,将复杂的现象或事物分解为简单的要素,然后具体考察各部分或要素在思维对象整体中各具何种性质、占何种地位、起什么作用等,从而了解这些部分、要素各自具有的特殊本质的思维方法。

综合法是指在思维过程中,将思维对象被分析出来的各个部分或要素重新组合起来,作为一个统一的整体加以考察,并从整体去把握思维对象的本质特征的思维方法。通过分析—综合—再分析—再综合的反复循环的思维方式,可使认识不断深化,从而全面深刻地揭示事物的本质和规律。

护理诊断过程中,经过对有意义的临床资料进行分类和解释,形成一个或多个初步诊断后,再对初步诊断进行验证,检查初步形成的诊断是否涵盖、解释被评估对象的全部问题。若不能或不能完全涵盖或解释,应再重新分析。不断修订诊断,直到对被评估对象提出全面、完整、正确的护理诊断为止。

(三)归纳与演绎思维

归纳是从个别和特殊的表现概括出一般性或普遍性结论的思维推理方法,也就是由个别上升到一般,由特殊性上升到普遍性的过程。演绎则是从带有共性或普遍性的原理出发,来推论对个别事物的认识并导出新的结论的思维过程,是由一般性的前提推出个别性结论的思维方式。归纳—演绎过程的完成,必须建立在对大量个别事物分析研究并发现其一般规律的基础之上。没有对临床资料的分析研究,就无法进行归纳;没有归纳,也就没有演绎。归纳法往往是演绎的基础和前提。

就护理诊断而言,探求被评估者的护理问题及其产生的原因,特别是对形成的护理诊断以及与其相关的因素的分析是发现和掌握自然规律的重要线索。因为有时一个原因可能导致不同的结果,一个影响健康的因素可能引起不同的临床表现;而有时一个结果可能由不同的原因引起,一种临床表现可能由多种影响健康的因素引起。在护理诊断过程中,不能仅注重临床表现的一般规律而忽视被评估者健康问题的特殊性,尤其是环境、心理因素等对个体的影响;应详细地收集和分析资料,认真对待每一位被评估对象。

(四)评判性思维

评判性思维是以客观证据作为判断的依据,以科学知识和方法作为思维内容的基础,具有逻辑推理、具有一定目标,自主、质疑的思维过程。评判性思维能力需要知识、实践和经验的积累。

在评估过程中,若能较好运用评判性思维,则收集的资料更全面、系统,更具有针对性;在确定评估对象的护理诊断时,不仅能发现其现存的问题,而且还能预测其潜在的问题,及时消除或防范不利因素;能将理论与实践有机地结合,敏锐观察,发现一般人难以发现的细微变化;作出的护理诊断更切实际,护理计划和护理措施更有效。

三、护理诊断的注意事项

1.护理诊断过程是一个主客体(评估者与被评估者)相统一的思维过程。要使评估者的思维更深刻地认识被评估者健康问题的本质,取决于客观物质条件和评估者的经验、知识和技术,但更重要的是临床思维的方法。

2.护理诊断不同于医疗诊断。①护理诊断是对个体、家庭、社会的健康问题或生命过程反应的一种临床判断,而不是对个体的病理、生理变化的一种临床判断。②护理诊断是由护士作出的,是护士在其职责范围内用护理的方法能解决的问题。③护理诊断在疾病的病程中不是固定不变的,而是随着病情的变化及被评估者对疾病的认识等而改变。④护理诊断的数目较多,一个病人患一种疾病,可根据其反应作出多个护理诊断。⑤同一种疾病,因人而异,可有不同的护理诊断,而不同的疾病也可有相同的护理诊断。

3. 护理诊断是护士针对个体、家庭、社区对现存或潜在的健康问题及生命过程反应的一种临床判断。护士不仅关注服务对象现存的问题,同时也关注尚未发生的潜在问题;侧重于了解被评估者的健康观念、功能状况、心理反应、社会背景、日常生活习惯、住院带来的不便等与健康、治疗和疾病相关的因素,并作出相应的判断。

4. 护理诊断由名称、定义、诊断依据以及相关因素(或危险因素)4个部分组成。护理诊断名称应规范,尽量使用 NANAD 认可的护理诊断,不可随意创造护理诊断或将医疗诊断、药物副作用、病人需要等作为护理诊断名称。

5. 护理诊断时应找出其明确的相关因素,相关因素越是具体和直接,护理措施才越有针对性。值得强调的是在陈述护理诊断时,原因的陈述是不可缺少的,只有明确原因才能为制定护理计划指明方向。

6. 合作性问题和护理诊断有不同的含义。合作性问题是某些疾病过程中的并发症。需要护士进行监测以及时发现其发生或变化,但并非所有并发症都是合作性问题。可以通过护理措施预防和处理的为护理诊断。如长期卧床导致皮肤受压,从而提出"有皮肤完整性受损的危险"。只有护士不能预防和独立处理的并发症才是合作性问题,如消化性溃疡病人可以提出"潜在并发症:上消化道大出血",上消化道出血是护理措施无法预防,而只能通过病情监测及时发现的并发症。合作性问题,需要护士执行医嘱和护理措施共同处理。

(余新超)

第二节 护理诊断的步骤

护理诊断的过程是一个对所获得的健康资料进行分析、综合、推理、判断,最后得出符合逻辑的结论的过程。此过程一般需要经过收集资料、整理资料、分析资料、提出护理诊断、验证和修订诊断5个步骤。

一、收集资料

收集资料是做出护理诊断的基础。收集资料的重点在于确认被评估者目前和既往的健康状况、功能状况,对治疗和护理的反应,潜在健康问题的危险因素及对更高健康水平的希望等。

收集资料的方法包括采集健康史、身体评估、实验室检查、心电图检查、影像检查等。其中健康史询问主要是为了获取有关被评估者的健康观念、心理反应、身体功能状况以及其他与健康、治疗和疾病相关的信息;所获得的健康资料,包括被评估者的自述、亲属的代述、其他知情者的描述及经提问而获得的有关被评估者生理、心理、社会各方面的资料,均属主观资料。而身体评估时发现的体征及化验、心电图等辅助检查结果均属于客观资料。健康资料除了来源于被评估者本人外,还可以从其他人员或记录中获取,以进一步证实或充实从被评估者处直接得来的资料,是作出护理诊断的基础。

健康评估过程中,主观资料的获得可为指导客观资料的收集,为身体评估的重点指明方向,为其他辅助检查、治疗的选择提供线索;而客观资料则可进一步证实或补充所获得的主观资料。对于完整、全面的健康评估来说,主、客观资料同等重要,都是形成护理诊断的重要依据。

二、整理资料

1. 资料的核实　为确保收集的资料是真实、完整、准确的,在完成资料收集后需要对资料进行核实。为防止出现被评估者所说健康状况与实际不相同或是夸大、隐瞒病情,主观资料需要用客观资料来核实,如病人自觉发热,可通过测量体温来证实。如发现收集到的资料不够确切,甚至出现自相矛盾的问题时,应先分析可能出现资料相矛盾的原因,再经过询问和检查来澄清事实。

2. 资料的分类　按照资料分类的方法将收集到的资料进行组织,设计评估表格。常用于资料分类的方法有戈登 11 个功能性健康型态分类法、NANDA 的人类反应分类法及马斯洛的需要理论分类法。无论按何种分类方法,护士必须始终采用同一模式来完成收集、组织、核实和记录资料的过程,并对收集到的资料进行判断、解释和做出初步推论。

三、分析资料

资料的分析过程即对资料的解释和推理过程,以得出正确的结论,从而作出护理诊断。

1. 找出异常　护士根据所学的基础医学、护理、人文学科等知识将收集到的资料与正常相比较,从而发现异常所在。除此之外还应结合个体的年龄、家庭、社会、文化背景等全面进行分析。

2. 找出相关因素和危险因素　发现异常后,应进一步寻找引起异常的相关因素。危险因素是指病人目前虽处于正常范围内,但存在着促使其向异常转化的因素。找出相关因素和危险因素可指导护士准确制定相应的护理措施。

四、提出护理诊断

将分析资料时所发现的异常情况与护理诊断的诊断依据进行比较,若相符合,即可作出护理诊断。但在作出明确的护理诊断前,应考虑其他护理诊断的可能性,并通过进一步收集资料,予以排除或确定,最终选出正确的护理诊断。

1. 分析资料、找出相关因素　将收集到的各方面资料进行核实、分类、整理,与正常值比较,找出异常的相关因素。

2. 护理诊断排序　按马斯洛的需要理论排出主次,一般将威胁最大的问题放在首位,其他依次排列。护士针对威胁生命的问题要立即采取措施,做到有条不紊。常用排序方法如下。

(1)首优问题是指威胁生命的问题,需要立即解决。

(2)中优问题是指威胁健康的问题,虽不直接威胁病人生命,但能够导致身体不健康或人的情绪变化。

(3)次优问题是指病与此次发病的关系不大,等到恢复期处理也行。这些问题并非不重要,而是指在护理安排中可以放在后面考虑,只需较少的帮助就能解决。

五、验证和修订诊断

初步护理诊断是否正确,应在临床实践中进一步验证。护士需要进一步收集资料或核实数据,以确认或否定诊断性假设;客观、细致地观察病情变化,随时提出问题,诘问自己、查阅文献、寻找证据,对新的发现、新的检查结果不断进行反思,予以解释,是进一步支持还是不利于原有诊断,甚至否定原有诊断,如此不断验证、修订,直至做出最终的护理诊断。此外,随着被评估者健康状况的改变,其对健康问题的反应也在改变。因此还要不断重复评估以维持护理诊断的有效性。

六、常用护理诊断

1. 知识缺乏　缺乏特定方面的知识。
2. 疼痛　与生物的、化学的、物理的损伤因素和心理因素有关。
3. 焦虑　与有关生命的各种因素(食物、睡眠)的冲突、自我概念的威胁(社会地位、事业、伦理道德等)、疾病的威胁、死亡的威胁、失去或离开亲朋好友的威胁、环境及人际关系的威胁、安全的威胁、不能满足需要等有关。
4. 恐惧　与躯体部分残缺或功能丧失、疾病晚期或濒临死亡、环境因素、心理因素等有关。
5. 生活自理缺陷　与活动无耐力、神经肌肉受损、疼痛不适、严重的抑郁或焦虑、移动能力受限等有关。
6. 营养失调(低于机体需要量)　与摄入食物困难、消化食物困难、营养物质吸收障碍、代谢需要量增多、厌食或食欲减退、缺乏饮食知识、节食减肥过度、呕吐腹泻、异食癖等有关。
7. 营养失调(高于机体需要量)　与缺乏基本的营养知识、不良饮食习惯、活动量少、代谢紊乱、药物的副作用所致的食欲亢进等有关。
8. 体温过高　与暴露于高温环境、剧烈运动、药物或麻醉、衣着不当、代谢率增高、疾病或外伤、脱水、排汗能力降低或丧失等有关。
9. 活动无耐力　与供氧障碍性疾病(如心肺疾病和贫血)、慢性消耗性疾病、长期卧床、工作生活负荷过重、药物影响等因素有关。
10. 有感染的危险　与皮肤损害、白细胞减少、炎症反应受抑制、免疫反应、免疫缺陷、营养不良、慢性疾病、创伤性检查或治疗、药物因素、预防知识缺乏等有关。
11. 睡眠型态紊乱　与疾病因素(如心肺疾病所致的供氧不足、神经衰弱)、心理应激、工作负荷过重、环境改变、焦虑、恐惧等有关。
12. 低效性呼吸型态　与神经肌肉损伤、疼痛、骨骼肌肉受损、焦虑、疲乏无力、气道阻塞等有关。
13. 便秘　与液体摄入量不足、饮食中缺乏粗纤维、活动量少、日常生活规律改变、药物影响(滥用缓泻剂或药物副作用)、害怕排便时疼痛(存在痔疮或肛裂)、妊娠、神经性疾病所致感觉运动障碍、代谢障碍、应激事件所致的情绪剧烈波动等有关。

14. **气体交换受损**　与肺部感染所致的呼吸道阻塞、呼吸道机械性梗阻、肺部广泛病变所致的有效呼吸面积减少、肺组织弹性下降、肺泡表面活性物质减少、血红蛋白变性及携带氧能力下降、供氧不足等有关。

15. **清理呼吸道无效**　与呼吸道感染分泌物多且黏稠、支气管阻塞（如肿瘤、呼吸道平滑肌痉挛、误吸异物等）、惧怕咳嗽疼痛、体质虚弱无力咳嗽、神经系统疾病所致咳嗽反射减弱、药物影响抑制咳嗽中枢等有关。

16. **有皮肤完整性受损的危险**　与环境温度过高或过低、机械因素、化学因素、放射治疗、感觉障碍、躯体活动障碍、环境潮湿、大小便失禁、营养不良（肥胖或消瘦）、血液循环不良、免疫因素、代谢因素、药物因素、年龄因素等有关。

17. **有受伤的危险**　与适应和调节功能降低（感觉功能紊乱、效应器功能紊乱、神经功能紊乱）、免疫功能紊乱、缺氧、营养不良、贫血、个体活动能力障碍、环境中有不安全因素存在、缺乏安全防护知识、药物影响、年龄因素等有关。

18. **腹泻**　与肠道感染性疾病、营养障碍或吸收不良、内分泌代谢疾病、饮食不当、药物副作用、放疗反应、高应激状态等有关。

19. **排尿异常**　与泌尿道感染、结石、肿瘤、外伤有关；与前列腺增生、先天性尿路畸形、神经性损伤或疾病所致的感觉、运动障碍有关；与药物影响、环境因素、膀胱容量的减少有关。

20. **体液过多**　与液体摄入量过多、钠盐摄入量过多、肾衰竭、心力衰竭、肝衰竭、营养不良、内分泌疾病、蛋白质丢失过多、药物影响、妊娠、体位等有关。

21. **体液不足**　与液体丢失过多、液体摄入量不足、调节机制障碍、代谢增高等有关。

22. **有体液不足的危险**　与有体液丢失过多的因素存在（如腹泻、呕吐、失血、多尿、出汗过多、留置导管引流）、有影响液体摄入和吸收的因素存在（如昏迷、禁食、躯体活动障碍）、有液体需要量增加的因素存在（如代谢增高状态）、药物影响（如利尿剂的使用）、液体储存能力差等有关。

23. **有废用综合征的危险**　与瘫痪、机械因素限制不能活动、医嘱限制不能活动、剧烈疼痛、意识障碍等有关。

24. **组织完整性受损**　与疾病因素、化学性损伤、温度异常、机械性损伤、放射性损伤、医疗操作损伤及其他损伤有关。

25. **个人应对无效**　与外界环境发生重大变化、感情受到严重挫折、个人处境不佳、心理素质不佳、各种压力负担过重、躯体功能障碍等有关。

本章小结

护理诊断是护士针对个体、家庭、社区对现存或潜在的健康问题及生命过程反应的一种临床判断。是护理人员运用丰富的临床实践和严谨的科学思维，严格按照护理诊断步骤（收集资料、整理资料、分析资料、提出护理诊断、验证和修订诊断），对所获得的健康资料进行分析、综合、推理、判断，最后得出符合逻辑的结论的过程。健康评估的目的就是作出护理诊断。

本章关键词：护理诊断；科学思维；评判性思维；合作性问题

课后思考

1. NANDA 给护理诊断下的定义是什么?
2. 护理诊断常用的思维方法有哪些?
3. 护理诊断的过程分为哪几个步骤?

(余新超)

第十章 护理病历书写

案例

男性,48岁,发作性胸闷胸痛5个月,再发3天。患者5个月前因过度劳累出现胸痛,休息后明显缓解,未做治疗。此后,间断发作胸闷胸痛,均在劳累时发生,疼痛位于心前区,掌心范围大小,呈闷痛,无肩背部放射痛,每次发作持续3~10分钟不等,休息后可缓解。发作时不伴呼吸困难、咳嗽、咳痰、发热、恶心、呕吐,未经任何治疗。近3天患者再发胸闷胸痛,发作时间较前延长,伴头晕,无视物旋转,门诊以"冠心病,心绞痛"收治。查体:T 37.1℃,P 82次/分钟,R 22次/分钟,Bp 140/95mmHg,发育正常,营养良好,神清合作,半卧位;无皮疹,浅表淋巴结不大,头部器官大致正常,咽无充血,口唇无发绀,巩膜无黄染,颈静脉充盈,气管居中,甲状腺不大;两肺叩诊呈清音,未闻及啰音,心界左侧扩大,心率82次/分钟,律齐,心前区可闻Ⅲ/6级收缩期吹风样杂音;腹软,肝肋下未及,肝颈静脉反流征(一),脾未及,移动浊音(一),肠鸣音减弱;双下肢无水肿。神经反射正常,病理反射未引出。心电图检查:Ⅱ、Ⅲ、aVF、V5~6的ST段水平下移0.1~0.15mV,T波低平。初步诊断为:冠心病,心绞痛。

问题:
1. 如何收集患者的临床资料?
2. 患者存在哪些主要的护理诊断/问题?
3. 尝试补充相关资料书写护理病历。

本章学习目标

1. 掌握护理诊断的定义,合作性问题及护理诊断的陈述与提出。
2. 熟悉护理诊断的思维方法和步骤;常用护理诊断。
3. 了解护理诊断的注意事项。
4. 在护理诊断过程中注意培养科学严谨的工作作风及以人为本的人文意识。

运用护理程序护理患者,要有系统的、完整的、能反映护理全过程的记录,这些记录是对患者进行健康评估收集的资料进行分析、归纳和整理后所形成的,即所谓的护理病历。护理病历的目的在于对患者的健康状况进行动态观察比较,为临床护理人员护理患者提供重要的依据,同时也可为护理教学、科研提供基础资料。因此护理人员学习正确书写护理病历具有重要的意义。

第一节 书写护理病历的基本要求

一、书写内容的要求

护理病历必须全面系统地、客观地、真实地反映患者的健康状况、护理诊断及所采取的护理措施等,绝不能臆想和虚构。内容的真实性来源于认真仔细的交谈、全面细致的身体评估、辩证客观的分析,以及正确科学的判断。

二、语言及用词的要求

要运用规范的汉语和汉字书写病历。要使用通用的医学词汇、术语及通用的外文缩写,力求精练、准确,使人一目了然,避免使用俚语和通俗用语。如"喘不上气"可记为"气短"或"呼吸困难";"拉稀"可记为"腹泻"或"稀水样便"等。

三、按规定格式及时书写

病历具有特定的格式,目前全国尚无统一的护理病历格式,但每个单位都有自己的规定和要求。必须按规定的格式和要求及时进行书写,以便及时反映患者健康状况的变化并进行比较分析。住院病历格式分为填写式、表格式及混合式三种,以混合式最常用。填写式系统而完整;表格式简便、节省时间,便于计算机管理,有利于病历的规范化;混合式则兼顾两者,是最常用的一种。

四、填写全面、字迹工整

住院病历书写应当使用蓝黑墨水、碳素墨水。病历各项都要填全,不可遗漏。字迹要清晰、规整,不可随意涂改或粘贴。各项记录必须注明日期和时间,并签全名或盖章,以备查考。

(余新超)

第二节 护理病历格式与内容

目前,我国护理病历的书写主要限于住院患者,主要包括护理病历首页、护理计划单、护理记录及健康教育计划。

一、护理病历首页

护理病历首页是患者入院后第一次进行的系统的健康评估记录,其内容包括一般情况、健康史、身体评估、心理及社会评估有关的辅助检查结果等。一般要求在患者入院后24h内完成。

护理病历首页必须以相应的护理理论框架为指导而设计。目前应用较多的是戈登(Gordon)的功能性健康型态及人的生物—心理—社会模式。其书写方式目前应用较多的是以表格病历为主、填写式为辅的患者入院评估表,即事先印制好评估表格,其记录的方式以在备选项中打"√"为主。它可以指导护士全面系统地收集和记录患者的入院资料,避免遗漏及减少书写时间和书写负担。但因其形式固定,故在一定程度上限制了使用者的主动性和评判性思维能力的发挥。护理病历首页见表10-1。

表10-1 护理病历首页

科别　　病室　　　床号　　　住院号

一般情况

姓名_____性别□男 □女 出生_____年_____月_____日 年龄_____

民族____ 籍贯_____ 婚姻_____ 文化程度_____ 职业_____

住址_____ 联系电话_____ 医疗费用支付形式_____

入院时间：_____ 入院诊断：_____

主管医师_____ 主管护士_____ 收集资料时间_____

入院类型：□门诊 □急诊 □转入(转出医院或科室_____)

入院方式：□步行 □轮椅 □平车 □担架 □其他

入院处置：□沐浴 □更衣 □未处置

入院介绍：□住院须知 □对症宣教 □饮食 □作息制度 □探陪制度 □其他

护理病史

主诉：_____

现病史：_____
_____
_____

既往史：

心脏病：□有 □无 高血压：□有 □无 糖尿病：□有 □无 肾病：□有 □无

其他：□无 □有(描述：　　　　　　　　　　　　)

药物过敏：□无 □有(过敏原：　　　　　　临床表现：　　　　　　　)

目前用药情况：□无 □有 药物名称：　　　　　　剂量用法：

末次用药剂量和时间：　　　　　　疗效：

家族史：

高血压：□有 □无 冠心病：□有 □无 脑卒中：□有 □无 糖尿病：□有 □无

肿瘤：□有 □无 精神病：□有 □无 传染病：□无 □有(　　　)

遗传病：□无 □有(　　　) 其他：(　　　　　)

生活状况及自理程度

(一)饮食型态

基本饮食：□普食 □软食 □半流质(_____日) □流质(_____日)

健康评估

膳食种类：□平衡膳食　□高蛋白　□高脂肪　□高糖　□治疗饮食（　　　　）
□忌食（　　　　）　□其他（　　　　）
食欲：□正常　□亢进（　　　　日/周/月）　□减退（　　　　日/周/月）
饮水：□正常　□多饮（　　　ml/d）　□限制饮水（　　　ml/d）
咀嚼困难：□无　□有（原因　　　　　　　　　　　　　　　　　　　　）
吞咽困难：□无　□有（原因　　　　　　　　　　　　　　　　　　　　）
近期体重变化：□无　□增加（　　　kg）　□减少（　　　kg）

（二）排泄型态
小便：□正常　□异常（描述　　　　　　　　　　　　　　　　　　　　）
大便：□正常　□异常（描述　　　　　　　　　　　　　　　　　　　　）
辅助排便：□无　□有（描述　　　　　　　　　　　　　　　　　　　　）

（三）健康感知/健康管理型态
自觉健康状态：□良好　□一般　□较差　□差
吸烟：□无　□有（　　年,平均　　　支/d。戒烟：□未　□已　　年）
饮酒：□无　□有（　　年,平均　　　两/d。戒酒：□未　□已　　年）
药物依赖/药瘾/吸毒：□无　□有（名称　　　　,剂量　　　/d,　　年）
环境中危险因素：□无　□有：　　　　　　　　　　　　　　　　　　
寻求健康促进的行为：□无　□有：　　　　　　　　　　　　　　　　
遵循医嘱/健康指导：□完全遵从　□部分遵从　□不遵从（原因：　　　）
对疾病的认识：□完全认识　□部分认识　□不认识

（四）睡眠/休息型态
睡眠：□正常　□异常（描述　　　　　　　　　　　　　　　　　　　　）
辅助睡眠：□无　□有（描述　　　　　　　　　　　　　　　　　　　　）

（五）活动/运动型态
生活自理能力：□完全自理　□部分自理（描述：　　　　　　　　　　　）
□完全不能自理（描述：　　　　　　　　　　　　　　　　　　　　　　）
活动耐力：□正常　□易疲劳（描述：　　　　　　　　　　　　　　　　）
活动能力：□下床活动　□坐椅子　□卧床（□自主体位　□被动体位　□强迫体位）
辅助用具：□手杖　□拐杖　□轮椅　□助行器　□义肢　□其他
医疗/疾病限制：□医嘱卧床　□持续静脉输液　□石膏　□牵引

心理社会型态

（一）自我感知/自我概念型态
情绪状态：□快乐　□悲哀　□紧张　□焦虑　□抑郁　□恐惧　□愤怒　□绝望
对自我的看法：□肯定　□否定（描述：　　　　　　　　　　　　　　　）
个性心理特征：□理智型　□意志型　□情绪型　□外向型　□内向型　□依赖型　□独立型

（二）角色/关系型态
就业情况：□固定职业　□短期丧失劳动力　□长期丧失劳动力　□失业
角色适应：□良好　□角色冲突　□角色缺如　□角色强化　□角色消退
家庭结构：　　　　　　　　　家庭关系：□和谐　□紧张（描述：　　　　）

社会交往情况:□正常 □较少 □回避(描述:)
经济状况:□良好 □一般 □较差
(三)应对/应激耐受状态
住院顾虑:□无 □经济问题 □自理能力 □其他(描述:)
近期重要事件:□无 □有(描述:)
适应能力:□独立解决问题 □寻求他人帮助 □依赖他人解决问题
对现实的态度:□正确面对 □逃避现实 □否认明显问题 □推卸责任
支持系统:照顾者:□胜任 □勉强胜任 □不胜任
家庭应对:□忽视 □能满足 □过于关心
(四)价值/信念型态
宗教信仰:□无 □有(描述:)

体格检查

(一)生命征
T_____℃ P_____次/分钟 R_____次/分钟 Bp_____mmHg(kPa)
(二)一般状况
身高_____cm 体重_____kg
营养:□良好 □中等 □消瘦 □肥胖 □恶病质
面容:□正常 □病容(描述:)
意识状态:□清醒 □意识模糊 □嗜睡 □昏睡 □浅昏迷 □深昏迷
定向力:□准确 □障碍(自我/时间/地点/人物)
语言表达:□清楚 □含糊 □不流利 □语言困难 □失语
其他(描述:)
(三)皮肤黏膜
皮肤颜色:□正常 □潮红 □苍白 □黄染 □花斑 □其他(描述:)
皮肤湿度:□正常 □干燥 □潮湿 □多汗 □其他(描述:)
皮肤温度:□正常 □发热 □冷
皮肤弹性:□正常 □紧张 □松弛
皮肤完整性:□完整 □皮疹 □皮下出血 □破溃 □疖肿 □脓包
压疮:□无 □有(描述:)
水肿:□无 □有(描述:)
瘙痒:□无 □有(描述:)
(四)头颈部
眼睑:□正常 □水肿
结膜:□正常 □水肿 □出血
巩膜:□正常 □黄染
瞳孔:□正常 □异常(描述:) 对光反射:□正常 □迟钝 □消失
口唇:□红润 □发绀 □苍白 □疱疹 □其他(描述:)
口腔黏膜:□正常 □出血点 □溃疡 □其他(描述:)
牙齿:□完好 □缺失( ) □义齿( )

颈项强直：□无　□有
颈静脉：□正常　□充盈
气管：□居中　□偏移（描述：_____）
肝颈静脉反流征：□阴性　□阳性

(五)胸部

呼吸方式：□自主呼吸　□机械呼吸　□简易呼吸器呼吸
呼吸节律：□规则　□不规则（描述：_____）
呼吸困难：□无　□轻度　□中度　□重度　□极重度
吸氧：□无　□有（描述：_____）
呼吸音：□正常　□异常（描述：_____）
啰音：□无　□有（描述：_____）
心率：_____次/分钟　心律：□规则　□不规则（描述：_____）
杂音：□无　□有（描述：_____）

(六)腹部

外形：□正常　□膨隆　□凹陷　□胃型　□肠型
腹肌紧张：□无　□有（描述：_____）
反跳痛：□无　□有（描述：_____）
肝肿大：□无　□有（描述：_____）
脾肿大：□无　□有（描述：_____）
移动性浊音：□阴性　□阳性
肠鸣音：□正常　□亢进　□减弱　□消失
肛门直肠：□未查　□正常　□异常（描述：_____）

(七)脊柱四肢

脊柱：□正常　□畸形（描述：_____）　活动：□正常　□受限
四肢：□正常　□畸形（描述：_____）　活动：□正常　□受限

(八)性/生殖系统

月经：□正常　□紊乱　□绝经　　经量：□正常　□过多　□过少
性功能：□正常　□障碍
生殖器：□未查　□正常　□异常（描述：_____）

(九)神经系统

肌张力：□正常　□增强　□减弱
肢体瘫痪：□无　□有（描述：_____）
病理反射：□阴性　□阳性（描述：_____）

(十)认知/感知

视力：□正常　□近视　□远视　□失明（左/右/双侧）
听力：□正常　□耳鸣　□减退（左/右/双侧）　□耳聋（左/右/双侧）□助听器
味觉：□正常　□减弱　□缺失　□味觉改变
嗅觉：□正常　□减弱　□缺失　□幻嗅
疼痛：□无　□有（描述：_____）

感觉障碍:□无　□有(描述:　　　　　　　　　　　　　　)
眩晕:□无　□有(描述:　　　　　　　　　　　　　　)
思维过程:□正常　　□注意力分散　　□近期记忆力下降　　□思维混乱　　□精神恍惚

辅助检查

(可作为护理诊断的各种实验室、器械等检查结果)

主要护理诊断:1……．
　　　　　　　2……．

护士签名:
日期:

二、护理计划单

护理计划单是护理人员为患者在住院期间所制定的护理计划及其效果评价的系统记录。通过护理计划单,可了解在患者入院时,确立了哪些护理诊断或合作性问题,制定了什么护理措施以及实施后的效果;可熟悉患者在住院期间的治疗和护理过程中确立的新的护理诊断或合作性问题及护理措施,或是对住院初的诊断进行的修改和补充;同时在患者出院时,可查看所有的护理诊断或合作性问题是否都得到了解决,还有哪些尚未完全解决,出院后还需要采取哪些进一步的措施。其内容包括确立护理诊断或合作性问题的时间和名称、预期目标、护理措施、停止时间及效果评价等,见表10-2。

表10-2　护理计划单

科室　心内科　病室　6　床号　18　姓名　刘某　性别　男　年龄55岁
医疗诊断　冠心病　心绞痛　　　　住院号　8856234

日期	护理诊断	预期目标	护理措施	签名	停止日期	效果评价	签名
3月3日	疼痛	疼痛缓解	1.绝对卧床休息。 2.环境安静,减少刺激。 3.清淡饮食,少量多餐。 4.密切观察病情变化。 5.及时执行医嘱。 6.健康教育:有关心绞痛发作与急救知识。	刘梅	3月8日	疼痛缓解	刘梅
	恐惧	消除恐惧心理	1.心理护理。 2.服务周到,体察关心。 3.治疗措施及时执行,操作熟练准确。 4.健康教育:介绍医院环境,医护团队,树立患者信心,介绍心绞痛相关知识。	刘梅	3月5日	恐惧心理状态消除	刘梅

由于护理计划单存在反复书写大量常规护理措施的问题,为了减轻护士的书写负担和节约时间,便出现了将每种疾病最常见的护理诊断或合作性问题及相应的护理目标、护理措施等以文字的形式使其程式化为"标准护理计划",原有的护理计划单则演变成了"护理诊断项目表"(表10-3)。项目表的内容只包括:开始时间并签名、护理诊断或合作性问题、护理目标、问题解决时间并签名、评价等部分,省略了书写量最大的护理措施部分,减轻了护士的书写负担,有利于护士将更多的时间和精力用在分析与判断患者的健康状况、制定相应的护理计划和提供直接的护理措施上。如患者不存在标准以外的护理诊断或合作性问题,在护理诊断项目表中,护士按优先顺序列出患者的护理诊断或合作性问题,并标明相应的护理计划是在标准护理计划中;若患者存在标准计划以外的护理诊断或合作性问题,则将与之相应的护理目标及护理措施写在"附加的护理计划单"(表10-4)中。

表10-3　护理诊断项目表

科室_____　病室_____　床号_____　姓名_____　医疗诊断_____　住院号_____

时间	护理诊断	标准	附加	签名	停止日期	效果评价	签名

表10-4　附加的护理计划单

科室_____　病室_____　床号_____　姓名_____　医疗诊断_____　住院号_____

时间	护理诊断	护理目标	护理措施	签名

三、护理记录

护理记录是指患者在住院期间健康状况及护理过程的全面、客观的记录。记录的内容要实事求是、要与医疗病历相一致,不能随意填写,以免引起法律纠纷。书写护理记录时要简明扼要,重点突出,及时准确,保持记录的连续性、系统性及针对性,能客观真实地反映护理效果。

(一)首次护理记录(入院护理记录)

患者入院后护士通过与患者或家属交谈、询问病史、护理体检、查阅门诊病历及辅助检查结果等方式,收集与患者疾病相关的资料,对患者入院时的健康状况及拟实施的主要护理措施等作简要的描述。其内容包括:患者的一般情况、心理状态;目前的主要症状、体征及辅助检查结果;治疗原则和诊疗方案;护理诊断及护理措施等。首次护理记录必须在当日(夜)负责护士下班前完成,书写时要简明扼要、重点突出。

(二)一般护理记录

内容包括患者的主观感受、体检及辅助检查结果、主要护理诊断、护理计划、护理措施及效果评价等(表10-5)。记录内容要真实客观,要有分析判断、预见、计划及总结,前后记录要全面、系统和连贯。一般要求一级护理患者每天至少1次;二级护理患者每周至少2次;三级护理患者每周至少1次,如病情变化应随时记录。

表10-5 护理记录单

科室 __呼吸内科__ 病室 __2__ 床号 __6__ 姓名 __王爱民__ 年龄 __28岁__ 住院号 __232078__

日期	时间	T(℃)	P(次/min)	R(次/min)	BP(mmHg)	护理记录	签名
10月20日	9a.m	39.1	90	18	110/80	病人自诉发热、咳嗽,咯灰白色痰,痰量不多,易于咳出。出汗较多,口干,今晨饮水约400ml。遵医嘱予酒精擦浴、青霉素480万+0.9%生理盐水500ml静脉滴注,青霉素静脉滴注过程顺利,病人无不适反应,嘱病人多饮水以补充因出汗丢失的体液,适当选用其喜爱的果汁类饮料以补充维生素和盐类,病人愿意配合。	刘丽

目前部分医院采用患者住院护理评估表和护理记录单的方式。住院护理评估表中根据不同病种的患者,分别加以设计,将需要评估的项目及可能出现的状态均以不同的数字编码,护士只填写相应的数字即可(表10-6);护理记录单则多采用PIO的形式记录,故又称PIO护理记录单(表10-7)。P为problem(问题)的缩写,指护理诊断/合作性问题;I为intervention(措施)的缩写,指所执行的护理措施;O为outcome(结果)的缩写,指实施护理措施后患者的反应,即对护理措施效果的评价。

表 10-6　患者住院护理评估表

科室_____ 病室_____ 床号_____ 姓名_____ 年龄_____ 住院号_____

项目	日期 时间					
一般情况	意识:1.清醒　2.嗜睡 　　　3.模糊　4.谵妄 　　　5.昏睡　6.昏迷					
	压疮:1.无　　2.Ⅰ度 　　　3.Ⅱ度　4.Ⅲ度					
	签　名					

表 10-7　PIO 护理记录单

科室　普外科　病室　3　床号　8　姓名　王民　年龄　28岁　住院号　232078

日期	时间	护 理 记 录（PIO）	签名
10月22日	10 p.m.	P1:气体交换受阻:突然呼吸困难,胸闷;咳嗽、咯粉红色泡沫痰;与急性肺水肿有关 I1:1.立即协助患者取端坐位,双腿下垂 　　2.给予氧气吸入,流量为 7L/min,用 20%～30%醇湿化氧气 　　3.遵医嘱给予吗啡 3mg 皮下注射 　　4.呋塞米 20mg 静注 　　5.毒毛花苷 K 0.25mg 静注 P2:恐惧:与病情突然加重而担心疾病预后有关 I2:1.鼓励患者说出内心感受,分析产生恐惧的原因 　　2.向患者说明恐惧对病情的不利影响 　　3.指导患者做深呼吸,进行自我心理调整	刘丽
10月22日	11 p.m.	O1:患者通气功能恢复正常,能平卧 O2:患者主动配合,保持情绪稳定	刘丽

（三）转科记录

患者住院期间出现其他科情况时需要转科。转入其他科时，原科护士要写转出记录，以便转入科及时了解患者的病情及治疗、护理情况。其内容包括主要病情、护理诊断、护理措施及其效果、转科原因、注意事项及签名。由接收科护士写转入记录，转入记录与首次护理记录相似。

（四）阶段小结

住院在1个月以上的患者应有阶段小结。主要内容包括此阶段患者的主要健康问题、护理记过（护理计划的制定、实施、效果及变更情况）、目前存在的主要健康问题及下一阶段拟实施的护理实施计划等。

（五）出院护理评估

患者出院时应写出院护理评估表（单），这是对病人住院以来的全部护理工作的一种总结性护理质量评价，应在患者出院前完成。内容包括入院日期及原因，出院日期及住院天数，住院期间是否准确地提出了护理诊断或合作性问题，护理措施是否得当，护理目标是否达到，患者目前健康状况如何，仍存在的护理诊断或合作性问题及出院指导。出院记录的书写要求言简意赅，突出护理效果。出院指导的内容：①一般指导：饮食、休息、睡眠、活动等；②用药指导：药物的剂量、用法、注意事项等；③特殊指导：相关疾病知识及护理措施等；④复诊指导（表10-8）。

表10-8　出院护理记录单

姓名_____ 性别____ 年龄____ 科室_____ 病室_____ 床号_____ 住院号_____

疾病诊断_____ 入院日期_____ 出院日期_____ 住院天数_____ 评估日期_____

一、出院小结（入院情况、护理经过及效果评价）：

二、仍存在的护理问题/诊断和应采取的措施

三、出院指导

四、评价
1. 患者评价：优、良、中、差
2. 整体护理效果评价：优、良、中、差

护士长签名：　　　　　　　护士签名：

四、健康教育计划

健康教育计划是为患者及其家属所制定的具体的健康教育方案,是护理计划的重要组成部分。制定计划前先要评估患者的健康需要,包括评估患者有哪些需要解决的健康问题,存在哪些认识上的偏差,患者及家属对患者的健康状况、治疗、护理及康复措施等知识了解的程度,还要分析造成患者健康问题的原因及影响健康的危险因素。只有充分了解以上问题,才能有针对性地对患者及家属进行健康教育,才能促进康复,使其恢复到最佳的健康状态。

健康教育的内容涉及恢复和促进患者健康相关的各方面知识与技能。主要包括:①避免疾病的有关诱发因素,如慢性肾炎患者应避免感染、劳累及妊娠等。②合理的用药知识,包括按时、按量用药的必要性,给药途径,药物不良反应及注意事项。③康复指导,如伤残患者在康复期,要在护理人员及康复医生的指导下进行功能锻炼,以恢复其正常功能。④饮食与活动的注意事项,如原发性高血压患者不宜吃高脂肪、高胆固醇食物,锻炼要适度,以步行为主等。⑤保持良好的心态和生活方式,如自我心理减压、心理调节、有规律的生活、戒烟、少饮酒等。⑥交代复诊时间。健康教育的方式可采用讲解、示范、模拟、提供书面或视听材料等多种形式。

为了做好健康教育,应根据不同疾病的特点,将患者及其亲属需要了解和掌握的有关知识技能分别编制成标准健康教育计划。护理人员可参照标准健康教育计划为患者及家属提供健康教育。在进行健康教育时,应根据患者及其家属的文化层次、认知能力、对有关知识和技能的了解程度、现有条件等具体情况,灵活地选择健康教育的内容和方式。

根据患者的具体情况,为其制定一份系统的、有针对性的、确实可行的健康教育计划,是有效实施和评价健康教育的重要保证。

(余新超)

本章小结

护理人员在护理活动过程中对于健康评估收集的资料进行分析和整理,并以文件的形式记录下来,即形成所谓的"护理病历"。它是护士记录患者的病情变化、治疗情况和所采取的护理措施,以及运用护理程序为患者解决实际问题过程的具体体现及凭证,是医疗护理文件的重要组成部分,具有法律效应,是医疗纠纷及诉讼的重要依据。

护理病历格式与内容主要包括:①护理病历首页,其内容包括一般情况、健康史、身体评估、心理及社会评估、有关的辅助检查结果等。一般要求在患者入院后24h内完成。②护理计划单,包括住院期间制定的护理计划及其效果评价的系统记录。③护理记录,包括首次护理记录、一般护理记录、转科记录、阶段小结和出院记录。④健康教育计划。

本节关键词:护理病历;护理病历格式;PIO;护理计划;护理文件

课后思考

1. 护理病历书写的基本要求有哪些?
2. 护理病程记录的主要内容包括哪些?
3. 怎样填写出入院护理记录单?

(余新超)

实训　护理病历书写

一、实训目的

1. 学会填写护理病历首页。
2. 能按要求书写护理记录。
3. 能模拟填写护理计划单。

二、实训准备

1. 准备好模拟病房。
2. 联系好模拟患者。
3. 印制好护理病历首页、护理计划单、PIO护理记录单。

三、实训内容

1. 护理病历首页的书写

(1) 一般情况:包括姓名、性别、年龄、职业、民族、籍贯、婚姻、文化程度、联系方式、入院时间、诊断、原因、用药史、过敏史及家庭史等。

(2) 生活状况及自理程度:包括饮食型态、睡眠和(或)休息型态、排泄型态、健康感知和(或)健康管理型态、活动和(或)运动型态。

(3) 心理社会型态:包括自我感知和(或)自我概念型态、角色和(或)关系型态、应对和(或)应激耐受型态、价值和(或)信念型态。

(4) 体格检查:包括生命征、一般状况、神经系统、皮肤黏膜、呼吸系统、消化系统、循环系统、生殖系统、认知和(或)感受型态。

2. 护理计划单的书写

包括日期、护理诊断和(或)合作性问题、护理目标、护理措施、签名、停止日期、效果评价等。

3. 护理记录单的书写

以PIO护理记录单为主。

四、实训方法

1. 教师讲解询问患者的方法及护理病历书写要求。

2.将印制的护理病历首页、护理计划单、PIO护理记录单发给每位学生。

3.请模拟患者进入模拟病房。

4.由学生扮演护士,每5人组成一个小组对患者进行询问。

5.询问完后,学生各自按照获得的资料书写护理病历首页。

6.按小组讨论,确定护理诊断、预期目标、护理措施后书写护理计划单。

7.教师根据病情开出医嘱。

8.学生根据病情及诊疗、护理措施,书写PIO护理记录单。

9.各组组长将本小组讨论形成的护理计划单展示出来,并进行讨论,达成共识,制定出1份护理计划单。

10.教师对同学们制定出的护理计划单进行点评。

11.对同学们在书写护理病历首页及PIO护理记录单时存在的普遍性问题进行讲解。

12.根据教师指出的问题,将护理计划单、护理病历首页、PIO护理记录单修改后交教师批改。

五、实训注意事项

1.模拟病房设置应与医院相似,模拟患者应先培训,能按要求回答学生的询问。

2.书写护理病历应用蓝黑墨水或碳素墨水,不能用圆珠笔或铅笔等书写。

3.书写要用医学术语,不能用俚语、俗词等。

4.询问患者时,应注意问话的语气、用词,要注意观察患者的神态,要与患者建立和谐的沟通关系。

附 表

附表 1 Rosenberg 自尊量表

评估项目	选		项	
1.总的来说,我对自己满意。	非常符合	符合	不符合※	很不符合※
2.有时我觉得自己一点都不好。	非常符合※	符合※	不符合	很不符合
3.我觉得我有不少优点。	非常符合	符合	不符合※	很不符合※
4.我和绝大多数人一样能干。	非常符合	符合	不符合※	很不符合※
5.我觉得我没什么值得骄傲的。	非常符合※	符合※	不符合	很不符合
6.有时,我真觉得自己没用。	非常符合※	符合※	不符合	很不符合
7.我觉得我是个有价值的人。	非常符合	符合	不符合※	很不符合※
8.我能多一点自尊就好了。	非常符合※	符合※	不符合	很不符合
9.无论如何我都觉得自己是个失败者。	非常符合※	符合※	不符合	很不符合
10.我总以积极的态度看待自己。	非常符合	符合	不符合※	很不符合※

注:该量表含10个有关自尊的项目,回答方式为非常符合、符合、不符合、很不符合。(※符号的答案为自尊低下)

附表 2　Avillo 情绪情感形容词量表

形容词选项（消极）	得分							形容词选项（积极）
	1	2	3	4	5	6	7	
变化的								稳定的
举棋不定的								自信的
沮丧的								高兴的
孤立的								合群的
混乱的								有条理的
漠不关心的								关切的
冷淡的								热情的
被动的								主动的
淡漠的								有兴趣的
孤僻的								友好的
不适的								舒适的
神经质的								冷静的

注：请从 12 对意思相反的形容词中选出与目前情绪情感相符的词，并赋予相应得分。总分≥84 分为积极情绪情感，反之提示为消极情绪情感。该表特别适用于情绪情感定位不明或不能用言语表达者。

附表 3　Zung 焦虑状态自评量表

评估项目	偶尔 1	有时 2	经常 3	持续 4
1. 你觉得比平常容易紧张和着急吗？	□	□	□	□
2. 你无缘无故地感到害怕吗？	□	□	□	□
3. 你容易心烦意乱或觉得惊恐吗？	□	□	□	□
4. 你是否有将要发疯的感觉？	□	□	□	□
5. 你是否觉得糟糕的事情将发生在你身上？	□	□	□	□
6. 你是否感到自己发抖？	□	□	□	□
7. 你是否常感头痛、颈痛、胃痛等？	□	□	□	□
8. 你是否感到衰弱和疲乏？	□	□	□	□
9. 你是否发现自己无法静坐？	□	□	□	□
10. 你是否感到心跳得很厉害？	□	□	□	□
11. 你是否常感到头晕？	□	□	□	□
12. 你是否有过晕厥或觉得将要晕倒似的？	□	□	□	□
13. 你是否感到气不够用？	□	□	□	□
14. 你是否感到四肢或唇周麻木？	□	□	□	□
15. 你是否感到心里难受、想吐？	□	□	□	□
16. 你是否常常要小便？	□	□	□	□
17. 你的手心是否容易出汗？	□	□	□	□
18. 你是否感到脸红发烫？	□	□	□	□
19. 你是否感到无法入睡？	□	□	□	□
20. 你是否常做恶梦？	□	□	□	□

注：以上有 20 条文字，请仔细阅读每一条，把意思弄明白。然后根据最近一个星期的实际情况在右侧相对应的数字下面的"□"打"√"，每个条目均按 1、2、3、4 四级评分，标准总分＝20 个单项分之和×1.25。正常标准总分＜50 分。50～59 分为轻度焦虑；60～69 分为中度焦虑；70～79 分为重度焦虑。

附表 4 抑郁状态自评量表(SDS)

评 估 项 目	偶尔	有时	经常	持续
1.我觉得闷闷不乐,情绪低沉	□	□	□	□
2.我觉得一天中早晨最好*	□	□	□	□
3.我一阵阵哭出来或觉得想哭	□	□	□	□
4.我晚上睡眠不好	□	□	□	□
5.我吃得跟平常一样多*	□	□	□	□
6.我与异性密切接触时和以往一样感到愉快*	□	□	□	□
7.我发觉我的体重在下降	□	□	□	□
8.我有便秘的苦恼	□	□	□	□
9.我心跳比平常快	□	□	□	□
10.我无缘无故地感到疲乏	□	□	□	□
11.我的头脑跟平常一样清楚*	□	□	□	□
12.我觉得经常做的事情并没有困难*	□	□	□	□
13.我觉得不安而平静不下来	□	□	□	□
14.我对将来抱有希望*	□	□	□	□
15.我比平常容易生气激动	□	□	□	□
16.我觉和做出决定是容易的*	□	□	□	□
17.我觉得自己是个有用的人,有人需要我*	□	□	□	□
18.我的生活过得很有意思*	□	□	□	□
19.我认为如果我死了,别人会生活得好些	□	□	□	□
20.我平常感兴趣的事我仍然照样感兴趣*	□	□	□	□

注:每个项目评分方法按1、2、3、4(负性陈述),或4、3、2、1(正性陈述,表中带*号者)四级评分。标准总分=20个单项分之和×1.25。正常标准总分<50分。50～59分为轻度抑郁;60～69分为中度抑郁;70～79分为重度抑郁。

附表 5 Smilkstein 的家庭功能量表

评 估 项 目	经常	有时	很少
1.我遇到困难时,可从家人得到满意帮助。	□	□	□
补充说明:			
2.我很满意家人与我讨论与分担问题的方式。	□	□	□
补充说明:			
3.当我从事新的活动或希望发展时,家人能接受并给我支持。	□	□	□
补充说明:			
4.我很满意家人对我表达感情的方式以及对我情绪(如愤怒、悲伤、爱)的反应。	□	□	□
补充说明:			
5.我很满意家人与我共度时光的方式。	□	□	□
补充说明:			

注:评价方法:经常=3分,有时=2分,很少=为1分。评价标准:总分7～10分表示家庭功能良好,4～6分表示家庭功能中度障碍,0～3分表示家庭功能严重障碍。

参考文献

1. 陈文彬,潘祥林.诊断学.第7版.北京:人民卫生出版社,2008.
2. 吕探云.健康评估.第2版.北京:人民卫生出版社,2006.
3. 刘士生,张清格.健康评估.第2版.上海科学技术出版社,2010.
4. 尹志勤,李秋平.健康评估.第1版.北京:人民卫生出版社,2010.
5. 刘咸璋.健康评估.上海:复旦大学出版社,1998.
6. 吕探云,王蓓玲.健康评估.上海:复旦大学出版社,2008.
7. 王克惠.健康评估.北京:人民卫生出版社,2004.
8. 黄宛.临床心电图学.第5版.北京:人民卫生出版社,2006.
9. 卢才义.临床心律失常学.第2版.北京:科学出版社,2006.
10. 李坤成.临床医学影像学.第1版.北京:人民军医出版社,2006.
11. 张培功,杜勇.医学影像学.第1版.北京:科学出版社,2009.
12. 王学民,沈克涵.医学成像系统.第1版.北京:清华大学出版社,2006.
13. 金征宇.医学影像学.第1版.北京:人民卫生出版社,2005.
14. 吴光煜.健康评估.第1版.北京:北京大学医学出版社,2008.
15. 张理义.临床心理学.北京:人民军医出版社,2004.
16. 欧阳钦.临床诊断学.北京:人民卫生出版社,2006.